中医診断学基礎

主編
吉富 博樹

編者
大谷 泰彦／國武 直人
佐々木 勇二／七田 彰子
武田 千晴／德永 修
渡辺 喜美江／渡辺 翔子

編著
春林軒中醫學研究會

━━ 序　文 ━━

　中医診断学は、八綱や四診そして証候分類等の中医学基礎理論がありこれら
を基本として、病気の予防と治療を理解していく上で大切な学問の一つです。
　日本でも今は、中医学的な考え方が日本に伝わっている漢方と共に使われる
ようになって来ています。
　日本漢方では残念ながら体系化された漢方医学書が無く、古来からの漢方家
の方々が残した経験や傷寒論や金匱要略等を熟読して治療をしていく方法でし
た。
　中国から中医書が少しずつ手にはいるようになり、また翻訳されたものが出
始め中医学からの考え方や問診の方法が新しい分野として拡がり始めました。
　菅野宏信も中医学の分類を創っていましたが未だ路半ばと成っています。
　此度、吉富博樹氏により中医診断学基礎が発刊されるとのお話にこの書の中
に六經辨証として組み込んで頂き神奈川中醫學研究会の主宰として、とても嬉
しく思っております。
　この本が漢方を学ばれる方々のお役に立てる事と願っております。

神奈川中醫學研究会
主宰　菅野 槇子

推荐序

经由小女介绍，和吉富博树先生相识已10余年了。吉富先生在日本专业学习药学，但对中医中药有着浓厚的兴趣。19岁加入了日本九州汉方研究会，开始日本汉方学习。25岁开设吉富药局，并开始学习中医临床治疗。从2006年起每年多次来上海中药大学附属曙光医院的中医临床学习，跟随中医学专家学习临床治疗，坚持至今。吉富先生聪颖勤奋，治学严谨，其执着而积极的学习热情和钻研态度，令人十分敬佩。

作为日本汉方家，吉富先生为中医学的中日交流作出了很大贡献。1999年创建了春林轩中医学会，翻译了从后汉时代到清明时代的中医古书，并在福冈定期开办讲习会，为中医在日本的推广、为培养日本中医人才做了很大贡献。为方便喜爱中医学的学者们学习之便，吉富先生将中医学基础理论和实际临床治疗经验相结合，用数年的心血积累，特出此著，以飨读者。

中医是世界的财富，愿中医学能为全人类的健康做出贡献。

享受国务院政府特殊津贴

全国名中医工作室导师

博士生导师

主任医师

上海中医药大学终身教授

上海市名中医

国家级非物质文化遗产代表传承人

顾氏外科第四代传人

陆德铭

2017年4月于上海

推薦の序

　娘を通して吉富博樹先生を紹介され10余年が経過しています。

　吉富先生は、日本で薬学を専攻し、また中医、中薬学にも深い関心を持っています。

　19歳で日本の九州漢方研究会に入会し日本漢方を学び始め、25歳で吉富薬局を開局、漢方の臨床治療を始めました。2006年からは年に何度も上海中医薬大学附属曙光医院を訪れ、中医学の専門医に就いて臨床治療を学び、今日に至っています。

　吉富先生は聡明かつ勤勉で、治学に真摯。積極的で情熱的な学習と研鑽態度からは中医学に対する執着心が伺え、充分な尊敬に値します。

　吉富先生は、日本の漢方家としての業績だけでなく、中医学における中日交流に多大なる功績があります。1999年に春林軒中医学研究会を創設し、後漢から明清代に到る中医古書を翻訳し、併せて福岡において定期的な講習会を開催し、日本での中医学の普及と中医学を志す専門家の育成に大変貢献されています。

　この度、吉富先生は中医基礎理論と実際の臨床治療経験を結びつけ、数年間心血を結集し、分かりやすく親しみやすく著しました。この書は、中医学を学ぶ読者の要望に充分応じるものです。中医は世界の財産、中医学が全人類の健康に貢献出来る事を願ってなりません。

陆德铭

2017年4月于上海

―目 次―

序文・・・・・・・・・・・・・・・・・・・・・・・・・・3

推薦の序・・・・・・・・・・・・・・・・・・・・・・・5

諸論・・・・・・・・・・・・・・・・・・・・・・・・・17

中医診断学の発展・・・・・・・・・・・・・・・・・19

四診合参・・・・・・・・・・・・・・・・・・・・・・21

問診とカルテの作成・・・・・・・・・・・・・・・23

臓腑辨証・・・・・・・・・・・・・・・・・・・・・・27

第一節　　心病辨証・・・・・・・・・・・・・・・・31

第二節　　肺病辨証・・・・・・・・・・・・・・・・45

第三節　　脾病辨証・・・・・・・・・・・・・・・・59

第四節　　胃・小腸・大腸病辨証・・・・・・・・69

第五節　　肝胆病辨証・・・・・・・・・・・・・・85

第六節　　腎膀胱辨証・・・・・・・・・・・・・103

第七節　　臓腑兼証・・・・・・・・・・・・・・・127

第八節　　六経辨証・・・・・・・・・・・・・・・143

第九節　　営気衛血辨証・・・・・・・・・・・・169

第十節　　病因辨証・・・・・・・・・・・・・・・179

第十一節　気血辨証・・・・・・・・・・・・・・・191

第十二節　津液辨証・・・・・・・・・・・・・・・203

方剤集・・・・・・・・・・・・・・・・・・・・・・211

年表と出典一覧・・・・・・・・・・・・・・・・・411

目次　9

── 方剤集目次 ──

［あ］

安宮牛黄丸 ・・・・・・・・・ 211

安中散 ・・・・・・・・ 212

安理湯 ・・・・・・・・ 215

毓麟珠 ・・・・・・・・ 215

葦茎湯 ・・・・・・・・ 216

一貫煎 ・・・・・・・・ 217

胃苓湯 ・・・・・・・・ 219

茵陳蒿湯 ・・・・・・・・ 220

茵陳五苓散 ・・・・・・・・ 221

右帰飲 ・・・・・・・・ 221

右帰丸 ・・・・・・・・ 222

烏薬順氣散 ・・・・・・・・ 223

烏薬湯 ・・・・・・・・ 224

温経湯 ・・・・・・・・ 224

温腎丸 ・・・・・・・・ 225

温清飲 ・・・・・・・・ 225

温胆湯 ・・・・・・・・ 226

温胆湯 ・・・・・・・・ 226

温胞飲 ・・・・・・・・ 227

益胃湯 ・・・・・・・・ 228

越婢湯 ・・・・・・・・ 228

越婢加朮湯 ・・・・・・・・ 229

越婢加半夏湯 ・・・・・・・・ 230

黄耆桂枝五物湯 ・・・・・・・・ 230

黄耆建中湯 ・・・・・・・・ 230

［か］

黄連阿膠湯 ・・・・・・・・ 231

黄連温膽湯 ・・・・・・・・ 232

開鬱種玉湯 ・・・・・・・・ 232

槐角丸 ・・・・・・・・ 233

艾附暖宮丸 ・・・・・・・・ 233

加減一陰煎 ・・・・・・・・ 234

膈下逐瘀湯 ・・・・・・・・ 235

藿香正気散 ・・・・・・・・ 236

葛根湯 ・・・・・・・・ 237

藿朴夏苓湯 ・・・・・・・・ 238

加味帰脾湯 ・・・・・・・・ 240

加味逍遙散 ・・・・・・・・ 240

加味逍遙散 ・・・・・・・・ 241

加味補中益気湯 ・・・・・・・・ 242

栝樓薤白白酒湯 ・・・・・・・・ 243

栝樓薤白半夏湯 ・・・・・・・・ 243

乾薑人参半夏丸 ・・・・・・・・ 244

甘草乾姜湯 ・・・・・・・・ 244

甘草乾姜茯苓白朮湯 ・・・・ 245

甘草瀉心湯 ・・・・・・・・ 246

甘草小麦大棗湯 ・・・・・・・・ 246

完帯湯 ・・・・・・・・ 247

耆帰建中湯 ・・・・・・・・ 247

桔梗湯 ・・・・・・・・ 248

目次　11

枳実丸 ・・・・・・・ 248	桂枝附子湯 ・・・・・・ 264
枳実湯 ・・・・・・・ 249	桂枝湯 ・・・・・・・ 265
枳実薤白桂枝湯 ・・・・・ 249	桂枝人参湯 ・・・・・ 266
帰芍地黄湯 ・・・・・ 250	荊防敗毒散 ・・・・・ 269
枳朮導滞丸 ・・・・・ 250	血府逐瘀湯 ・・・・・ 270
帰腎丸 ・・・・・・・ 250	牽正散 ・・・・・・・ 272
橘皮竹茹湯 ・・・・・ 251	建理湯 ・・・・・・・ 272
帰脾湯 ・・・・・・・ 251	固陰煎 ・・・・・・・ 273
帰脾湯 ・・・・・・・ 252	香砂六君子湯 ・・・・・ 273
芎帰膠艾湯 ・・・・・ 252	香薷飲 ・・・・・・・ 274
姜黄散 ・・・・・・・ 253	交泰丸 ・・・・・・・ 274
杏蘇散 ・・・・・・・ 254	牛黄清心圓 ・・・・・ 275
挙元煎 ・・・・・・・ 254	牛黄清心丸 ・・・・・ 275
玉女煎 ・・・・・・・ 255	杞菊地黄丸 ・・・・・ 275
玉泉丸 ・・・・・・・ 255	牛膝散 ・・・・・・・ 276
玉屏風散 ・・・・・・ 255	五積散 ・・・・・・・ 276
亀鹿二仙膠 ・・・・・ 256	呉茱萸湯 ・・・・・・ 278
金鎖固精丸 ・・・・・ 257	五味消毒飲 ・・・・・ 279
銀翹散 ・・・・・・・ 257	五淋散 ・・・・・・・ 279
苦散 ・・・・・・・・ 258	五苓散 ・・・・・・・ 279
啓宮丸 ・・・・・・・ 258	
瓊玉膏 ・・・・・・・ 259	**[さ]**
桂枝加黄耆湯 ・・・・・ 261	犀角地黄湯 ・・・・・ 280
桂枝加龍骨牡蠣湯 ・・・・・ 261	柴陥湯 ・・・・・・・ 281
桂枝甘草湯 ・・・・・ 262	柴胡加龍骨牡蠣湯 ・・・・・ 282
桂枝甘草龍骨牡蠣湯 ・・・・ 262	柴胡桂枝乾薑湯 ・・・・・ 284
桂枝芍薬知母湯 ・・・・ 262	柴胡桂枝湯 ・・・・・ 285
桂枝茯苓丸 ・・・・・ 263	柴胡疎肝散 ・・・・・ 286
桂枝加附子湯 ・・・・・ 264	済川煎 ・・・・・・・ 287

左帰飲 ・・・・・・・・・・ 288		潤腸丸・・・・・・・・・・ 307
左帰丸 ・・・・・・・・・・ 288		小営煎・・・・・・・・・・ 307
三才封髄丹・・・・・・・・ 289		小薊飲子・・・・・・・・ 307
三子養親湯・・・・・・・・ 289		小建中湯・・・・・・・・ 307
酸棗湯 ・・・・・・・・・・ 290		小柴胡湯・・・・・・・・ 308
三物黄芩湯・・・・・・・・ 291		小青龍湯・・・・・・・・ 312
三拗湯 ・・・・・・・・・・ 291		小青龍湯加石膏湯・・・・・・ 314
滋陰降火湯・・・・・・・・ 292		滌痰湯 ・・・・・・・・・・ 314
滋陰至宝湯・・・・・・・・ 293		小半夏加茯苓湯・・・・・・ 315
四逆湯 ・・・・・・・・・・ 294		少腹逐瘀湯・・・・・・・・ 315
四君子湯・・・・・・・・・ 295		生脈散 ・・・・・・・・・・ 317
紫雪丹 ・・・・・・・・・・ 296		生脈補中湯・・・・・・・・ 317
至宝三鞭丸・・・・・・・・ 297		逍遙散 ・・・・・・・・・・ 318
至宝丹 ・・・・・・・・・・ 297		薯蕷丸 ・・・・・・・・・・ 319
四物湯 ・・・・・・・・・・ 297		参耆益元湯・・・・・・・・ 320
止帯方 ・・・・・・・・・・ 298		腎気丸 ・・・・・・・・・・ 321
滋腸五仁丸・・・・・・・・ 298		参蘇飲 ・・・・・・・・・・ 323
実脾飲 ・・・・・・・・・・ 298		新定拯陰理労湯・・・・・・ 324
失笑散 ・・・・・・・・・・ 299		神応養真丹・・・・・・・・ 324
炙甘草湯・・・・・・・・・ 299		神応養真湯・・・・・・・・ 325
芍薬湯 ・・・・・・・・・・ 300		真武湯 ・・・・・・・・・・ 325
沙参麦冬湯・・・・・・・・ 301		参附湯 ・・・・・・・・・・ 326
瀉心湯 ・・・・・・・・・・ 301		参附龍骨牡蠣湯・・・・・・ 327
瀉白散 ・・・・・・・・・・ 302		参苓白朮散・・・・・・・・ 327
十全大補湯・・・・・・・・ 302		清胃散 ・・・・・・・・・・ 333
十味温膽湯・・・・・・・・ 304		清営湯 ・・・・・・・・・・ 333
十味香薷飲・・・・・・・・ 304		生化湯 ・・・・・・・・・・ 334
縮泉丸 ・・・・・・・・・・ 305		清肝止淋湯・・・・・・・・ 334
十棗湯 ・・・・・・・・・・ 306		清経散 ・・・・・・・・・・ 335

目次　13

清骨滋腎湯（せいこつじじんとう）・・・・・・・・・ 336
清暑益気湯（せいしょえっきとう）・・・・・・・・・ 336
清暑益気湯（せいしょえっきとう）・・・・・・・・・ 338
清心蓮子飲（せいしんれんしいん）・・・・・・・・・ 338
清燥救肺湯（せいそうきゅうはいとう）・・・・・・・・・ 339
生地黄散（せいぢおうさん）・・・・・・・・・ 340
清肺湯（せいはいとう）・・・・・・・・・ 340
聖愈湯（せいゆとう）・・・・・・・・・ 340
折衝飲（せっしょういん）・・・・・・・・・ 341
宣鬱通経湯（せんうつつうけいとう）・・・・・・・・・ 341
桑菊飲（そうぎくいん）・・・・・・・・・ 342
桑杏湯（そうきょうとう）・・・・・・・・・ 342
桑螵蛸散（そうひょうしょうさん）・・・・・・・・・ 343
雙和湯（そうわとう）・・・・・・・・・ 344
続命湯（ぞくめいとう）・・・・・・・・・ 344
蘇合香丸（そごうこうがん）・・・・・・・・・ 346
蘇子降気湯（そしこうきとう）・・・・・・・・・ 347

［た］

大柴胡湯（だいさいことう）・・・・・・・・・ 348
大承気湯（だいじょうきとう）・・・・・・・・・ 349
大補丸（だいほがん）・・・・・・・・・ 354
大補元煎（だいほげんせん）・・・・・・・・・ 354
脱花煎（だつかせん）・・・・・・・・・ 355
暖肝煎（だんかんせん）・・・・・・・・・ 355
地黄丸（ぢおうがん）・・・・・・・・・ 355
逐瘀止血湯（ちくおしけつとう）・・・・・・・・・ 357
中満分消丸（ちゅうまんぶんしょうがん）・・・・・・・・・ 358
調胃承気湯（ちょういじょうきとう）・・・・・・・・・ 358

猪苓湯（ちょれいとう）・・・・・・・・・ 358
鎮肝熄風湯（ちんかんそくふうとう）・・・・・・・・・ 359
痛泄要方（つうせつようほう）・・・・・・・・・ 359
葶藶大棗瀉肺湯（ていれきたいそうしゃはいとう）・・・・・・・・・ 360
天王補心丹（てんのうほしんたん）・・・・・・・・・ 360
天麻鈎藤飲（てんまこうとういん）・・・・・・・・・ 361
桃核承気湯（とうかくじょうきとう）・・・・・・・・・ 361
当帰飲子（とうきいんし）・・・・・・・・・ 362
当帰建中湯（とうきけんちゅうとう）・・・・・・・・・ 363
当帰四逆湯（とうきしぎゃくとう）・・・・・・・・・ 363
当帰地黄飲（とうきぢおういん）・・・・・・・・・ 364
当帰芍薬散（とうきしゃくやくさん）・・・・・・・・・ 364
桃紅四物湯（とうこうしもつとう）・・・・・・・・・ 365
導赤散（どうしゃくさん/どうせきさん）・・・・・・・・・ 365
導痰湯（どうたんとう）・・・・・・・・・ 366
菟絲子丸（としししがん）・・・・・・・・・ 366
独活寄生湯（どっかつきせいとう）・・・・・・・・・ 367

［な］

内補丸（ないほがん）・・・・・・・・・ 368
肉蓯蓉丸（にくじゅようがん）・・・・・・・・・ 369
二至丸（にしがん）・・・・・・・・・ 369
二仙湯（にせんとう）・・・・・・・・・ 369
二陳湯（にちんとう）・・・・・・・・・ 370
人参養榮湯（にんじんようえいとう）・・・・・・・・・ 370

［は］

柏子養心丸（はくしようしんがん）・・・・・・・・・ 371
白頭翁湯（はくとうおうとう）・・・・・・・・・ 371

麦門冬湯 ・・・・・・・・・・ 372

八正散 ・・・・・・・・・ 373

八仙長寿丸 ・・・・・・・ 373

半夏厚朴湯 ・・・・・・・ 374

半夏瀉心湯 ・・・・・・・ 375

半夏白朮天麻湯 ・・・・・ 376

半夏白朮天麻湯 ・・・・・ 376

萆薢分清飲 ・・・・・・・ 377

祕精丸 ・・・・・・・・・ 377

百合固金湯 ・・・・・・・ 378

白虎加人参湯 ・・・・・・ 378

伏龍肝湯 ・・・・・・・・ 379

茯苓甘草湯 ・・・・・・・ 380

茯苓桂枝白朮甘草湯 ・・・・ 380

附子理中湯 ・・・・・・・ 381

平胃散 ・・・・・・・・・ 382

保陰煎 ・・・・・・・・・ 382

防風通聖散 ・・・・・・・ 383

防已黄耆湯 ・・・・・・・ 384

補中益気湯 ・・・・・・・ 386

保和丸 ・・・・・・・・・ 392

[ま]

麻黄杏仁甘草石膏湯 ・・・・ 393

麻黄湯 ・・・・・・・・・ 393

麻黄加朮湯 ・・・・・・・ 394

麻黄杏仁薏苡甘草湯 ・・・・・ 395

麻子仁丸 ・・・・・・・・ 396

[や]

射干麻黄湯 ・・・・・・・・ 397

約陰丸 ・・・・・・・・・ 397

養陰清燥湯 ・・・・・・・・ 397

養陰清肺湯 ・・・・・・・・ 398

養心湯 ・・・・・・・・・ 399

養心湯 ・・・・・・・・・ 399

養精種玉湯 ・・・・・・・ 400

抑肝散 ・・・・・・・・・ 401

[ら]

理中湯 ・・・・・・・・・ 401

六君子湯 ・・・・・・・・ 403

龍胆瀉肝湯 ・・・・・・・ 404

龍胆瀉肝湯 ・・・・・・・ 404

涼膈散 ・・・・・・・・・ 405

苓甘五味加姜辛半夏杏仁湯・・ 405

苓桂四七湯 ・・・・・・・ 406

良附丸 ・・・・・・・・・ 406

両地黄湯 ・・・・・・・・ 406

羚角鈎藤湯 ・・・・・・・・ 407

六一散 ・・・・・・・・・ 408

鹿茸大補湯 ・・・・・・・・ 408

六味地黄丸加黄柏知母方 ・・・・ 408

緒　論

　中医診断学は、中医基礎理論の延長上にあり、辨証の理論と方法を運用し、病症を見分け、病情を診断することで、疾病の予防と治療を理論的に行う学問であります。間違っても基礎理論と臨床応用がかけ離れてはなりません。患者の訴えを充分に聴くだけでなく、正確な診断をするためには、頭の中に辨証論治が整理されていることが不可欠です。本書は、辨証を把握する為の診断法として臓腑辨証、病因辨証、気血辨証、津液辨証、六經辨証、衛気営血辨証を軸として解説しました。方剤は、日本漢方で使用される比較的認知度の高い漢方処方を中心に構成しています。全て中医書や古典を意訳せず、出来るだけ読み下し調に翻訳しています。特に臓腑辨証においては、処方に直結出来るのが本書の特徴です。また各単元毎に自身の理解度を模擬試験にて確認出来るようにしました。

　師匠菅野宏信先生の講義では、常に見事な問診法を惜しみなく披露されました。的確な診断無くして正しい方剤は選定出来ません。私は、春林軒中醫學研究會を主宰して学友達と学んできましたが、その内容は宏信先生から教わった内容の繰り返しで行ってまいりました。この書は、春林軒中醫學研究會で使用した資料を一冊にまとめ編集したものです。

　診断学について師の論文には以下の掲載がありました。「臨床にとって問診の重要性は、誰もが理解しているところです。しかし、何を得るために問診しているのかを、全く理解していないという人があります。時には、その目的のないままに顔から爪先まで、ただ症状の有無を確認しているだけという状況を、多々見受けることがあります。その一つの理由として、問診は処方に結びつけるための単なる症状の把握であればよい、とする考えがあるからです。また、辨証を把握していないことも一つの理由です。さらには西医の病名によっ

て処理しようとする、漢方とは異なった発想があることも否めません。・・・」

　宏信先生が体調を崩される事がなければ、浅学の私が大それた事をする事はなかったでしょう。この書が漢方を志す方のお役に立つことで宏信先生への恩返しが少し許りでも出来れば幸いです。

主編　吉富 博樹

中医診断学の発展

　紀元前約三世紀に著された《黄帝内經素問》には、すでに望診・聞診・切診・問診があり、更に疾病を診断するのに必要な致病の内因・外因を結合して総合的に解説している。いかなる疾病も発生する症状に対して、身体はすべて単独であるのではなく、必ず四季の気候・風土・生活習慣・性情の状態・体質の強弱・年齢・性別・職業が関係している。四診の目的がすべての病情を理解し、分析研究し、その後正確な診断を行う事が明記されている。

　紀元前二世紀、西漢の淳于意はカルテを発明し、病人の氏名・住所・病状及び処方薬、受診日時を詳細な記録として残し、再診の参考にした。

　紀元三世紀、張仲景は《傷寒雑病論》を著し、辨証論治理論を確立した。

　隨時代、《諸病源候論》を巣元方が著した。これは病源論述と証候診断の専門書である。

　唐時代、孫思邈は《備急千金要方》を著し、診察では外部の現象に惑わされず、現象の本質を見定めなければならないと言っている。

　宋・金・元時代には、晋唐時代以来の医学が継承、成熟して、診断学が発展している。

　明・清代以降は、脈診と舌診の発展が著しく、同時に診察に対して、辨証の原理が更に進歩している。特に明代《医学六要》の四診法、《醫宗金鑑》の四診心法要訣。清代《四診韻語》、《四診抉微》、《望診遵経》、《辨証録》、《医学心悟》などで診断学の発展と完成を医学書で知る事が出来る。

四　診　合　参

　四診合参とは、内外診察と辨証求因の原則を根拠に、望診・聞診・切診・問診を合わせて行う診断方法であり、これにより正確な診断が出来、まかり間違ってもこれら四者を別々に切り離して理解し、「最高の名医ならばいかなる病も一目で分かる」など思いあがってはならない。しかし、王叙和以降、脈診と舌診の発展が著しく、多くの医者の間に脈診を誇大評価し、あるいは脈舌両診に頼りすぎる傾向が出現し、脈診・舌診だけで病情を判断し用薬を処方するような、四診合参の原則を無視するような者が出てきた。

　ここで、再び《黄帝内經素問》に戻ろう。素問・微四失論には「病を診るにその始め、憂患飲食の失節、起居の過度、或いは毒に傷らるるを問はず、此を言うを先にせず、卒かに寸口を持つ、何ぞ病能く中らん。(病気の診断をするのに、その発症時期、悩み苦しみ、飲食の状態、生活のリズム、あるいは中毒ではないかなどを聞かずに、問診に先んじて脈診を行う。こんなことで、どうして正しい診断ができるだろうか。)」とあり、問診を充分に行わず診察を行う醫家に戒めが既に記されています。

　さて、我々初学者であっても、より正確な診断を行わなければならない。そこで、患者の主訴に対して臓腑辨証を使用して充分な問診を行い、ここで診断を一度完結させ、聞診、望診、切診で確認を行い四診合参を行うとよい。聞診は、患者が発生する音や匂い。望診は、舌診に頼らず面色や姿勢。切診は、脈診が出来なくても、例えば初診時と二回目の脈拍の変化（例：熱証の治療により脈拍80→75）。等をカルテに記載して辨証診断の確認作業として行う。

　また《脾胃論》を著した李東垣は、「診脈の道は虚静を保つことにある。精神集中し、息を整えてから、察五色・聴声音・問所苦をして始め、尺寸を按じ、

四診合参　21

浮沈を別し、これを参伍して、生死の分を決める。それから患者の身形・長短
肥痩・老少男女・性情暖急などの相違を観察する。故に形気相得者を生とし、
参伍不調の者を病とする」と四診合参の重要性だけなく、診察を行う医師の姿
勢に対しても述べている。

問診とカルテの作成

　問診とは、医者が病人や同伴者に、疾病の発生、発展、治療経過、現在の症状及び其他の疾病に関する情報を質問して行う、疾病の診察方法です。問診の目的は、其他三診では取得する手立てがない、辨証に関係する密接的な資料を充分に収集することにあります。それは疾病の発生した時間、場所、原因或いは誘因及び治療の経過、自覚症状、以前の健康状態、自然環境と社会状況の影響等です。これらは常に辨証中に欠ける事の出来ない重要な証拠の一つで、これらの状況を有利に把握することにより、疾病の病因、病位、病性を正確に判断出来ます。この理由から、問診は病情と病史を理解する重要方法の一つで、それは其他三種の診察方法では出来ない、四診中の重要な地位を有します。明代の張景岳は、問診とは、「診病の要領、臨床の首務」と言っています。問診とは医患の間の世間話しや、医者の目的のないうわべだけの問いでもなく、更に医者の自問自答でもなく、分かったふりをしたり、或いは故弄弦虚（色々な手を使って人を煙に巻く）でもなく、医者は問診から得たデータを根拠として、中醫基礎理論を用い分析し、その上で其他の三診と合させて正確な診断を行います。そのため、問診は適切正確に簡単明瞭に成し遂げる必要があります。主訴について問い、辨じ、合せて整体観察からの考慮一切を以って確立させます。問診は、まず患者が自ら訴える主要病痛を捉え、それから主要病痛の周辺症状について確認します。目的地に一歩一歩近づいて行くように、病情を収集し問診していきます。問診の概要は、重点を捉えてから全体を理解していきます。重点がなければ、主と客が矛盾して捉えられず、即ち主訴に関する症候群とその他の症状が分けられず、焦点がぼやけます。そして全体も理解出来ず、また容易に病情の収集に遺漏をなしてしまいます。

1、一般項目を問う

1. 氏名　2. 性別　3. 年齢　4. 職業　5. 婚非　6. 住所

　これらの項目は、氏名を除いて疾病と関係があります。性別が違えば疾病も違うように、男性、女性、小児、老人、仕事環境、居住環境、趣味、人間関係などを確認します。

2、病歴を問う

　主訴と現在の病気までの病歴の両方から包括する必要があります。主訴とは、診察時に陳述する最も明確で苦痛な主要な症状とその症状の期間です。主訴は通常病人が受診した主な原因で、他の疾病とは矛盾する事があります。正確な主訴の把握は、医師の疾病の類別によって可能です。病情の軽重緩急、様々な認識、分析、疾病の処理に対する根拠などです。それゆえ主訴は疾病の診断と治療上重要な作用があります。実際、疾病の症状は複雑多彩です。但し、全てを主訴に関する症候群と、その他の症状に分けますが、病人の陳情が尽きず、或いはバラバラで本末が分けられない時は、その中の主要な症状を捉え、併せてその部位の性質、程度、いつからの症状なのか、聞いて明らかにして、要約して整理することで間違いない主訴とその症候群となります。主訴の問診が完了した後、引き続き現在の病歴を尋ね、現病歴に包括します。それは病気の初期からの病情の変化や、診察後治療を行った全ての過程、受診に及ぶまでの全ての自覚症状です。

1. 起病状況
2. 病情の変化
3. 診療治療過程

3、現在の症状を問う

　現在の症状を問うということは、診察において病人に問う全部の症状を指します。症状は疾病の表現です。臨床における辨証の根拠になります。病人の現在の症状を把握することは、主訴とその症候群とその他の症状を明確に出来、

併せて主訴とその症候群とその他の症状を問診しながら辨証・辨別していきます。現在の症状を問うと言うことは問診中の最も重要な用件です。正確にそして遺漏ないように行います。一般には明代の醫家の張景岳に帰納されている「十問歌」の順序で進行します。また、後世の醫家に改良されています。

1．寒熱を問う

　(1)悪寒発熱　(2)但寒不熱　(3)但熱不寒　(4)往来寒熱

2．汗を問う

　(1)表証の汗　(2)裏証の汗　(3)局部の汗

3．頭身（疼痛）を問う

　(1)疾病（疼痛）の部位　(2)疼痛の性質

　　①脹痛　②刺痛　③走竄痛　④掣痛　⑤重痛　⑥灼痛　⑦冷痛　⑧隠痛

4．脇肋脘腹を問う

5．耳目を問う

6．飲食口味を問う

7．睡眠を問う

8．二便を問う

9．婦女経帯胎産を問う

10．小児を問う

臓 腑 辨 証

　臓腑辨証は、臓腑生理功能を認識し、病変の特徴を基礎として、問診（四診）
を用いて収集した症状、体征及び病情に関係ある資料を総合分析して、疾病の
在る臓腑の部位、病因、病性等を判断します。これは臨床治療が提供する根拠
による辨証類別方法です。則ち、臓腑の要点を以って疾病に対しての辨証を行
います。

　臓腑辨証類別方法の形成はとても早く、《内經》には已に臓腑が行う辨証の
観点に基づいて示されています。《霊枢・本神》に「必ず五臓の病形を審かにし
て、以って其の気の虚実を知り、謹んで之を調える也」とあります。《素問・臓
気法時論》、《素問・気厥論》と《霊枢・邪気臓腑病形》等の篇には、すでに分
別類別された五臓、六腑、各自の病状、並びに臓腑間で相互に伝変する論述が
有ります。さらに、後漢・張仲景著《金匱要略》によって、臓腑を以って病機
立論し辨証を行う事が確立されています。《中臓経》には、五臓六腑の虚実寒熱、
生死順逆脉證諸篇が専論され、臓腑辨証が初めて系統化されました。孫思邈
《千金要方》、銭乙《小兒藥證直訣》、張元素《醫學啓源》、李東垣《脾胃論》等は、
均しく《内經》を基礎として、臓腑辨証において多くの更なる充実と発展をな
し、臓腑辨証は各種辨証方法の中で重要な地位を確立しました。明清時代、張
景岳、綺石、李中梓、王泰林、葉天士等の醫家も亦臓腑辨証を極めて重視して
います。彼らの主要は異なりますが、臓腑病症の分別を行い更に研究し成果を
向上させています。解放后、広範囲の中医従事者による共同努力によって、歴
代の医籍を整理総結し、完璧な臓腑辨証理論体系が形成されています。また、
すぐに中医大学の教材に採用され、併せて敏速な実用的普及がなされました。

　臓腑生理功能及び其の病理変化は、臓腑辨証理論の根拠となります。臓腑病

証は外的な客観現象として臓腑功能失調を反映します。各臓腑の生理功能は同一でなく、それゆえ反映される症状や証候も同一ではありません。臓腑の違った生理功能及び其の病理変化から得られる病証分辨の根拠は、臓腑辨証理論の根拠となりえます。それゆえ各臓腑の生理功能及びその病変の特徴を熟知することが、則ち臓腑辨証の基本的方法となるのです。

　病因病性辨証は、臓腑辨証の基本です。臓腑辨証は、ただ臓腑の病位の病証を辨明するだけでなく、臓腑病位上の病因と病性を分辨することが出来ます。臓腑実証中に、寒、熱、痰、瘀、水、湿等の違いがあり、又臓腑虚証中には、陰、陽、気、血虚の別があります。病因、病性、病機を究明してのみ、立法、処方、用薬の適正な提供が出来るのです。

　臓腑辨証と病因病性辨証の間には、相互に交錯した縦、横の関係が存在していて、臨床では既に臓腑病位の要点を参照し、異なる病因病性を区分することで病因病性の基礎的な辨別も出来て、更には臓腑の病理の特徴を根拠として、臓腑の病位を確定することも出来るのです。臓腑辨証を行う時は、整体観から臓腑が病変する証候を多角的に分析すべきです。人体は、五臓の重要な有機整体です。臓腑間や臓腑と各組織器官の間には、生理上の相互関係があり、病理上に相互に影響しています。そのため臓腑辨証を行う際は、一定の整体観念から始めるべきで、臓腑病変の証候を分析することは、細やかな審辨の中に関連づけられています。かくして、全般的に正確な病状の判断が出来るのです。

　臓腑辨証は、中医辨証体系の中で重要な内容を持つ一つです。また中医臨床における各科辨証の不可欠な基礎になります。中医が用いる臨床の辨証方法は比較的多く、八綱辨証、六經辨証、衛気営血辨証及び三焦辨証等があります。各種辨証方法は独特な特色や各重要な側面を持ち、臓腑と密接な関係にないものはただ一つもありません。臓腑辨証の内容の比較検討でさえ、完全に整った病理生理概念が同様に適切でなければなりません。また綱目が明確で、内容も具体的なので辨証思惟の指導に有効です。また、それら辨証方法による証候の実質的理解にも有効です。従って、臓腑辨証は臨床辨証の基本方法であり、全辨証体系中で重要な組成となっています。

　臓腑辨証は、内、外、婦、兒等における内傷雑病において主要運用されます。

具体的に行う場合、所属する分野の特徴と結びつけて、また辨病と結びつけて
行うべきであります。

第一節　心病辨証

心の病理と生理

　心は胸中に位置し、心包絡が外を保護し、心は宮城を主ると為します。手の少陰心経は臂の内側後縁を循り、小腸に下絡する。小腸と互いに表裏を為す。心は舌に開竅する。体に在りて脈に合し、其の華は面に在る。心の主要生理功能は血脈を主り、脈動中の絶え間ない運行作用による血液推動を有しています。他に神明を主り、人体の精神と意識思惟活動の中枢を為します。

　心の主要病変は心臓本体及び其の主な血液功能の失常と、心神の意識思惟等、精神活動の異常に反映される。よって、臨床では心悸、怔忡、心痛、心煩、失眠、多夢、健忘、神昏、神識錯乱、脉結代或促等を心病の常見症とします。此他、一部の舌体病変として、亦常に心に帰属する舌痛、舌瘡等の症の如きです。心病の証候は虚実に分けられ、虚証の原因の多くは、思慮労神過多、或いは先天不足、臓気虚弱、久病で心を傷り、心血虚、心陰虚、心気虚、心陽虚、心陽暴脱に致ります。実証の多くは、痰阻、火擾、寒凝、気鬱、瘀血等が原因で、心火亢盛、心脉痹阻、痰蒙心神及び痰火擾神証に致ります。その他、脳は心の神明と為し、故に瘀阻脳絡証も併せて心病証候に帰属します。

【参考文献】　金《臓腑虚実標本用薬式》

　　「心は神を藏し、君火を為し、胞絡と相火を為し、君に代わり行らせ令む、血を主り、言を主り、汗を主り、笑を主る。本病は、諸熱瞀瘈、驚惑、譫妄煩乱、啼笑詈罵、怔忡健忘、自汗、諸痛痒瘡瘍。標病は、肌熱、畏寒戦慄、舌不能言、面赤目黄、手心煩熱、胸脇満、痛引腰背肩胛肘臂。」

【参考文献】　清《血證論》臓腑病機論

「臓腑は各々主氣を有す、各々経脉を有し、各々の部分を有す、故に其の主病と、亦各々の見症を有すが同じでない。一臓に病があり別臓に兼ねない病者は、単に一臓を治せば愈ゆ。一蔵に病があり別臓にも兼ねた病者は、別臓を兼ねて治して愈ゆ。業医は臓腑を知らず、則ち病源を辨ず事なく、薬は方なく用い、どうして其を観て病を治す事が出来ようか。私共は、故に臓腑の要旨を用いて、論列した後に、ようやく病証に対して薬方が選択できると其門經が云っています。心の者、君主の官、神明出焉す。蓋し心は火臓と為し、事物を烱照し、故に神明を司る。神は名有りて無物、則ち心中の火気也、然し此気は虚空無着に非ず、切而指之、乃ち心中のわずかな血液、湛然たる朗潤にて、以って此気を含み、故に其気時に精光を有すと発見し、則ち神明と為す。心の為すべき仕事は、又生血を主り、心竅中のいくらかの血液は、則ち又血中の最も精微な者で、乃ち生血の源泉で、亦神から出た淵海です。血虚は則ち神不安で怔忡す。瘀血有れば亦怔忡す。火擾れれば其血則ち懊憹す。神不清明は、則ち虚煩不眠し、動悸驚恐。水飲は火を克し、心亦動悸す。血が心を攻めれば則ち昏迷し、痛んで死なんと欲す。痰が心に入れば則ち癲。火乱れれば則ち狂。小腸と相い表裏と為し、小腸に遺熱し、則ち小便赤渋す。火は腎に於いて下交せず、則ち腎浮夢遺。心の脈上は咽喉を挟み、舌本に於いて絡み、實火上壅し喉痹を為す。虚火上升し、則ち舌強し言語不能。胸前の部分で、火結は則ち結胸を為し、痞と為し、火痛と為す。火が宣発しなければ則ち胸痹を為す。心積を伏梁といいます、心下に在り、臂ぐらいの大きさで、病は則ち臍上に動悸します。此等は心経を主病とする大旨です。胞絡の者は心の外衛です。心は君主の官です。胞絡は則ち臣、故に心を君火と称し、胞絡を相火と称す。心経と相い火化を宣布します。凡そ心の出来る事は、皆胞絡之を為す。見症治法は、亦、心臓の如くです。」

1、心血虚証

心血虚証は、心血虧虚により心臓を濡養出来ない証候の表現です。

【臨床表現】 心悸、眩暈、失眠多梦、健忘、顔色淡白或萎黄、唇、舌色淡、脉細弱。

【機理分析】 本証の多くは、脾虚生血の源の不足、或失血過多、或久病失養、或労心耗血によって致ります。

心血不足は、心を失養し、心動失常し、故に心悸。血が心を不養なら、心神不安、故に失眠、多梦。血虚は頭、顔を上営出来ず、故に頭暈、健忘、面色淡白或萎黄（くすんだ暗い黄色）、唇と舌色淡。血少く脈道を失充なら、故に脉細無力。本証は心悸、失眠、及び血虚証を主要な辨証の根拠とします。

【代表方剤】 帰脾湯《巌氏済生方》 P252

　　　白朮　茯苓　黄耆　龍眼肉　酸棗仁　木香　炙甘草　人参　生姜
　　　大棗

　　帰脾湯《正體類要》 P251

　　　白朮　當帰　白茯苓　黄耆　龍眼肉　遠志　酸棗仁　木香　炙甘草
　　　人参　生姜　大棗

　　神応養真丹《三因極一病證方論》 P324

　　　当帰　天麻　川芎　羌活　白芍薬　熟地黄

2、心陰虚証

心陰虚証は、心陰虧虚により虚熱内擾を証候の表現とします。

【臨床表現】 心煩心悸、失眠、多梦、或五心煩熱、午后潮熱、盗汗、両顴発紅、舌紅少津、脉細数。

【機理分析】 本証の多くの原因は、思慮労神過多から心陰を消耗し、或熱病后期に陰液を消耗し、或肝腎陰虚が心に及び致る。

心陰不足は、心を失養し心動失常、故に心悸を見る。心は濡養を失い虚熱擾心して心神を守れず、則ち心煩、失眠、多梦。陰は陽を制せず、虚熱内生し故に五心煩熱、午后潮熱、盗汗、顴紅。舌紅少津、脉細数は陰虚内熱の証候。本証は悸煩不寧、失眠多梦及び虚熱証候を以って辨証の要点とします。

【代表方剤】 天王補心丹《校証婦人良方》 P360

　　　　人参　茯苓　玄參　丹參　桔梗　遠志　當歸　五味子　麥門　天門

　　　　柏子仁　酸棗仁　生地黄

　　　柏子養心丸《古今圓書集成醫部会録》 P371

　　　　柏子仁　枸杞子　麥門　當歸　石菖蒲　茯神　熟地黄　玄參　甘草

　　　黄連阿膠湯《傷寒論》 P231

　　　　黄連　黄芩　芍薬　鶏子黄　阿膠

　　　炙甘草湯《傷寒論》 P299

　　　　炙甘草　生姜　桂枝　人参　阿膠　生地黄　麥門　麻子仁　大棗

3、心気虚証

心気虚証は心気不足、鼓動無力、心悸を主症の虚弱証候とします。

【臨床表現】 心悸、気短、精神疲労困憊、活動後悪化、顔色淡白、或自汗有り、舌質淡、脉虚。

【機理分析】 本証の多くは素体久虚、或久病失養、或老年臓気衰弱等が原因です。

　　心気虚、鼓動無力、故に心悸を見る。気虚は衛外不固で、故に自汗。機能活動は衰減し、故に気短、神労。動けば則ち気耗す、故に活動疲労後諸症は悪化。気虚は動血無力、気血不充し、故に顔色淡白、舌淡、脈虚。本証は心悸及び気虚証を辨証の要点とする。

【代表方剤】 養心湯《古今醫統大全》 P399

　　　　當歸　生地黄　茯神　人参　麦門　五味子　柏子仁　酸棗仁

　　　　炙甘草　灯芯蓮子

　　　養心湯《仁齊直指附遺方論》 P399

　　　　炙黄耆　白茯苓　茯神　半夏　當歸　川芎　遠志　辣桂　柏子仁

　　　　酸棗仁　五味子　人参　炙甘草　生姜　大棗

　　　帰脾湯《正體類要》 P251

　　　　白朮　當歸　茯苓　黄耆　龍眼肉　遠志　酸棗仁　木香　炙甘草

　　　　人参　生姜　大棗

4、心陽虚証

心陽虚証は、心陽虚衰、鼓動無力、虚寒内生の表現の証候です。

【臨床表現】　心悸怔忡、心胸憋悶或痛、気短、自汗、形寒畏冷、顔色皎白、或顔唇青紫、舌質淡胖或紫暗、苔白薄、脈弱或結代。

【機理分析】　本証は心気虚の一歩発展した証候です。

心陽虚衰し、鼓動無力、心動失常し、故に軽症は則ち心悸し、重症は則ち怔忡。胸陽不振、故に心胸憋悶（疼痛に近いモヤモヤして痛みを伴う一歩手前の症状）、気短。温運血行無力は、心脉痹阻し不通、則ち心痛を見る。陽虚は温煦失職し、故に身体は寒がる。衛外不固は則ち自汗。運血無力、血行不暢、故に面色㿠白或いは面唇青紫、脈は或いは結、或いは代、或いは弱。舌質淡胖或紫暗、苔白滑は、陽虚寒盛の証です。本証は心悸怔忡、胸悶或痛及び陽虚証を辨証の要点とします。心悸と怔忡は動悸を意味しますが、心悸は驚悸で易治、怔忡は突然に心悸し難治です。

【代表方剤】　桂枝甘草湯《傷寒論》　P262

　　　　　　　桂枝　炙甘草

　　　　　桂枝甘草龍骨牡蠣湯《傷寒論》　P262

　　　　　　　桂枝　炙甘草　龍骨　牡蠣

　　　　　茯苓桂枝白朮甘草湯《傷寒論》　P380

　　　　　　　茯苓　桂枝　白朮　炙甘草

　　　　　栝蔞薤白白酒湯《金匱要略》　P243

　　　　　　　栝樓仁　薤白　白酒

　　　　　茯苓甘草湯《傷寒論》　P380

　　　　　　　茯苓　桂枝　炙甘草　生姜

5、心陽虚脱証

心陽虚脱証は、心陽衰極、陽気暴脱の危篤証候の表現です。

【臨床表現】　心陽虚証を表現の基礎として、更に突然冷汗淋漓、四肢厥冷、呼吸微弱、顔色蒼白、或心痛激烈、口唇青紫、脈微欲絶、甚或神志模糊、昏迷不腥。

【機理分析】　本証は常に心陽虚証が悪化した結果で、また寒邪暴傷が原因で心陽或いは、痰瘀が心竅を阻塞した者です。

陽気が衰亡し、衛外を不能にし、則ち冷汗がたえまなく流れる。肢体を温めることが出来ず、故に四肢厥冷。心陽衰、宗気泄は、肺呼吸を助ける事が出来ず、故に呼吸微弱。陽気外亡し、温運血行無力で、脈動失充し、故に顔色は蒼白い。若し血行不暢で、心脉を瘀阻すれば、則ち心痛激烈、口唇は青紫色。陽衰し、心は温養を失い、神散不収し、神志模糊（意識がぼんやりする）に致る、甚だしければ、則ち昏迷（意識不明）。陽気外亡証の為、脈微欲絶。本証は心陽虚と亡陽の臨床表現を診断の根拠とします。

【代表方剤】　四逆湯《傷寒論》　P294

　　　　　　　附子　炙甘草　乾姜

　　　　　　参附湯《巖氏濟生方》　P326

　　　　　　　人参　炮附子　生姜

　　　　　　参附龍骨牡蠣湯《中医方剤臨床手冊》　P327

　　　　　　　人参　炮附子　龍骨　牡蠣

6、心火亢盛証

心火亢盛証は、心火内熾の実熱の証候です。

【臨床表現】　心煩失眠、面赤口渇、身熱、便秘溲尿、舌尖紅絳、苔黄、脉数。或口舌赤爛疼痛、或小便赤、渋、灼、痛、或吐血、衄血、甚狂躁讝語、神識不清等。

【機理分析】　本証の多くは情志抑鬱、気鬱化火、或火熱之邪が内侵し、或辛熱、温補の品を過食し、久蘊化火し、内熾が心に致りました。

心火内熾し、心神を侵擾（乱す）し、故に心煩（動悸があるようで落ち着かない）し眠れない。火邪は津を傷り、故に口渇、便秘、尿黄。火熱炎上は、顔色紅で、舌尖（先）紅絳（絳も赤いの意味）。血行は加速し、則ち脉数。若し口舌生瘡、赤爛疼痛が主症の者は、常に心火上炎証と称します。若し小便赤、渋、灼、痛の者は、心熱下移証と称します。若し吐血、衄血の突出の者は、則ち心火迫血妄行証と称します。若し狂躁讝語（狂ったように

手足をバタバタさせうわごとを言う）、神識不清が主症の者は、則ち火熱閉擾心神証と称します。まとめると、本証は神志症状及び舌、脈に火熱熾盛の証候が出現することを辨証の要点とします。

【代表方剤】　瀉心湯《金匱要略》 P301
　　　　　　大黄　黄連　黄芩
　　　　　涼膈散《太平恵民和剤局方》 P405
　　　　　　大黄　朴硝　甘草　梔子　薄荷　黄芩　連翹　淡竹葉　蜜
　　　　　導赤散《小兒薬室直訣》 P365
　　　　　　生地黄　甘草　木通　淡竹葉
　　　　　牛黄清心圓《太平恵民和剤局方》 P275
　　　　　　牛黄　麝香　羚羊角末　龍脳　当帰　防風　黄芩　白朮　麦門冬
　　　　　　白芍薬　柴胡　白茯苓　桔梗　杏仁　芎藭　肉桂　阿膠　大豆黄卷
　　　　　　蒲黄　神麹　人参　雄黄　山薬　甘草　白斂　乾薑　犀角末　大棗
　　　　　　金箔

7、心脉痹阻証

心脉痹阻証は、瘀血、痰濁、陰寒、気滞などの原因で心脉を阻痹し、心悸怔忡、胸悶心痛を出現させる一種の証候です。

【臨床表現】　心悸怔忡、心胸憋悶作痛、肩背内臂に引いて痛み、時に発作し時に止む。或刺痛の如き痛みを見る、舌暗或青紫の瘀点が有り、脈細渋或結代。或心胸悶痛、体胖痰多、身重困倦、舌苔白膩、脈沈滑或沈渋。或寒に遇えば痛み激しく、温を得れば痛み減じる、形寒肢冷、舌淡苔白、脈沈遅或沈緊。或疼痛脹、脇脹、常に善太息、舌淡紅、脉弦。

【機理分析】　本証の多くの原因は、正気先虚、心陽不振、有形の邪が心脉を阻滞することで発生します。原因は不同で、又瘀阻心脈証、痰阻心脈証、寒凝心脈証、気滞心脈証等の名があります。

心陽不振は温養を失い、心動失常、故に心悸怔忡を見ます。陽気不宣（上にあがることが出来ず）、血行無力で、心脉痹阻、故に心胸憋悶疼痛します。手少陰心経は、肺に上行し腋下へ出で、内臂を循り、故に肩背内臂に

引いて痛みます。瘀阻心脈の疼痛は刺痛（錐で刺す如き）の特点を以って、舌色は暗、或舌体に青紫色瘀斑や瘀点があり、脈は細渋或結代等の瘀血内阻の症状があります。痰阻心脈の疼痛は悶痛の特点を以って、患者は身体が肥満し痰が多い、身体は重くだらしい、舌苔は白膩（ベタベタと汚らしい）、脈は沈滑或沈渋等の痰濁内盛の症状を見ます。寒凝心脈の疼痛は痛勢激烈で、突然発作、温を得れば痛減じるの特点を以って、畏寒（寒がる）喜温、肢冷、舌色淡苔白色、脈は沈遅或沈緊等の寒邪内盛の症状を伴います。気滞心脈の疼痛は脹痛（張る痛み）の特点を以って、その発作は往々にして精神的な素因と関係し、常に脇脹、善太息、脈弦等の気機鬱滞の症状を見ます。本証は心悸怔忡、心胸憋悶作痛を辨証の根拠として、但痛みに致る原因は別で、故に疼痛の特点及び兼証を以って辨証求因に応じます。

【代表方剤】　血府逐瘀湯《醫林改錯》　P270

　　　　　當歸　生地黄　紅花　牛膝　桃仁　枳殻　赤芍　甘草　柴胡　桔梗

　　　　　川芎

　　　栝蔞薤白半夏湯《金匱要略》　P243

　　　　　栝蔞實　薤白　半夏　白酒

　　　枳實薤白桂枝湯《金匱要略》　P249

　　　　　枳実　厚朴　薤白　桂枝　栝蔞實

8、痰蒙心神証

　痰蒙心神証は、痰濁蒙蔽心神、表現は神志異常を主要証候とします。また痰迷心竅、痰迷心包証とも称します。

【臨床表現】　意識模糊、甚則昏不知人、或精神抑鬱、表情淡漠、神志痴呆、喃喃独語、挙止失常。或突然昏倒、不省人事、口吐涎沫、喉有痰声。併せて面色晦滞、胸悶嘔悪、舌苔白膩、脈滑。

【機理分析】　本証の多くの理由は湿濁之邪が、気機を阻遏し、或情志不遂、気機は鬱滞し、気は津液を行らせず、津は聚り痰を為す、或痰濁は肝風内擾を挟み、痰濁蒙蔽心神に致る。

痰濁は心竅を蒙蔽し、神明失司し、故に意識模糊、甚だしければ則ち昏不人（昏睡状態）。気鬱は痰凝し、痰気搏結し、神明を阻蔽し、則ち神志痴呆、精神抑鬱、表情淡漠（ぼんやり）、喃喃独語（むにゃむにゃと独り言）、挙止失常。若し痰濁が肝風を挟み心神を閉阻すれば、故に突然昏倒、人事不省し、口から涎沫を吐し、喉中に痰鳴する。痰濁内阻し、清陽は升らず、濁気は上泛し、故に面色晦暗。胃は和降を失い、胃気上逆し、則ち胸悶作嘔する。舌苔白膩、脉滑、均しく痰濁内盛の証候です。本証は神志異常と痰濁内盛症を辨証の要点とします。

【代表方剤】　滌痰湯《奇効良方》　P314

　　　　　南星　半夏　枳実　茯苓　橘紅　石菖蒲　人参　竹茹　甘草

　　　　安宮牛黄丸《温病條辨》　P211

　　　　　牛黄　鬱金　犀角　黄連　硃砂　山梔　雄黄　黄芩　梅花片　麝香
　　　　　金箔衣

　　　　蘇合香丸《蘇沉内翰良方》　P346

　　　　　吃力迦（白朮）　光明砂　麝香（当門子）　訶藜勒皮　香附子　沈香
　　　　　青木香丁字香　白檀香　蓽撥　犀角　熏陸香　蘇合香　龍脳香

9、痰火擾神証

痰火擾神証は、火熱痰濁侵擾心神、表現は神志異常を主の証候とします。

【臨床表現】　発熱煩躁、面赤口渇、気粗、便秘尿黄、或喉間痰鳴、胸悶、心煩不寐、甚狂越妄動、打人毀物、胡言乱語、哭笑無常、或神昏譫語、舌質紅、苔黄膩、脉滑数。

【機理分析】　本証の多くは情志刺激、気機が鬱滞化火し、津液を煎熬し痰を為し、或は湿熱の邪を外感し、痰火蘊成し、或いは熱邪を外感し、津を灼し痰を為し、痰火内擾を引き起こす。痰火擾心は外感と内傷に分けられる。外感熱病は、痰火は心神を擾乱し、神昏譫語し、躁擾発狂を見る。或いは喉間痰鳴し、気機を痰阻し、則ち胸悶する。舌色紅、苔黄膩、脉は滑数、均しく痰火内擾の証候です。内傷雑病は、痰火が内盛し、心神を閉擾し、軽ければ心煩し失眠する、重ければ則ち発狂し、胡言乱語（でたらめな事

第一節　心病辨証　39

を言う）、哭笑無常（訳が分からなくなり、泣いたり笑ったり）、狂越妄動
（狂ったような行動）、打人毀物（人を殴ったり物を壊す）。本証は神志異常
と痰火内盛を見て辨証の要点とします。

【代表方剤】　十味温膽湯《世醫得効方》　P304

半夏　枳実　陳皮　茯苓　酸棗仁　遠志　五味子　熟地黄　条蔘
粉草

10、瘀阻脳絡証

瘀阻脳絡証は、瘀血が頭を犯し、阻滞脳絡、表現は頭痛、頭暈を主症の証候
とする。

【臨床表現】　頭痛、頭暈經久不愈、痛処固定不移、痛は錐で刺すが如し、或
健忘、失眠、心悸、或頭部外傷后昏不人、面晦不澤、舌質紫暗、或有瘀斑
瘀点、脈細渋。

【機理分析】　本証の多くは頭部外傷後、或病が久しい為に絡に入り、瘀血内
停し、脳絡の阻塞に致ります。

脳絡に瘀血阻滞し、不通は則ち痛む、故に頭痛は錐で刺すが如し、或は昏
不知人（昏睡状態）。気血が正常な流布を得なければ、脳は養を失い、則ち
頭暈し痛む。痛む処は固定して移動しない、顔色は晦暗（薄暗く）で不澤
（艶がない）、舌質は紫暗、或は瘀斑瘀点が有り、脈は細渋、均しく瘀血内
阻の証候です。瘀血が去らず、新血が出来なければ、心神は養わらず、故
に健忘、失眠、心悸等の証候を見る。本証は頭痛、頭暈及び瘀血証を辨証
の要点とします。

【代表方剤】　血府逐瘀湯《醫林改錯》　P270

當歸　生地黄　紅花　牛膝　桃仁　枳殻　赤芍　甘草　柴胡　桔梗
川芎

【心病辨証：模擬試験】

一、下記の問いに答えなさい。

1、心血虚証の臨床表現は、心悸、眩暈、（　　　　）、健忘、面色（　　）或いは萎黄、口唇舌色淡、脈（　　）。

2、心陰虚の臨床表現は、心煩心悸、（　　　　　）、或いは五心煩熱、午后潮熱、（　　　）、顴紅、舌紅少津、脈（　　）。

3、心陽虚証の臨床表現は、心悸怔忡、心胸（　　）或痛、気短、自汗、（　　　　）、面色（　　）、或顔唇青紫、舌質淡胖或紫暗、苔白薄、脈弱或結代。

4、痰阻心脈の臨床表現は、心胸悶痛、（　　　　）、（　　　　）、舌苔白膩、脈沈滑或沈渋。

5、瘀阻心脈の臨床表現は、心痛は（　　）の如く、舌暗或いは（　　）の瘀斑が有る

6、痰火擾心の臨床表現は、発熱煩躁、（　　　　）、気粗、便秘尿黄、或喉間痰鳴、胸悶、心煩不寐、甚狂越妄動、打人毀物、胡言乱語、哭笑無常、或神昏譫語、舌（　　　　）、脉滑数。

7、心悸、面色淡白、失眠健忘、舌淡脉細、この臨床表現はどれですか？

　A、心陽虚証　　B、心陰虚証　　C、心気虚証　　D、心血虚証　　E、心脾両虚証

8、心熱下移証の臨床表現はどれですか？

　A、口舌生瘡　　B、心煩失眠　　C、面紅目赤　　D、大便秘結　　E、小便赤渋灼痛

9、心病にない臨床表現はどれですか？

　A、神昏健忘　　B、神識錯乱　　C、急躁易怒　　D、失眠多梦　　E、心悸怔忡

10、心血虚証の臨床表現にないのはどれですか？

　A、失眠多梦　　B、心悸怔忡　　C、唇舌淡白　　D、眩暈健忘　　E、脉象細数

11、神志昏迷のない臨床表現はどれですか？

第一節　心病辨証　　41

A、痰火擾神証　　B、心陽暴脱証　　C、陽明腑実証　　D、肝陽上亢証　　E、痰迷心竅証

12、心悸怔忡、胸悶気短、舌淡脈虚。この診断はなんですか？

13、心悸怔忡、形寒畏冷、気短心痛。この診断はなんですか？

14、心中煩悸、失眠多夢、舌紅少津。この診断はなんですか？

15、心血虚は、（　　　　）、（　　　　）及び（　　　　）が主要な辨証です。

16、心脉瘀阻証は、（　　　　）、（　　　　）が主要な辨證です。

17、心の臓腑の兼証を全て答えなさい。

18、心陰虚証と心血虚証の臨床上の同異点を述べなさい。

19、痰火擾神証の臨床表現を述べなさい。

20、心脉瘀阻証を説明しなさい。

21、55歳女性、平素より虚弱で胃腸虚弱。半月前より不眠で多夢。疲労すると不眠は悪化する傾向にある。不眠時に不安になり動悸がする。面色淡白、口唇色淡。脈は細弱。

　　　この医案を辨証論治し方剤を提案しなさい。

22、70歳女性、半年以来、胸痛、動悸の発作を繰り返していた。先日夜間に錐で刺したような胸痛があり背部まで放散される感覚があった。その後よくなったり悪くなったりするが夜間になると悪化するようだ。疼痛は拒按。顔色は青く、舌色紫黯で辺縁に瘀斑がある。脈細渋。

　　　この医案を辨証論治し方剤を提案しなさい。

23、68歳女性　平素より動悸に既往歴あり、ここ数日寒くなって動悸と息切れが悪化した。

　　　起床時に特に甚だしく、四肢の冷えを感じる。動悸がすると温かくしてじっとしていたい。無意識に手が胸にいくことが多い。面色は蒼白で口唇色青紫色、脈弱。

　　　この医案を辨証論治し方剤を提案しなさい。

24、58歳女性　最近家族心配事が多く、不眠になった。眠れないときは動悸がして不安になる。寝ても夢が多く寝汗をかく。午後から手足の火照りを感じ口干を感じ入眠時甚だしい。両頬紅、舌色紅、脈細数。

この医案を辨証論治し方剤を提案しなさい。

【心病辨証：解答】

1、失眠多夢、淡白、脉細弱　　2、失眠多夢、盗汗、細数

3、憋悶、形寒畏冷、晈白　　4、体胖痰多、身重困倦

5、刺痛、青紫色　　6、面赤口渇、質紅、苔黄膩

7、D　　8、E　　9、C　　10、E　　11、D

12、心気虚証　　13、心陽虚証　　14、心陰虚証

15、心悸、失眠、血虚証　　16、心悸怔忡、心胸憋悶作痛

17、心腎不交証、心脾両虚証、心肝血虚証、心腎陽虚証、心肺気虚証

18、心陰虚と心血虚は、心悸、失眠、多梦等の心神と心動異常症を共に有し、心血虚は面色無華、唇舌淡白、脉細弱等の血虚失養症。心陰虚は顴紅潮熱、五心煩熱、舌紅少津、脉細数等の陰虚内熱症があります。

19、発熱煩躁、面赤口渇、気粗、便秘尿黄、或喉間痰鳴、胸悶、心煩不寐、甚則狂越妄動、打人毀物、胡言乱語、哭笑無常、或神昏譫語、舌質紅苔黄膩、脉滑数等。

20、瘀血、痰濁、陰寒、気滞などが原因の痹阻心脉で、心悸怔忡、胸悶、心痛の出現が主症の証候です。

21、主訴　失眠多夢

　　辨証　心血虚　失眠多夢、失眠時心悸し不安、疲労時加重、面色淡白、口唇色淡、脉細弱。平素食少。

　　治法　養心補血

　　方薬　帰脾湯

22、主訴　胸部痛

　　辨証　瘀阻心脉　疼痛は一点刺痛で固定痛。夜間に発生で拒按。胸痛の肩背内臂への牽引痛、間歇発作、舌色紫黯、脉細渋。

治法　活血化瘀

方薬　血府逐瘀湯

23、主訴　動悸気短

辨証　心陽虚　動悸は起床時、寒冷時に起発し悪化する。形寒肢冷、面色蒼白、脈弱。

治法　温補心陽

方剤　桂枝甘草龍骨牡蠣湯

24、主訴　失眠多夢

辨証　心陰虚　心悸不安、五心煩熱、盗汗口干、顴紅、舌紅、脈細数。

論治　養陰補心

方剤　天王補心丹

第二節　肺病辨証

肺の病理と生理

　肺は胸中に居て、咽喉、気道に上連し、鼻に開竅する。合わせて肺経と称す。肺は体の皮に合して在り、其の華は毛にあります。その経脉は中焦に起こり、大腸に下絡し、大腸と互いに表裏となります。肺の主要な生理功能は気を主り、呼吸を司り清濁の気の交換、清気を吸入し、胸中に積もらせ、宗気の生成を行い、心脉へ寛注し、全身へ運行する。故に"肺は気を主る"と説法される。肺は、又宣発、粛降、通調水道を主り、気、津の輸布、宣降し、皮毛は温養、濡潤、水道を得て通潤をさせる、故に又"肺は水の上源也"と言われる。肺の主要病変は、肺経に反映され、呼吸機能活動の減退、水液代謝輸布失常を以って、衛外機能失職等の方面に及びます。其症状の表現は、咳嗽、喘促、喀痰、胸痛、喉疼及び声音変異、鼻塞流涕、或水腫等を常見する。その中でも咳喘が最も多く見られる。《素問・臓気法時論》："肺病の者、喘咳逆気"、《中臓経》："肺者・・・虚実寒熱皆喘嗽令める"等言うは此意なり。肺病の証候に虚、実の両類有り。虚証の多くに久病喘咳、或その臓病の疲労による変化により、肺気虚と肺陰虚に致る。実証の多くは、風、寒、燥、熱等の外邪の侵襲と肺での痰飲停聚が原因です。

【参考文献】　金《臓腑虚実標本用薬式》

　　「肺は魄を蔵し、金に属し、一身元気を総摂する。聞を主り、哭を主り、皮毛を主る。本病は、諸気膹鬱、諸痿喘嘔、気短、咳逆上気、咳唾膿血、不得臥、小便数而欠、遺失不禁。標病は、洒淅寒熱、傷風自汗、肩背痛冷、

臑臂前廉痛。」

【参考文献】 清《血證論》臟腑病機論

「肺は乾金と為し、象天の体、又名を華蓋という。五臓六腑、其を受け冒、凡五臓六腑之気、皆能く肺を上薫し病を為す、故に寸口肺脉は、診を以って五臓を知るべし。肺は主行制節令しむ、其居高を以って、清粛下行し、天道下際して光明す。故に五臓六腑、皆潤利して気不亢す、其の節制を受けないことが莫也。肺中に常に津液有り、其金を潤養し、故に金清火伏す。若し津液傷れば、則ち口渇気喘、癰痿咳嗽。水源不清して、小便澁す。遺熱大腸は大便難す。金不制木なら、則ち肝火旺、火盛刑金、則ち蒸熱喘咳、吐血癆瘵を并作す。皮毛者、肺の合也、故ち凡そ膚表は邪を受け、皆肺に属し、風寒之を襲えば、則ち皮毛洒淅し、肺中に客し、水飲を為し肺を衝。其を以って嬌臓と為し、故に畏火、亦畏寒す。肺は鼻に開竅し、呼吸を主り、気の総司と為す。蓋気根は腎、乃先天水中之陽、上は鼻に出でて、肺は其の出納を司どり、腎は水を為し、肺は天を為し、金水相生し、天水循環す。腎は生水の源と為し、肺は即ち制気之主と為す也、凡気喘咳息、故に皆肺を主り、位は胸中に在り、胸中痛は肺に属し、右脇を主り、積は息賁と曰う。病は則ち右脇に動悸有り、肺は義を為し、大率は此の如し。」

1、肺気虚証

肺気虚証は、肺の機能減弱です、其は気を主り、衛外功能失職の虚弱証候の表現です。

【臨床表現】 咳喘無力、少気短気、動則益甚だしく、咳痰清稀、語声低怯、或有自汗、畏風、感冒易く、神疲体倦、面色淡白、舌淡苔白、脈弱。

【機理分析】 本証の多くは喘咳が久病で、肺気消耗し、或脾虚で水穀の精気の化生不足が原因で、肺の充養を失い致る。

肺気虧虚は、宣降を失極し、上に気逆し、かつ宗気正気不足で、呼吸功能減弱し、故に咳喘無力。動けば則ち気耗し、則ち咳喘は益々甚だしい。津液不布は、聚まり痰を為し、肺気上逆に随い、則ち吐痰清稀。肺気虚は、宗気が衰少し、息道を行くを以って呼吸功能減退し、故に少気短息（息切

れしやすい）、語声低怯（声がか細い）。顔色は淡白、神疲体倦（心も体も疲れる）、舌色は淡苔は白、脈弱、均しく気虚の機能衰減の証候です。若し肺気虚で肌表の衛気宣発不能なら、腠理（汗腺）不密、表衛不固、故に自汗、畏寒を見る。かつ外邪の侵襲受けやすく感冒に罹患す。本証は咳喘無力、吐痰清稀及び気虚の証候を見て辨証の要点とします。

【代表方剤】　補中益気湯《内外傷辨惑論》 P386

　　　　　　　黄耆　炙甘草　人参　升麻　柴胡　橘皮　當歸　白朮

　　　　　　生脈散《醫学啓源》 P317

　　　　　　　麦冬　人参　五味子

　　　　　　生脈補中湯《傷寒大白》 P317

　　　　　　　生脈散合補中益気湯

　　　　　　滋陰至宝湯《萬病回春》 P293

　　　　　　　當歸　白朮　白芍　白茯苓　陳皮　知母　貝母　地骨皮　香附

　　　　　　　麥門冬　柴胡　薄荷　炙甘草

2、肺陰虚証

肺陰虚証は、肺陰不足を指し、清粛を失い、虚熱内生の証候の表現です。若し虚熱内擾の症が不明確なら津傷肺燥証と称します。

【臨床表現】　乾咳少痰、或痰少而粘、咯出不易、口燥咽乾、形体消痩、五心煩熱、午后潮熱、盗汗、顴紅、或痰中帯血、声音嘶唖、舌紅少津、脈細數。

【機理分析】　本証の多くは燥熱傷肺、或癆中に蝕肺し、肺陰を耗傷し、或汗出て津を傷り、陰津耗泄し、或久咳が不愈で、肺陰耗損し、次第に肺陰虧虚を成す。

　　肺は嬌臓（か弱い臓）、清潤して性を喜び、清粛にて職を司り、肺陰不足は、虚熱内生して肺灼し、以って肺熱葉焦して、清粛を失い、上に気逆し、故に乾咳無痰、或痰少而粘、咯出難、甚だしければ則ち肺絡を虚火灼傷し、絡を傷り血溢し、則痰中に血を帯びる。肺陰不足は、咽喉失潤し、かつ陰火が蒸し、声音嘶唖（声がかすれ出ない）に致る。陰虚は陽の制無く、虚熱内熾、故に午后潮熱、五心煩熱。営陰を熱擾すれば、則ち盗汗。陰火上

炎、故に両顴発紅。陰液不足、滋養を失い、則ち口燥咽乾、形体消痩。舌紅少津、脉細数、陰虚内熱の証候。本証は乾咳或痰少而粘と陰虚内熱の症を見て辨証の要点とします。

【代表方剤】　瓊玉膏《洪氏集験方》　P259

　　　　　人参　生地黄　白茯苓　白蜜

　　　　養陰清肺湯《玉樓玉鑰》　P398

　　　　　大生地黄　麦冬　生甘草　丹皮　玄參　貝母　薄荷　炒白芍

　　　　麦門冬湯《金匱要略》　P372

　　　　　麦門　半夏　人参　甘草　粳米　大棗

　　　　滋陰降火湯《萬病回春》　P292

　　　　　當歸　白芍薬　生地黄　熟地黄　天門冬　麦門冬　白朮　陳皮

　　　　　黄柏　知母　甘草

　　　　新定拯陰理労湯《醫宗必讀》　P324

　　　　　牡丹皮　當歸身　麦門冬　甘草　苡仁　白芍薬　北五味　人参

　　　　　蓮肉　橘紅　生地黄

3、風寒犯肺証

風寒犯肺証は、風寒の邪が肺表を侵襲し、肺衛が失宣した証候の表現です。

【臨床表現】　咳嗽、咳痰清稀、微有悪寒発熱、鼻塞、流清涕、喉痒、或身痛無汗を見て、舌苔薄白、脉浮緊。

【機理分析】　本症の多くは風寒の邪を外感して、肺衛に侵襲し、肺気失宣に至ります。

肺は皮毛に合し、かつ嬌臟（きょうぞう）で、風寒を外感し、襲表犯肺、肺気は被束し、宣降を失い、故に咳嗽する。肺津不布、痰飲を聚成し、肺は、上に気逆あるに随いて、故に清稀な痰液を咳吐す。鼻は肺竅（はいきょう）となし、肺気は失宣し、則ち鼻塞流涕。肺は気を主り衛に属し、風寒犯表し、衛陽損傷し、肌表は温煦（おんく）を失い、故に微悪風寒、衛陽被遏（ひあつ）を見る。經絡に寒邪が凝滞し、經気不利し、故に頭身頭痛。寒性は收吸、腠理（そうり）閉塞し、故に無汗を見る。舌苔薄白、脉浮緊は風寒の証を感受した為です。本証は咳嗽、痰液清稀と風寒

表症を併せて辨証の要点とします。

【代表方剤】　三拗湯《太平恵民和剤局方》　P291

　　　　甘草　麻黄　杏仁

　　　杏蘇散《温病條辨》　P254

　　　紫葉　半夏　茯苓　前胡　苦桔梗　枳殻　甘草　生薑　大棗　橘皮
　　　杏仁

　　　参蘇飲《三因極一病證方論》　P323

　　　前胡　人参　紫蘇葉　茯苓　桔梗　木香　半夏　陳皮　枳殻　炙甘
　　　草

　　　荊防敗毒散《万病回春》　P269

　　　柴胡　甘草　人参　桔梗　川芎　茯苓　枳殻　前胡　羌活　荊芥穂
　　　防風

　　　小青龍湯《傷寒論》　P312

　　　麻黄　芍薬　細辛　乾姜　炙甘草　桂枝　五味子　半夏

4、風熱犯肺証

　風熱犯肺は、風熱邪気が肺経を侵襲し、肺衛が受病した証候の表現です。本証は三焦辨証中の上焦病症に属します。営気衛血辨証中の衛分証に属します。

【臨床表現】　咳嗽、痰稠色黄、鼻塞、流濁涕、発熱微悪風寒、口微渇、或咽喉疼痛、舌尖紅、苔薄黄、脉浮数。

【機理分析】　本証は風熱の邪を外感して肺衛を侵犯しました。

　風熱襲肺にて、肺は清粛を失い、肺気上逆し、故に咳嗽。肺気失宣し、鼻竅不利、津液は熱邪に薫され、故に鼻塞、濁涕を流す。風熱上擾し、咽喉不利し、故に咽痛。肺は気を主り衛に属し、肺衛は受邪し、衛気は邪を防ぎ則ち発熱す。衛気は鬱遏し、肌表は温煦を失い、故に悪寒。熱津液を傷すれば則ち口微渇。舌尖紅、苔薄黄、脉浮数は、風熱が襲表犯肺した為です。本証は咳嗽と風熱表証を併せて辨証の要点とします。

【代表方剤】　桑菊飲《温病條辨》　P342

　　　　杏仁　苦梗　葦根　連翹　薄荷　生甘草　桑葉　菊花

銀翹散《温病條辨》　P257

　　連翹　銀花　苦桔梗　薄荷　牛蒡子　竹葉　芥穂　生甘草　淡豆鼓

麻黄杏仁甘草石膏湯《傷寒論》　P393

　　麻黄　杏仁　甘草　石膏

瀉白散《小兒薬室直訣》　P302

　　地骨皮　桑白皮　炙甘草

5、燥邪犯肺証

　燥邪犯肺証は、外界の燥邪が肺衛を侵犯し、肺経の津液消耗した証候の表現です。また燥気傷肺証、亦肺燥（外燥）証と称します。寒に偏ったり熱に偏ったりの違いがあり、又温燥、涼燥に分けられます。

【臨床表現】　乾咳少痰、或痰粘難咯、甚則胸痛、痰中帯血、口、唇、鼻、咽乾燥、或鼻衄、咯血、干便尿少、苔薄して乾燥少津、発熱、微悪風寒、無汗或少汗、脉浮数或浮緊を見る。

【機理分析】　本証の多くは秋冷の季節、燥邪を感受し、肺津を耗傷し、肺衛失和、或風温の邪が化燥し津傷に到ったのが原因です。初秋は燥を感じ、燥は熱に偏り、多くの病は温燥。深秋は燥を感じ、燥は寒に偏り、多くの病は涼燥です。

　　肺は潤を喜び燥を悪む、清粛を職司し、燥邪は肺を犯し、肺津は傷しやすく、肺は滋潤を失い、清粛を失職し、故に乾咳無痰、或痰少而粘、咯出難、甚しければ則ち肺絡を咳傷し、胸痛咯血を見る。「燥臓則干」、燥邪は津傷し、滋潤を失い、則ち口、唇、鼻、咽乾燥を見る。腸道は失潤し、故に大便乾燥。尿源不足し則ち溲（尿）少。燥は衛表を襲い、衛気不和、故に発熱微悪風寒を見る。若し燥と寒が并わされば、寒は収引を主り、腠理閉塞し、故に無汗、脉浮緊を見る。燥と熱が合すれば、腠理開泄し、則ち少汗、脉浮数を見る。苔薄而乾燥少津は、燥邪が表を襲い犯肺した証です。本証は肺経の症状と乾燥少津を辨証の要点とします。

【代表方剤】　清燥救肺湯《温病條辨》　P339

　　　　桑葉　石膏　甘草　胡麻仁　人参　杏仁　阿膠　麦門　枇杷葉

桑杏湯《温病條辨》　P342

　　桑葉　象貝　香豉　梔皮　梨皮　杏仁　沙参

清肺湯《醫宗金鑑》　P340

　　麦門　天門　知母　貝母　甘草　橘皮　黄芩　桑皮

6、肺熱熾盛証

　肺熱熾盛証は、肺に邪熱内盛し、肺の清粛を失い、肺経の実熱が出現した証候です。簡潔に肺熱証或肺火証と称します。本証は、衛気営血辨証中の気分証に属します。また三焦辨証中の上焦病症に属します。

【臨床表現】　発熱、口渇、咳嗽、気喘、鼻煽気灼、胸痛、咽喉紅腫疼痛、小便短黄、大便秘結、舌紅苔黄、脉数。

【機理分析】　本証の多くの原因は、外感風熱が裏に入り、或は風寒の邪が裏に入り化熱し、肺に蘊結することから起こります。

　熱邪が犯肺し、肺は清粛を失い、上逆し、故に咳嗽、気喘を見る。肺熱は咽喉に上熏し、気血壅滞し故に咽喉紅腫疼痛。肺は鼻に開竅し、邪熱は肺を追い、肺気不利、故に鼻煽気灼を見る。裏熱蒸騰は則ち発熱。津傷は則ち口渇、便秘、小便短赤。舌紅苔黄、脉数は邪熱内盛の証です。本証は咳嗽胸痛と裏の実熱証を併せて見て辨証の要点とします。

【代表方剤】　涼膈散《太平恵民和剤局方》　P405

　　川大黄　朴硝　甘草　山梔子　薄荷葉　黄芩　連翹　竹葉　蜜

7、痰熱壅肺証

　痰熱壅肺証は、痰熱が互結し、肺を壅閉し、肺の宣降を失った肺経実熱の証候です。また痰熱阻肺証と称します。

【臨床表現】　咳嗽、喀痰黄稠而量多、胸悶、気喘息粗、甚則ち鼻翼煽動、或喉中痰鳴、煩躁不安、発熱口渇、或咳吐膿血腥臭痰、胸痛、大便秘結、小便短赤、舌紅苔黄膩、脉滑数。

【機理分析】　本証の多くの原因は、外邪犯肺、鬱して化熱し、肺津を熱傷し、煉液痰を成し、或素宿（元々）痰有り、内蘊が続けば化熱し、痰と熱結び、

肺で壅阻する。

肺で痰熱壅阻し、肺は清粛を失い、肺気上逆し、故に咳嗽、胸悶、気喘息粗。甚しければ則ち肺気鬱閉し、則ち鼻翼扇動を見る。痰熱互結し、肺気上逆に随い、故に喀痰黄稠而量多、或喉中痰鳴。若し痰熱が肺絡を阻滞すれば、気滞血壅、肉腐血敗し、則ち咳吐膿血腥臭痰、胸痛を見る。裏熱熾盛は、外を蒸達し、故に発熱する。心神を侵擾し、則ち煩躁不安、陰津灼傷し、則ち口渇、便秘、小便黄赤を見る。舌紅苔黄膩、脈滑数は痰熱内盛の証候。本証は咳喘、痰黄稠及び裏の実熱証を併せて見て辨証の要点とします。

【代表方剤】　柴陥湯《医学入門》　P281

　　　　　　　小柴胡湯合小陥胸湯

　　　　　　葦茎湯《金匱要略》　P216　合桔梗湯《傷寒論》　P248

　　　　　　　葦茎　薏苡仁　瓜瓣　桃仁　桔梗　甘草

8、寒痰阻肺証

寒痰阻肺証は、寒邪と痰濁が交并し、肺を壅阻し、肺が失宣した証候の表現です。

【臨床表現】　咳嗽痰多、痰質粘稠、或清稀色白、量多、易喀、胸悶、或喘哮痰鳴、形寒肢冷、舌質淡、苔白膩或白滑、脈濡緩或滑を見る。

【機理分析】　本証の多くの原因は、平素から痰疾があり、寒邪に罹感し、肺に内客し、或寒湿外邪が肺を侵襲し、或は中陽不足で、寒が内生し、湿が聚り痰を成し、肺に上行す。

寒痰阻肺は、肺の宣降を失い、肺気上逆、故に咳嗽、気喘、痰多色白。痰気搏結し、気道に上涌し、故に喉中痰鳴して哮を発す。寒痰は肺で凝閉し、肺気不利、故に胸膈満悶。寒性は陰凝し、陽気被鬱し不達し、肌膚温煦を失い、故に形寒肢冷。舌色は淡、苔は白膩或白滑、脈濡緩或滑は、均しく寒痰内盛の証候。本証は咳喘と寒痰内盛を併せて辨証の要点とします。

【代表方剤】　三子養親湯《伊尹湯液仲景為大法》　P289

　　　　　　　紫蘇子　羅蔔子　白芥子

射干麻黄湯《金匱要略》 P397

射干　麻黄　生薑　細辛　紫菀　款冬花　五味子　大棗　半夏

苓甘五味加姜辛半夏杏仁湯《金匱要略》 P405

茯苓　甘草　五味子　乾姜　細辛　半夏　杏仁

真武湯《傷寒論》 P325

茯苓　芍薬　生薑　白朮　炮附子

9、飲停胸脇証

飲停胸脇は、胸脇に水飲停し、気機阻を受け、胸脇飽脹し、咳唾引痛を主要とする証候で、また懸飲と称します。

【臨床表現】　胸脇脹悶疼痛、咳唾甚痛み、気息短促（き そくたんそく）、或眩暈、身体轉側（てんそく）（寝返り）或呼吸時に胸脇部牽引作痛、舌苔白滑、脈沈弦。

【機理分析】　本証の多くの原因は、中陽が平素から虚で、気が化水せず、水停して飲を為し、或は外邪侵襲し、肺が通調を失い、水液の運行輸布を傷害し、停聚し飲をなし、脇間に流注し成す。

胸脇は気機昇降の道と為し、胸脇に飲停し、気道に阻を受け、絡脈不利、故に胸脇飽脹疼痛。水飲は肺に上迫し、肺気不利、故に咳時疼痛は悪化し、気短し息促する（息切れ）。飲邪は遏阻し、清陽不升し、故に眩暈を見る。沈脈は裏を主り、弦脈は飲を主り、痛を主る。飲邪は結聚し、胸脇疼痛、故に脈沈弦。苔は白滑、また水飲内停の証を為す。本証は胸脇脹悶疼痛、咳唾引痛を辨証の要点とする。

【代表方剤】　十棗湯《傷寒論》 P306

芫花　甘遂　大戟　大棗

葶藶大棗瀉肺湯《金匱要略》 P360　合三子養親湯《伊尹湯液仲景廣為大法》 P289

葶藶　大棗　蘓子　白芥子　羅蔔子

10、風水相搏証

風水相搏証（はく）は、風邪侵襲し、肺は宣降を失い、水道の通調を不能にし、肌膚

に水湿泛溢を表現する証候です。陽水の範疇に属します。

【臨床表現】 眼瞼頭面先ず腫れ、継いて遍身から全身に及び、小便短少、来勢に迅猛し、皮膚薄く而亮、有悪寒、発熱、無汗、舌苔薄白、脈証浮緊を併せて兼ねる。或咽喉腫痛、舌紅、脉象浮数を兼ねて見る。

【機理分析】 本証の多くは風寒を外感し、肺衛は病を受け、宣降を失常し、通調を失職し、以って風遏（とどめ）水阻す、風水相搏、肌膚泛溢を成す。風は陽邪と為し、上先に之を受け、風水相搏ち、故に眼瞼頭面に水腫が起こり、継いて遍身から全身に及ぶ。上焦不宣し、気化失司し、則ち小便短少。若し悪寒発熱、無汗、苔薄白、脉浮緊を伴って見るのは、風水偏寒証の為です。若し咽喉腫痛、舌紅、脉浮数を兼ねれば風水偏熱証の為です。本証はにわかに眼瞼頭面の先ず浮腫が起こり、併せて表衛症状を兼ねて辨証の要点とします。

【代表方剤】 越婢加朮湯《金匱要略》 P229
　　　　　　麻黄　石膏　生薑　大棗　甘草　白朮

　　　　　越婢湯《金匱要略》 P228
　　　　　　麻黄　石膏　生薑　大棗　甘草

　　　　　葶藶大棗瀉肺湯《金匱要略》 P360
　　　　　　葶藶　大棗

　　　　　五苓散《傷寒論》 P279
　　　　　　猪苓　白朮　茯苓　澤瀉　桂枝

　　　　　真武湯《傷寒論》 P325
　　　　　　茯苓　芍薬　生薑　白朮　炮附子

　　　　　実脾飲《巖氏濟生方》 P298
　　　　　　厚朴　白朮　木瓜　木香　草果仁　大腹皮　附子　白茯苓　乾姜
　　　　　　甘草　生薑　大棗

【肺病辨証：模擬試験】

1、肺気虚の臨床表現は、（　　　　）、（　　　　）、動則益甚だしく、咳痰清
　　稀、語声低怯、或有自汗、畏風、感冒易く、神疲体倦、面色淡白、舌淡苔白、
　　脈弱。

2、燥邪犯肺の臨床表現は、（　　　　）、或（　　　　）、甚則胸痛、痰中帯血、
　　口、唇、鼻、咽乾燥、或鼻衄、喀血、干便尿少、苔薄して乾燥少津、発熱、
　　微悪風寒、無汗或少汗、脉（　　　）或浮緊。

3、燥邪犯肺証と肺陰虚証の鑑別に必要な確認はどれですか？
　　A、痰量の多少　　B、五心煩熱の有無　　C、口咽乾燥の有無
　　D、咳痰の難易　　E、舌質の紅淡

4、風寒表証と風寒犯肺証の鑑別に必要な確認はどれですか？
　　A、有汗と無汗　　B、発熱悪寒の是非　　C、咳痰の性質
　　D、舌苔薄白の是非　　E、咳嗽の軽重

5、飲停胸脇証の臨床表現は、胸脇脹悶疼痛、咳唾甚痛み、気息短促、或眩暈、
　　身体轉側或呼吸時に（　　　　　）、舌苔白滑、脉沈弦。

6、肺病辨証に最も必要な確認はどれですか？
　　A、胸悶　　B、水腫　　C、自汗　　D、咳喘　　E、少気

7、痰熱壅肺証の臨床表現は、（　　　　）、（　　　　）、発熱口渇、胸悶、
　　舌紅苔黄膩、脈滑数。

8、風水相搏の臨床表現にないものはどれですか？
　　A、悪寒発熱　　B、にわかに病が起こる　　C、頭面眼瞼が先ず腫
　　D、形寒肢冷　　E、脉象浮数

9、肺腎陰虚証の臨床表現は、咳嗽痰中に（　　）、盗汗、（　　）、口燥咽干、
　　舌紅少苔。

10、肝火犯肺証の臨床表現は、咳痰帯血、煩熱口苦、頭（　　）、（　　　　）。

11、燥邪犯肺証の臨床表現は、（　　）、痰少而粘、（　　　　）、口鼻唇干。

12、下記の肺病証候の中で、外感衛表の症状がないのはどれですか？

第二節　肺病辨証　　55

A、燥邪犯肺証　　B、風寒犯肺証　　C、風水相搏証　　D、寒痰阻肺証

　E、風熱犯肺証

13、肺熱熾盛証の臨床表現は、発熱、（　　　　）、咳嗽、気喘、（　　　　　　）、胸痛、咽喉紅腫疼痛、小便短赤、大便秘結、舌紅苔黄、脉数。

14、肺陰虚証と燥邪犯肺証に共通な臨床表現はどれですか？（解答は複数あり）

　A、顴紅盗汗　　B、干咳痰少　　C、痰中に帯血　　D、発熱悪風

　E、口干咽燥

15、痰熱壅肺証と風熱犯肺証の鑑別の要点はどれですか？（解答は複数あり）

　A、咳痰黄稠の有無　　B、脉浮数或滑数　　C、発熱悪風の有無

　D、小便短少の有無　　E、苔薄黄或黄膩

16、風水相搏証は、（　　　　　　）と併せて（　　　　　　　　）を兼る証候が辨証の要点です。

17、肺陰虚証は、（　　　　　　）と（　　　　　　　）を以って辨証の要点とします。

18、肺虚を兼ねる臓腑兼証には、（　　　　　　）、（　　　　　　）、（　　　　　　　）、（　　　　　　）がある。

19、痰熱壅肺証と肺熱熾盛証の臨床表現の違いは何ですか？

20、風水相搏証を説明しなさい。

21、風寒犯肺証と風寒表証の辨証の要点を分けて書きなさい。

22、20歳男性、昨夜から咳。背中に甚だしい悪寒と鼻周辺に微かに熱感。薄い鼻水が出て鼻塞がある。関節痛、口渇はなく、無汗。脉浮緊。

　　この医案を辨証論治し方剤を提案しなさい。

23、55歳男性、平素より咳嗽あり。3日前から特に午前中より午後に咳嗽悪化。咳嗽が甚だしいと顔が真っ赤になる。夕方から夜の口干や四肢の火照りが明確になった。痰が咽に張り付いたように感じ喀痰困難。盗汗、舌質紅、脉細数。

　　この医案を辨証論治し方剤を提案しなさい。

24、80歳女性、喘息様の咳が出て痰が多い。痰は粘稠で出しやすい。喘鳴があり胸苦しい、面色淡白、舌色淡苔白膩、脉弦滑。

　　この医案を辨証論治し方剤を提案しなさい。

25、20歳女性、咳、発熱が3日目。昨日から発熱と激しい悪寒、頭痛、咳が出た。夕べから38.8℃の発熱、咳が酷くなり、痰が黄稠で多い。面紅目赤、汗出、口渇喜冷飲、大便乾燥、小便短黄、舌紅苔黄、脉洪数。

この医案を辨証論治し方剤を提案しなさい。

【肺病辨証：解答】

1、咳喘無力、少気短気　　2、乾咳少痰、痰粘難喀、浮数　　3、C　　4、E

5、胸脇部牽引作痛　　6、D　　7、咳痰黄稠量多、気喘息粗　8、D

9、帯血、遺精　　10、脹痛、脇肋灼痛　　11、咳血、発熱悪風　　12、D

13、口渇、鼻煽気灼　　14、B、C、E　　15、B、C、E

16、眼瞼頭面が先ず腫れる、表衛症状　　17、干咳或痰少而粘、陰虚内熱症

18、心肺気虚証　　肺腎気虚証　　肺腎陰虚証　　脾肺気虚証

19、痰熱壅肺証は、咳喘痰多と裏の実熱証を併せた証候を辨証の要点とします。

肺熱熾盛証は、肺経の症状と裏の実熱証を併せた証候を辨証の要点とします。

20、風邪侵襲し、肺は宣降を失い、水道の通調が不能になり、肌膚に水湿泛溢した証候です。陽水に属します。

21、風寒犯肺証は、風寒襲表犯肺を指し、肺衛失宣した証候です。風寒表証は、風寒襲表して、衛気失和した証候です。風寒犯肺証は、咳嗽を主症となし、軽微の表症を兼ねます。甚だしければ表症が不明確になります。風寒表証は、則ち悪寒発熱、無汗、苔薄白、脉浮緊等の表症を主として、軽微の咳嗽、或いは無咳嗽を兼ねます。

22、主訴　咳嗽

辨証　風寒犯肺　悪寒発熱、無汗、骨節疼痛、口不渇。脈浮緊。

治法　宣肺散寒

方剤　麻黄湯

23、主訴　咳嗽

辨証　肺陰虚　面気逆、午後悪化、四肢煩熱、口干、喀痰困難、盗汗、舌紅、脈
　　　細数。

治法　滋陰潤肺、降逆止咳

方剤　麥門冬湯

24、主訴　哮喘

辨証　寒痰阻肺　痰湿阻肺、多痰し喀痰容易、痰湿粘稠、胸悶、面色淡白、舌色
　　　淡苔白膩、脈弦滑

治法　燥湿化痰

方剤　三子養親湯

25、辨証　肺熱熾盛　風寒表実証から裏に入り熱邪に転化して熱邪壅肺証になった。
　　　咳嗽多痰、痰色黄粘稠、面紅目赤、汗出、口渇喜冷飲、大便乾燥、小便短黄、
　　　舌紅苔黄、脉洪数。

治法　清熱瀉肺

方剤　涼膈散

第三節　脾病辨証

脾の病理と生理

　脾は中焦に位置し、胃と互いに表裏です。脾は肌肉、四肢を主り、口に開竅し、その華は唇、腹に外応する。脾の主要生理功能は水穀、水湿の運化、精微の輸布と臓営を主り。気血生化の源と為し、故に後天の本と称します。脾は統血を主り、その気は升を主り、燥を喜び湿を悪む。脾の病変は運化を以って主要と為し、升清作用の失職は、水穀、水湿の不運をなし、消化機能減退、水湿貯留、化源不足に致る。脾の不統血、清陽不升に及ぶを以って主要病理が改変します。そのため腹脹或痛、納少、便溏、浮腫、困重、内臓下垂、出血等の証を脾病の常見症状とします。

　脾病の証候を虚実に分け、虚証の原因の多くは、飲食、労倦、思慮過度により傷り、或いは病後失調し脾気虚、脾陽虚、脾気下陥、脾の不統血証に致ります。実証の多くは、飲食不節、或湿熱を外感し或寒湿の邪が内侵し、或失治、誤治が湿熱温脾、寒湿困脾等の証に致ります。

【参考文献】　金《臓腑虚実標本用薬式》

　「脾は智を臓し、土に属し、万物の母の為、営衛を主どり、味を主り、肌肉を主り、四肢を主る。本病は、諸湿腫満、痞満噯気（げっぷ）、大小便閉、黄疸痰飲、吐瀉霍乱、心腹痛、飲食不化。標病は、身体膚腫、重困嗜臥、四肢不挙、舌本強痛、足大趾不用、九竅不通、諸痙項強。」

【参考文献】　清《血証論》臓腑病機論

｜脾は湿土と称し、土の湿は万物を滋生し、脾の潤は臓腑を長養す。胃土

は燥を以って納物し、脾土は湿を以って気化す、脾気の不布は、則ち胃燥は食を能わず、食少して化出来ず、譬えば釜中に無水の如く、熟物を熟せない也。故に病は食を隔て、大便難く、口燥唇焦、生血出来ず、血虚火旺、発熱盗汗。若し湿気甚だしく多ければ、則ち穀は亦た化さず、痰飲泄瀉、腫脹腹痛の証を焉んぞ作らん。湿気は熱を挟み、則ち黄を発し痢を発し、腹痛壮熱し、手足不仁し、小水赤渋す。脾積名付けて痞気と曰う、心下に盤の如く在って、脾病則ち臍当たりに動悸有り。中州に居て、傍に灌ぎ、肌肉に外合し、邪が肌肉に在り、則ち手足蒸熱し汗出、或いは肌肉不仁す。其の体陰にして其の陽を用い、土を生じるを以って命門の火を得ず、則ち土寒えれば化せず、食少虚羸（やせる）す。土虚すれば運ばず、津液を升達出来ず、心を奉る以って血を化し、諸經に滲灌す。經に曰く、脾は統血す。血の上下の運行を脾に全部依頼し、脾陽虚は則ち統血出来ず、脾の陰虚は又血脉を滋生出来ず、血虚津少は、則ち肺が潤養を得ず、是は土が金を出せず、つまり土が金を生じ、全て之の滋を以って津液に在るからだ。脾土の意義、是者の如く有る。」

1、脾気虚証

脾気虚証は、脾気不足、運化失調の虚弱症状の表現です。また脾失健運証と称します。

【臨床表現】　腹脹納少、食後脹甚、大便溏薄、肢体倦怠、神疲乏力、少気懶言、形体消痩、面色萎黄（くすんだ黄色）、或肥胖、浮腫、舌淡苔白、脈緩弱を見る。

【機理分析】　本証の多くは、飲食不節、或労倦過度、或擾思日に久しく、脾土を損傷し、或稟賦（先天）不足、素体が虚弱、或年老い体衰し、或大病が初めて癒え、調養失慎等に致ります。

脾は運化を主り、脾気虚弱、健運失職し、輸精と散精が無力、水湿不運し、故に腹脹納少（食欲不振）を見ます。食後脾気愈困し、故に腹脹愈甚だしい。食が入っても消化せず、清濁を分けず、腸道に注入し、則ち大便溏薄を見る。脾は気血生化の源、脾虚は化源不足し、肢体肌肉を充達出来ず、

故に肢体倦怠、形体消痩する。面部の栄養を失い、故に面色萎黄(いおう)。脾気虚し、水穀精気の化生不足するは、宗気もまた虚で、故に少気懶言(しょうきらんげん)(話すのが億劫)。若し脾気虚、水湿不運、肌膚に泛溢(はんいつ)すれば、則ち浮腫、体胖を見る。舌色淡苔白、脈緩弱は脾気虚弱の証の為なり。本証は食少腹脹、便溏及び気虚証を主要の辨証根拠とする。

【代表方剤】　参苓白朮散《太平恵民和剤局方》　P327

　　　　蓮肉　薏苡仁　桔梗　白萹豆　茯苓　人参　甘草　白朮　山薬
　　　　砂仁

　　　　四君子湯《太平恵民和剤局方》　P295

　　　　白朮　茯苓　人参　炙甘草

　　　　六君子湯《醫学正傳》　P403

　　　　陳皮　半夏　白朮　茯苓　人参　炙甘草　大棗　生姜

2、脾虚気陥証

　脾虚気陥証は脾気虧虚、升挙無力而下陥(しょうきょ)(げかん)の証候の表現です。また脾気下陥証、中気下陥証と称します。

【臨床表現】　脘腹重墜(じゅうつい)作脹、食後益甚、或便意頻発、肛門重墜、或久瀉不止。甚或脱肛、或子宮下垂、或小便沢濁如米泔。常に気短乏力、倦怠懶言、頭暈目眩、面白無華、食少便溏、舌淡苔白、脈緩弱等。

【機理分析】　本証の多くは気虚が一歩悪化した、或は泄痢が長く続き、或疲労甚だしく、或婦女の出産過多、産後の養生不良等の原因で脾気を造成する所を損傷した事が原因です。

　脾気は、升を主り、能く清陽を升発し、内臓を挙托します。脾気虚衰は、升挙無力(しょうきょ)(きょたく)で、内臓の挙托を失い、故に脘腹重墜し脹をなし、食後更に甚だしい。中気下陥、故に便意頻数、肛門重墜、或久瀉が止らず、甚だしければ或脱肛し、或子宮下垂す。脾は散精を主り、精微を正常に輸布出来ず、清濁を分けられず、膀胱に反って注ぎ、故に小便沢濁して米泔(あまざけ)の如し。清陽は升らず、頭目は失養し、故に頭暈目眩。脾気虚弱、健運失職、故に食少、便溏。化源虧乏(きぼう)、機能活動の衰退、故に気短乏力、倦怠懶言、面色無

華（顔色に艶が無い）、舌淡苔白、脈緩弱を見る。本証は体弱気墜、内臓下垂等を辨証の要点とします。

【代表方剤】　補中益気湯《内外傷辨惑論》　P386

　　　　　　黄耆　炙甘草　人参　升麻　柴胡　橘皮　当帰　白朮

3、脾陽虚証

脾陽虚証は、脾陽虚衰、温運を失い、陰寒内生の虚寒を表現する証候です。また脾虚寒証と称します。

【臨床表現】　納少腹脹、腹痛綿綿（しくしく）、喜温喜按、形寒気怯、四肢不温、面色不華或虚浮、口淡（味がしない）不渇、大便稀溏、或肢体浮腫、小便短少、或帯下量多而清稀色白を見る、舌質淡胖或有歯痕、苔白滑、脉沈遅無力。

【機理分析】　本証の多くは、脾気虚が更に発展して形成され、他にも飲食失調、生冷の過食、或いは寒涼性薬物の使いすぎで脾陽を損傷し、或いは腎陽不足から、命門火衰し、火は土を生まずに致る。

脾陽虚衰は、運化を失職し、故に納少腹脹、大便稀溏す。陽虚陰性は、寒に従い内生し、寒凝気滞し、故に腹痛は喜温喜按。若し脾陽虚で水湿不運し、皮膚に泛溢すれば、則ち肢体浮腫を見る。水湿注がず、帯脈を損傷し、帯脈失約し、則ち女子白帯清稀量多を見る。陽虚は温煦を失職し、故に形体肢冷、面白無華或いは虚浮。舌質淡胖或いは有歯痕苔白滑、脉沈遅無力。これらは均しく陽虚による水寒の気が内盛した証です。本証は脾虚失運、消化機能減弱と虚寒の証候を併せ見て辨証の要点とします。

【代表方剤】　理中湯《傷寒論》　P401

　　　　　　人参　乾姜　炙甘草　白朮

　　　　　附子理中湯《三因極一病證方論》　P381

　　　　　　附子　人参　乾姜　炙甘草　白朮

　　　　　小建中湯《傷寒論》　P307

　　　　　　桂枝　芍薬　大棗　生姜　炙甘草　膠飴

4、脾不統血証

脾不統血証は脾気虚弱、血液を統攝出来ず、而血の脉外へ溢れるに致るを主要とする表現の証候です。また気不攝血証と称します。

【臨床表現】 面色萎黄或蒼白無華、食少便溏、神疲乏力、気短懶言、併せて出血、或便血、溺血、或肌衄、鼻衄、或婦女月経過多、崩漏、舌淡、脉細無力。

【機理分析】 本証の多くは気虚が久病で、或労倦過度、脾気を損傷し、以って気虚統血失極に致ります。

脾は統血し、脾気は之を責る。脾気虧虚、統血無極、則ち脉外に血溢し諸症に出血を見る。胃腸に溢れ、則ち便血を見る。膀胱に溢れ、則ち溺血を見る。皮膚に溢れ、則ち皮下出血を見る（亦陰班と称す）。衝任不固、則ち婦女月経過多、甚だしければ崩漏。脾気虚弱し、運化失職し、故に食少便溏。化源は虧少し、滋養を失い、機能は衰減し、故に面色萎黄或蒼白無華、神疲乏力、気短懶言する。舌淡苔白、脉細無力は、脾気虚弱、化源不足の証候の為です。本証は脾気虚証と出血の表現を辨証の要点とします。

【代表方剤】 帰脾湯《巌氏濟生方》 P252

　　白朮　茯苓　黄耆　龍眼肉　酸棗仁　人参　木香　炙甘草　生姜
　　大棗

帰脾湯《校註婦人良方》 P251

　　白朮　当帰　茯苓　黄耆　龍眼肉　酸棗仁　人参　木香　炙甘草
　　生姜　大棗

加味帰脾湯《内科摘要》 P240

　　帰脾湯加柴胡　梔子

5、寒湿困脾証

寒湿困脾証は、寒湿内盛、中陽受困を表現する証候です。また湿困脾陽証、寒湿中阻証と称します。六經辨証中の一般的な太陰病に属します。

【臨床表現】 脘腹痞悶或痛、口膩納呆（消化不良で食欲不振）、泛悪欲吐、口淡不渇、腹痛便溏、頭身困重、或肢体浮腫、小便短少、或身目発黄、其

色晦暗不澤、或婦女白帯量多、舌体胖、苔白膩或白滑、脈緩弱或沈細。

【機理分析】　本証の多くは、飲食失節、生冷を過食、以って中焦に寒湿が停滞する。或は冒雨渉水や、久居潮湿や、気候陰雨で、寒湿が内侵し中を傷る。或は肥甘を嗜食し、湿濁が内生し、中陽困阻に致る。

脾は喜燥悪湿で、胃と表裏相う。寒湿は内盛し、中陽は困を受け、脾胃は升降を失常し、脾気被遏し、運化は失司し、則ち脘腹痞悶或痛、納少、便溏する。胃は和降を失い、胃気上逆し、故に泛悪嘔を欲す。若し陽気が寒湿を破り、所に遏れば、水湿を温化出来ず、皮膚に泛溢し、肢体浮腫、小便短少を見る。湿は陰邪で、其性は重濁、肢体に流注し、清陽を阻遏し、故に頭身困重する。寒湿は中陽を困阻し、肝胆の疏泄を失職し、胆汁外溢し、則ち面目肌膚発黄し、其色晦暗不澤。若し寒湿下注し、帯脈を損傷し、帯脈失約して、婦女白帯量多を見る。口淡不渇、舌体胖、苔白滑或白膩、脈緩弱或沈細は、均しく寒湿内盛の証候の為です。本証は脾胃納運功能障害及び寒湿内盛の表現を辨証の要点とします。

【代表方剤】　胃苓湯《増補内経拾遺方論》　P219

蒼朮　陳皮　厚朴　甘草　沢瀉　猪苓　赤茯苓　白朮　肉桂　生姜　大棗

6、湿熱蘊脾証

湿熱蘊脾証は、中焦の湿熱内蘊し、脾胃の納運功能が失職を表現した証候です。また中焦湿熱証、脾胃湿熱証と称します。

【臨床表現】　脘腹痞悶、納呆嘔悪、大便溏泄而不爽、肢体困重、渇不多飲、身熱不揚、汗出不解、或身目鮮黄、或皮膚発痒、舌質紅、苔黄膩、脈濡数を見る。

【機理分析】　本証の多くは湿熱の邪を受け、或は辛熱肥甘を過食し、或は嗜酒に度を無くし、湿熱を醸成し、脾胃内蘊に致ります。

脾は運化を主り、其の気は升を主り、胃は受納を主り、以って和降を順と為します。中焦で湿熱蘊結し、納運を失司し、升降失常し、故に脘腹痞悶、納呆嘔悪。熱勢急迫で、且湿は陰邪の為、気機を阻しやすく、故に便溏而

不爽です。脾は肌肉四肢を主り、湿性は重着し、脾は湿困を為し、肢体に流注し、故に肢体困重する。湿遏し熱を伏(ふく)し、内に鬱蒸し、故に身熱不揚、汗出不解、口渇不多飲、小便短黄する。脾胃に湿熱蘊結し、肝胆を薫蒸し、疏泄を失極し、胆汁常道を循らず肌膚に外溢す、則ち身目鮮黄、皮膚発痒を見る。舌質紅、苔黄膩、脈濡数、湿熱内蘊の証の為です。本証は脾胃運化功能障害及び湿熱内蘊の表現を辨証の要点とします。

【代表方剤】　茵陳蒿湯《傷寒論》　P220

　　　　　　茵蔯蒿　梔子　大黄

　　　　　茵陳五苓散《傷寒論》　P221

　　　　　　茵蔯蒿2　五苓散1

【脾病辨証：模擬試験】

一、下記のＡからＥより正しい項目を答えなさい。

1、脾気虚証の臨床表現は、腹脹納少、食後（　　　）、大便溏薄、肢体倦怠、神疲乏力、少気（　　　）、形体消痩、面色（　　　）、或肥胖、浮腫、舌淡苔白、脈緩弱。

2、湿熱蘊脾証の臨床表現は、納呆脘腹、（　　　　）、身熱起伏、尿黄便溏、苔（　　　）。

3、脾気虚、脾陽虚、脾気下陥、脾不統血の四証に共通の証候はどれですか？
　Ａ、畏寒肢冷、肢体浮腫　Ｂ、食少便溏、少気乏力　Ｃ、腹部疼痛、喜温喜按　Ｄ、脘腹重墜、食後盆甚　Ｅ、便血衄血、月経量多

4、脾病虚証の基礎的な証候はどれですか？
　Ａ、脾虚気陥証　Ｂ、脾陽虚証　Ｃ、脾胃気虚証　Ｄ、脾気虚証
　Ｅ、脾不統血証

5、脾不統血証の臨床表現は、月経（　　　）、質（　）色（　）、面色（　　　）、身倦乏力、（　　　　）、舌淡脈細。

6、寒湿困脾証を発生される可能性のある症状はどれですか？
　Ａ、過食生冷　Ｂ、久泄久痢　Ｃ、労倦内傷　Ｄ、思慮過度　Ｅ、暴飲暴食

7、脾気下陥証の臨床表現は、脘腹（　　　）作脹、食後益甚、或便意頻発、肛門（　　　）、或久瀉不止。甚或脱肛、或子宮（　　　）、或小便沢濁如米泔。常に気短乏力、倦怠懶言、頭暈目眩、面白無華、食少便溏、舌淡苔白、脈緩弱等。

8、下記のどれが脾病に見られない症状か？
　Ａ、出血　Ｂ、内臓下垂　Ｃ、便溏　Ｄ、腹脹　Ｅ、噯気

9、脾気虚が悪化してもならない証はだれですか？
　Ａ、脾不統血証　Ｂ、寒湿困脾証　Ｃ、心脾両虚証　Ｄ、脾陽虚証
　Ｅ、脾気下陥証

10、脾気虚証と脾陽虚証の鑑別点はどれですか？（複数回答有り）
　Ａ、浮腫の有無　Ｂ、食少便溏の有無　Ｃ、腹痛の有無

D、形寒肢冷の有無　　E、身倦乏力の有無

11、脾陽虚と寒湿困脾証の鑑別点はどれですか？（複数回答有り）

　　A、身目発黄の有無　　B、食少腹脹の有無　　C、悪心嘔吐の有無　　D、肢体浮腫の有無　　E、虚証に属す或実証に属す

12、寒湿困脾証は＿＿＿＿＿＿＿＿＿及＿＿＿＿＿＿＿＿＿＿を辨証の要点とします。

13、脾の病変の範囲を答えなさい

14、32歳女性、平素よりあまり胃腸は丈夫でなく、先日の忘年会で食べ過ぎてから胃腸が痞えて苦しい。少し食べても吐き気がして、大便は軟便で排便してもすっきりしない。身体が重だるく、咽は乾くが飲むとムカムカする。身体が熱く感じ、汗が出やすくベタベタした感じがありすっきりしない。舌質は紅、苔は黄膩、脈濡数。

　　この医案を辨証論治し方剤を提案しなさい。

15、23歳女性、平素より虚弱。1週間前から食欲が減少して、食後すぐに下痢をする。少し食べただけで腹が張り、眠くなる。いつも胃のあたりに手が行き擦っている。更に疲れやすく、すぐ横になりたい。汗ばみやすく、疲れて話したくない、面色淡白、舌質胖大、脈緩弱。

　　この医案を診断し方剤を提案しなさい。

16、25歳女性、月経量が多くなり出血が止まらない。疲労が長く続き、食欲不振と軟便下痢傾向、少し動くと息切れがして動悸がする、疲れて話したくない。面色萎黄、舌色淡、脈細無力。

　　この医案を診断し方剤を提案しなさい。

17、裏急後重を説明しなさい。

18、崩漏を説明しなさい。

【脾病辨証：解答】

1、脹甚、懶言、萎黄　　2、嘔悪身重、黄膩　3、B　　4、D

5、量多、稀、淡紅、無華、食少便溏　　6、A　　7、重墜、重墜、下垂　　8、E

9、B　　9、D　　10、C、D　　11、A、C、E

12、脾胃納運功能障害、寒湿内盛

13、脾は、運化を主るので、升清作用の失職は、水穀、水湿の不運をなし、消化機能
　　減退、水湿貯留、化源不足に致る。脾の不統血、清陽不升に及べば主要病理が改
　　変します。

14、主証　嘔気　脘腹痞満

　　辨証　湿熱蘊脾　脘腹痞満、納呆嘔悪、大便溏泄而不爽、渇不多飲、身体困重、
　　　　　身熱不暢、舌質紅、苔黄膩、脉濡数。

　　治法　清熱利湿

　　方剤　茵陳蒿湯

15、主訴　食少下痢

　　辨証　脾気虚　食後即下利、食後脘腹脹満、食後嗜眠、喜按。疲倦乏力、喜臥、
　　　　　自汗、懶言、面色淡白、舌質胖大、脈緩弱。

　　治法　健脾益気

　　方剤　参苓白朮散

16、主訴　崩漏

　　辨証　脾不統血　疲倦乏力、食少便溏下利、少気懶言、気短心悸は動則悪化。面
　　　　　色萎黄、舌色淡、脈細無力。

　　治法　補脾摂血

　　方剤　帰脾湯

17、渋り腹の事。腹痛がして大便が出そうで待てない。或いは少量の大便が回数多く
　　出る。

　　大便後またすぐに大便がしたくなる症状。

18、月経が多く出て止まらないのが崩で、ポタポタと出血するのが漏です。崩漏にも
　　虚実があり問診により正しく辨証が必要になります。

═══ 第四節　胃・小腸・大腸病辨証 ═══

胃・小腸・大腸の病理と生理

　胃は中焦に位置し、脾と表裏をなす。胃は受納を主り、水穀を腐熟し、「水穀之海」と為す。胃気は降を順とし、潤を喜び燥を悪む。小腸は物の転化を主り、清濁を泌別し、「受盛之官」と為す。大腸は水分の吸収が出来、糟粕を排出し、「伝導之官」と為す。

　胃腸病の辨証は、胃、小腸、大腸を包括しての常病証の辨識と分析を行う。

　胃病は受納、腐熟功能障害が、胃の和降を失い胃気上逆に及ぶ病理変化を主要とします。

　臨床では食少、脘脹或いは痛、嘔悪、噦逆、曖気等を常見症状とします。

　大腸、小腸の病変は、伝導功能と清濁の泌別功能の失常に在って反映され主要とします。一つには、其の主要表現は、泄瀉や便秘、下痢膿血等の大便異常。二つ目は、腹脹、腹痛、腸鳴などの腹部の症状です。胃腸病の証候は虚実に分ける事ができ、虚証の多くは飲食不節、飢飽失常、久病で失養し、或いは吐瀉過多、或いは温熱病后期、津液の消耗、或いは老年陰血虧少等の原因で起こります。実証の多くは、飲食過多、或いは不衛生な食品の摂取、或いは寒邪、熱邪のよる胃腸内犯により起こります。

【参考文献】　金《臓腑虚実標本用薬式》

　　「胃は土に附し、受容を主り、水穀の海と為す。本病は、噎膈犯胃、中満腫脹、嘔吐泄瀉、霍亂腹痛、消中善飢、不消化、傷飲食、胃管当に心痛は両脇を支える。標病は、発熱蒸蒸、身前熱、身后寒、発狂譫語、咽痹、上

歯痛、口眼喎斜、鼻痛、齇齞赤胆。

大腸は金に属し、変化を主り、伝送の官と為す。本病は、大便閉結、泄痢下血、裏急后重、疝痔脱肛、腸鳴而痛。標病は、歯痛喉痺、頚腫口干、咽中は梗如く、齇齞目黄、手大指次指痛、宿食発熱寒慄。

小腸は、水穀分泌を主り、受盛の官と為す。本病は、水穀を大便で利し、小便短、小便閉、小便血、小便自利、大便后血、小腸気痛、宿食し夜熱は旦(あした)止まる。標病は、身熱悪寒、嗌痛頷腫、口麋耳聾。」

【参考文献】 清《血證論》臓腑病機論

「胃の者、倉廩の官、水穀納を主る。胃火不足、則ち食を思わず、食入りて化せず、長らく仍然と吐出する。胸膈に水停し、胃中に寒客し、皆能く嘔吐して止まらず。胃火炎上し、則ち飢して食能わず、拒隔不能、食入れば即ち吐す、津液枯渇し、則ち食を隔(へだ)てを為し、糞は羊尿の如し。火甚だしければ則ち結鞕する。胃家実は、則ち譫語し、手足汗出、肌肉潮熱、四肢肌肉は皆中官の主どる也を以ってす。其の身の前を経行し、顔上に至り、表証は目痛鼻干し、発痙し仰ぐ能わず。口に開竅し、口干咽痛、気逆し則ち噦。又脾と表裏を相し、脾に遺熱し、則ち湿化に従い黄疸を発すと為す。胃実脾虚は、則ち能く食して不消化。燥気を主り、故に陽明病は、燥熱を総系する。独り水泛水結し、心下に盤の如く等の証有り、予想外にも寒病と為す。胃の大略は、其病此の如く。

小腸の者、受盛之官、変化焉出す。上は胃腑に接し、下は大腸に接し、心と表裏を為し、遺熱し則ち小水不清。脾と連属を相し、土虚則ち水穀不化。其の部分、上は胃に接し、故に小腸燥屎、多くは胃薬を借りて之を治す。下は肝に相近し、故に小腸気痛し、多くは肝薬を借りて之を治す。

大腸は、燥金を司り、喜潤して燥を悪む。寒則ち滑脱し、熱則ち秘結する。泄痢后重、痔漏下血、肺と表裏を相し、故に病の多くは肺を治し之を治す、胃と同じく陽明経で、故に多くは胃を治す法を借り之を治す。」

1、胃気虚証

胃気虚証は、胃気不足、受納、腐熟功能減弱を以って胃の和降を失った表現

をする証候です。

【臨床表現】　胃脘隠痛或いは痞脹、喜按、不思飲食、食後脹甚だしい、時に噯気(あいき)、口淡不渇、面色萎黄、気短神疲、倦怠懶言、舌質淡、苔白薄、脈虚。

【機理分析】　本証の多くは、飲食不節で異常な飢餓や飽食により、或いは疲労により胃腸を傷め、或いは久病により失養して胃気虧損に致りました。胃は受納を主り、水穀を腐熟し、その気は和降を以って順とする。胃気虧損し、胃気和を失い、受納と腐熟功能減退すれば、故に胃脘隠痛或いは痞脹、飲食を欲せず、食後脹りが甚だしい。病性は虚に属し、故に按じて舒を覚える（喜按）。胃気不降し反って上逆し、則ち時に噯気を作る。胃気虚は脾に影響が及び、脾は健運を失い、化源不足し、顔の栄養を失い、故に面色萎黄。気虚は機能衰減し、則ち気短神倦、倦怠懶言を見る。舌質淡、苔白薄、脈虚弱は、胃気虧虚の証候です。本証は胃の和降を失った表現及び気虚の症状を辨証の要点とします。脾気虚と胃気虚は常々兼ねて見られ、共に面色萎黄、少気懶言、神疲肢倦、舌淡脈虚弱等の症状を見ます。もちろん二者は臨床上違うところがあります。脾気虚は、健運失職し、食後腹脹、大便溏薄、水腫という特徴があります。胃気不足は、受納腐熟功能減退、胃は和降を失い、以って胃脘隠痛、食欲不振、食は消化し難く、噯気、或いは嘔悪を特徴とします。

【代表方剤】　黄耆建中湯《金匱要略》　P230

　　　　　桂枝　炙甘草　大棗　芍薬　生薑　膠飴　黄耆

　　　　小建中湯《傷寒論》　P307

　　　　　桂枝　炙甘草　大棗　芍薬　生薑　膠飴

　　　　生脈補中湯《傷寒大白》　P317

　　　　　生脈散合補中益気湯

2、胃陽虚証

　胃陽虚証は、胃陽不足、虚寒内生して胃の和降を失った表現の証候です。また胃虚寒証と称します。

【臨床表現】　胃脘綿綿冷痛、時に発し時に止む、喜温喜按、食後緩解、清水

を泛吐し或いは不消化食物が混ざる。食少脘痞、口淡不渇、倦怠乏力、胃脘肢冷、舌質淡嫩或いは淡胖、脈沈遅無力。

【機理分析】　本証の多くは飲食失調、生冷を嗜食し、或いは寒涼の薬物を過用し、或いは脾胃素弱で陽気が自衰し、或いは久病失養等が原因です。

　　　胃の陽虧虚は、虚寒が内生し気機を寒凝し胃気不暢で、故に胃脘綿綿冷痛し食少脘痞する。証情は虚寒に属し、故に喜温喜按、食後緩解する。受納と腐熟効能減退で、水穀は不化し、胃気上逆に随って、清水を嘔吐し或いは不消化食物が混ざる。陽虚気弱し、機体は温養を失い、故に胃脘肢冷、体倦乏力。陰津は未だ傷ず、則ち口淡不渇。舌質淡嫩或いは淡胖、脈沈遅無力は、陽虚が寒を生じた証候です。本証は胃の和降失調の表現と陽虚の見症を弁証の要点とします。

【代表方剤】　建理湯《勿誤薬室方函》　P272

　　　　　　　　小建中湯合理中湯

　　　　　　　附子理中湯《三因極一病證方論》　P381

　　　　　　　　炮附子　人参　乾姜　炙甘草　白朮

3、胃陰虚証

　　胃陰虚証は、胃陰不足により、胃が濡潤と和降を失った表現をする証候です。虚熱が不明確な者を、称して胃燥津虧証といいます。

【臨床表現】　胃脘隠隠灼痛、飢不食飲、或胃脘嘈雑、或脘痞不舒、或乾嘔噦逆、口燥咽乾、大便干結、小便短少、舌紅少津、脈細而数。

【機理分析】　本証の多くは、温熱病の後期、胃陰を耗傷し、或いは情志鬱結して気鬱化火により胃陰を灼傷し、或いは吐瀉過多が原因で津液を傷耗し、或いは辛辣（しんらつ）、香燥食品の過食、或いは温燥薬物の使いすぎにより胃陰耗傷に致りました。

　　　胃は喜潤悪燥、和降を順となす。胃陰不足は虚熱内生、胃で鬱熱し胃気は和を失い、故に胃脘隠隠灼痛、脘痞嘈雑不適になる。胃は滋潤を失い、胃納失極し、則ち飢して食を欲せず。胃は和降を失い、胃気上逆し、故に嘔噦逆を見る。胃陰虧虚し、陰は上衝せず、則ち口燥咽干する。下は腸道を

滋潤出来ず、故に大便干結する。小便短少、舌紅少津、脉細數は、皆陰液虧少の証候です。本証は胃の和降失調と陰虧失潤の表現を辨証の要点とします。

【代表方剤】　沙参麦冬湯《温病條辨》　P301

　　　　　　沙参　麦門　玉竹　生甘草　冬桑葉　生扁豆　天花粉

　　　　　益胃湯《温病條辨》　P228

　　　　　　沙参　麦門　生地黄　玉竹　冰糖

　　　　　新定拯陰理労湯《醫宗必讀》　P324

　　　　　　牡丹皮　當帰身　麦門冬　橘紅　炙甘草　苡仁　蓮子　生地黄　白芍薬　北五味　人参

　　　　　麦門冬湯《金匱要略》　P372

　　　　　　麦門冬　半夏　人参　甘草　粳米　大棗

　　　　　玉泉丸《仁齊直指附遺方論》　P255

　　　　　　麦門冬　人参　茯苓　黄耆　烏梅肉　甘草　栝樓根　乾葛

4、腸燥津虧証

　腸燥津虧証は、大腸陰津虧虚、伝導不利により、大便燥結、排便困難を主症として表現する証候です。

【臨床表現】　大便秘結、干燥難下、数日一行、口干、或口臭、或眩暈を伴い、舌紅少津、苔黄燥、脈細渋。

【機理分析】　本証の多くは素体陰虧、或いは年老で陰血不足、或いは吐瀉、久病、温熱病后期等で陰液を耗傷し、或いは失血、婦女の産後出血過多が原因で陰血津液虧虚から大腸が滋潤を失うに致りました。

　腸道陰津虧虚は、滋潤を失い、伝導を失職し、故に大便乾燥秘結、排出難で、甚だしければ或いは数日に一行となる。大腸腑気不通で、穢濁の気が上逆し、故に口臭。清陽被擾し、故に頭暈。陰津虧損し、上承不能し、故に口干咽燥。燥熱内生し、則ち舌紅少津、苔黄燥。脉道失充し、故に脉象細渋。本証は大便燥結、排出難及び津虧失潤を辨証の要点とします。

【代表方剤】　麻子仁丸《傷寒論》　P396

麻子仁　芍薬　枳実　大黄　厚朴　杏仁

　　済川煎《景岳全書》　P287

　　　当帰　牛膝　肉蓯蓉　澤瀉　升麻　枳殻

　　滋腸五仁丸《陽氏家蔵方》　P298

　　　桃仁　杏仁　柏子仁　松子仁　郁季仁　陳橘皮

　　潤腸丸《丹渓心法》　P307

　　　麻子仁　当帰　桃仁　生地　枳殻

5、寒滞胃腸証

　寒滞胃腸証は、寒邪が胃腸に侵犯し、脘腹冷痛主症として表現する実寒証候です。簡称は胃寒証、腸寒証です。

【臨床表現】　脘腹冷痛、痛勢暴急、遇寒加劇、得温則減、悪心嘔吐、吐后痛緩、口淡不渇、或口泛清水、腹瀉清稀、或腹脹便秘、面色或青、肢冷不温、舌苔白潤、脈弦或沈緊。

【機理分析】　本症の多くは、生冷を過食し、或いは脘腹に冷を受け、以って寒凝胃腸に致りました。

　寒は則ち気を収め、其性は収引。寒邪は胃を犯し、気機を凝阻し、胃気は不和、故に胃寒冷痛する。証情は実に属し、則ち痛勢暴急する。胃気上逆し、則ち悪心嘔吐。寒は温を得れば痛み減る。寒に遇えば則ち気収更に甚だしく、故に痛勢は激しくなる。吐后、気滞は暫くして舒緩して、則ち痛減する。若し胃陽を寒が傷れば、水飲化せず胃気に随って上逆し、則ち口泛清水する。若し寒邪が腸道を侵犯すれば、伝導を失司し、則ち腹瀉清水を見る。寒凝は気阻し、便秘して腹脹を見る。寒邪が陽を傷り、陽気を阻喝し、外達を不能にして、故に肢冷、面白或いは青を見る。舌苔白潤、脈弦或いは沈緊は陰寒内生し、気機が凝滞した証候です。本証は脘腹冷痛及び実寒証を辨証の要点とします。

【代表方剤】　安中散《太平恵民和剤局方》　P212

　　　玄胡索　良姜　乾姜　茴香　肉桂　牡蠣　甘草

　　良附丸《良方集腋》　P406

高良姜　香附子

呉茱萸湯《傷寒論》　P278

呉茱萸　人参　生薑　大棗

6、胃熱熾盛証

胃熱熾盛証は、胃中火熱熾盛で、胃の和降失調を表現する実熱証候です。又簡称を胃熱証、胃火証、或いは胃実熱証といいます。

【臨床表現】　胃脘灼痛、拒按、渇喜冷飲、或消穀善飢、或口臭、牙齦腫痛潰爛歯衄、大便秘結、小便短黄、舌紅苔黄、脈滑数を見る。

【機理分析】　本証の多くの原因は、辛辣温燥の食品を過食し、化熱し火を生み、或いは情志不遂で、気鬱化火により犯胃、或いは邪熱が犯胃し、胃火過旺を成すに致りました。

火熱の邪、胃において鬱擾し、胃気和せず、故に胃脘灼痛で拒按。胃火熾盛は、機能亢進し、故に消穀善飢。胃の絡は齦、胃火は循経を上熏し、気血壅滞し、故に牙齦紅腫疼痛。甚だしければ則ち化膿し潰爛する。血絡が損を受け、血熱妄行し、歯衄を見る。胃中濁気上逆し則ち口臭する。熱邪が傷津し故に渇して喜冷飲。腸道は失潤し、則ち大便秘結。津傷は尿の源を不充し、故に小便短黄。舌紅苔黄、脈滑数は火熱内盛の証候です。本証は胃脘灼熱疼痛及び実火内熾の症を見て辨証の要点とします。

【代表方剤】　瀉心湯《金匱要略》　P301

大黄　黄連　黄芩

玉女煎《景岳全書》　P255

生石膏　熟地黄　麦冬　知母　牛膝

涼膈散《太平恵民和剤局方》　P405

川大黄　朴硝　甘草　山梔子　薄荷葉　黄芩　連翹

白虎加人参湯《傷寒論》　P378

石膏　知母　炙甘草　粳米　人参

第四節　胃・小腸・大腸病辨証　75

7、腸熱腑実証

腸熱腑実証は、邪熱が裏に入り、腸中の糟粕相搏、燥屎内結を表現する裏の実熱証候です。六經辨証中の陽明臓実症と称し、衛気営血辨証中の気分証、三焦辨証中の中焦病証に属します。

【臨床表現】 高熱、或日晡潮熱、臍腹部硬満疼痛、拒按、大便秘結、或熱結傍流、気味悪臭、汗出口渇、甚則神昏譫語、狂乱、小便短少、舌質紅、苔黄厚而燥、或焦黒起刺、脉沈数有力、或沈実有力。

【機理分析】 本証の多くは邪熱熾盛、汗出過多が原因で、或いは発汗剤の誤用で、津液外泄し、腸中乾燥し、裏熱更に甚だしく、燥屎内結を成します。大腸に熱結し、津液を灼傷し、腸道は潤を失い、腸内燥屎内結し、腑気不通し、故に臍腹部硬満拒按で大便秘結する。大腸は陽明経に属し、其の経気は日晡に旺故に日晡潮熱。若し、燥屎内踞し邪熱又は津に迫り下泄する、稀水を下し悪臭不甚、此は則ち「熱結傍流」という。邪熱と燥屎相結し熱愈熾し、心神を上熏して侵擾し、神昏譫語を見る。裏熱蒸達し、津に迫り外泄し、故に高熱、汗出口渇、小便短黄を見る。実熱内結し、故に舌質紅、苔黄厚而乾燥、或いは焦黒起刺、脉沈数有力。本証は腹満硬痛、便秘及び裏熱熾盛の症を見て辨証の要点とします。

【代表方剤】 大承気湯《傷寒論》 P349

　　　　　大黄　厚朴　枳実　芒硝

　　　　瀉心湯《金匱要略》 P301

　　　　　大黄　黄連　黄芩

8、飲留胃腸証

飲留胃腸証は、胃腸に寒飲が留滞した表現の証候です。《金匱要略》の痰飲の狭義と称します。

【臨床表現】 脘腹脹満、胃中有振水音、嘔吐清稀、腸間水声漉漉、口淡不渇、頭目眩暈、舌苔白滑、脉沈滑。

【機理分析】 本証の多くは飲食不節、恣飲无度、或いは労倦内傷し、脾胃は受損し、中陽不振で、脾は健運を失う、水飲は飲を為し、胃腸に留滞を成

す。

飲邪が胃腸に留滞し、気機が遏阻され、故に脘脹腹満。飲邪が胃腑に留積して、故に胃中に振水音がある。飲邪が腸を走行して、則ち腸間に水声瀝瀝。胃に停飲し、胃は和降を失い、水飲は胃気上逆に随い、故に清涎を嘔吐する。飲邪が内阻し、清陽不升、故に頭暈目眩。口淡不渇、苔白滑、脉沉滑は水飲内停の証候です。本証は胃腸に水音あり、脘腹脹満を辨証の要点とします。

【代表方剤】　茯苓桂枝白朮甘草湯《傷寒論》　P380

　　　　　　茯苓　桂枝　白朮　甘草

　　　　真武湯《真武湯》　P325

　　　　　　茯苓　白朮　白芍薬　生薑　附子

　　　　小青龍湯《傷寒論》　P312

　　　　　　麻黄　芍薬　五味子　乾姜　甘草　半夏　細辛

9、食滞胃腸証

食滞胃腸証は胃腸に飲食が停滞し、以って脘腹脹満疼痛し、酸餿腐臭を吐瀉するを主症の証候とします。また食滞胃腸証と称します。

【臨床表現】　脘腹脹満疼痛、拒按、噯腐呑酸、厭食、或酸腐食物を吐瀉する、或吐后脹満は軽減、或腸鳴腹痛、瀉下不爽、便臭は敗卵の如し、或大便秘結、舌苔厚膩、脈滑或沈実。

【機理分析】　本症の多くは、暴飲暴食、飲食不節で、或いは素体が胃気虚弱で、稍飲食の不愼で即滞を成す。

胃は受納を主り、和降を以って順とす。胃脘に飲食の停滞は、胃の和降を失い、気機不暢し、則ち胃脘脹満疼痛で拒按。内に食積し、受納を拒み、故に厭食。胃気上逆し、故に嘔吐。吐后胃気暫時舒に通じ、故に脹痛は減じる。胃中に穀物の腐敗し腐濁の気を挟み胃気に随って上逆し、則ち噯腐呑酸、或いは酸腐食物を吐す。腸腑に食滞し、気機を阻塞し、則ち腹痛し頻繁に矢気し、敗卵の如き穢臭の物を瀉下する。或いは大便秘結する。胃中で濁気上騰し、則ち舌苔厚膩。脈滑或いは沈実は、食滞の証候です。本

証は脘腹脹満疼痛、酸腐食臭を嘔吐するを辨証の要点とします。

【代表方剤】　保和丸《丹渓心法》　P392

　　　　山査子　神麴　半夏　茯苓　陳皮　連翹　羅蔔子

　　　枳実丸《内外傷辨惑論》　P248

　　　　白朮　枳実

　　　枳實導滞丸《内外傷辨惑論》　P250

　　　　大黄　枳實　神麴　茯苓　黄芩　黄連　白朮　澤瀉

　　　中満分消丸《蘭室秘蔵》　P358

　　　　白朮　人参　炙甘草　猪苓　薑黄　白茯苓　乾生薑　砂仁　澤瀉

　　　　橘皮　知母　黄芩　黄連　半夏　枳實　厚朴

10、腸道湿熱証

　腸道湿熱証は、腸道を湿熱が侵犯し、伝導失職し、泄瀉下痢を主の証候とします。

　また大腸湿熱証と称します。三焦辨証中の下焦病証に属します。

【臨床表現】　腹痛、下痢膿血、裏急後重、或暴注下痢、色黄而穢臭、肛門灼熱、小便短黄、身熱口渇、舌質紅、苔黄膩、脈滑数。

【機理分析】　本証の多くは夏秋の季節に、暑湿熱邪を感受し、腸道に侵犯し、或不衛生な飲食によって、湿熱穢濁の邪が腸道に蘊結して成します。

　湿熱之邪は腸道に犯及し、気機を壅阻し、故に腹中疼痛。腸道を薫灼し、脈絡を受損し、故に下痢膿血を見る。火熱の性は急迫で、腸道を熱蒸し、時に排便を欲し、故に腹中急迫感があり肛門灼熱に及ぶ。腸道を湿阻し、気滞不暢し、大便は暢通を得ず、故に腹痛裏急し肛門滞重する。若し腸道に熱迫すれば、水液下注し、則ち暴注下瀉し、便色黄で穢臭。熱邪は津を傷り、則ち口渇、尿短黄。外を蒸達し、故に身熱。湿熱内蘊し、故に舌質紅、苔黄膩、脈滑数。本証は下痢或いは泄瀉及び湿熱証候を辨証の根拠とします。

【代表方剤】　芍薬湯《素問病機気宜保命集》　P300

　　　　芍薬　当帰　黄連　黄芩　檳榔　木香　炙甘草　大黄　官桂

槐角丸《太平恵民和剤局方》 P233

　　槐角　地楡　当帰　防風　黄芩　枳殻

白頭翁湯《傷寒論》 P371

　　白頭翁　黄柏　黄連　秦皮

【胃病辨証：模擬試験】

1、胃陰虚証の臨床表現は、胃脘隠隠（　　　）、飢不食飲、或胃脘（　　　）、或脘痞不舒、或乾嘔噦逆、口燥咽乾、大便（　　　）、小便（　　　）、舌紅少津、脈細而数。

2、胃陽虚証の臨床表現は、胃脘（　　　　　）、時に発し時に止む、喜温（　　　）、食後（　　　）、清水を泛吐し或いは不消化食物が混ざる。食少脘痞、口淡不渇、倦怠乏力、胃脘肢冷、舌質淡嫩或いは淡胖、脈沈遅無力。

3、食滞胃腸証の臨床表現は、（　　　　　　　）疼痛、拒按、噯腐呑酸、厭食、或酸腐食物を吐瀉する、或吐后脹満は軽減、或腸鳴腹痛、瀉下不爽、便臭は（　　　　　　　）、或大便秘結、舌苔厚膩、脈滑或沈実。

4、脾気虚証と胃気虚証の鑑別はどれですか？
　　A、面色萎黄　　B、大便稀溏　　C、少気懶言　　D、舌淡脈弱　　E、神疲肢倦

5、留飲胃腸証の臨床表現は、脘腹脹満、胃中（　　　　　）、嘔吐（　　　）、腸間（　　　）、口淡不渇、頭目眩暈、舌苔白滑、脉沈滑。

6、腸燥津虧証の臨床表現は、大便（　　　）、干燥（　　　）、数日（　　　）、口干、或口臭、或眩暈を伴い、舌紅少津、苔黄燥、脈細渋。

7、腸熱腑実証の臨床表現は、高熱、或日晡（　　　）、臍腹部硬満疼痛、拒按、大便秘結、或熱結（　　　）、気味悪臭、汗出口渇、甚則（　　　　　）、狂乱、小便短少、舌質紅、苔黄厚而燥、或焦黒起刺、脉沈数有力、或沈実有力。

8、胃熱熾盛証の臨床表現は、胃脘（　　　）、拒按、渇（　　　　）、或（　　　　　）、或口臭、牙齦腫痛潰爛歯衄、大便秘結、小便短黄、舌紅苔黄、脈滑数。

9、下記のどれが大便稀溏のない証ですか？
　　A、肝鬱脾虚証　　B、脾不統血証　　C、寒湿困脾証　　D、胃陽虚証
　　E、脾陽虚証

10、下記のどれが胃病にない症状ですか？
　　A、嘔吐　　B、噯気　　C、噦逆　　D、悪心　　E、便溏

11、痛みが急に激しくなり、腫れて痛み、拒按、食後にひどくなる腹痛は

（　　）に属し、徐々に痛くなり、隠痛、喜按、食後軽減する腹痛は、（　　）に属し、冷痛、温まると軽減する腹痛は（　　）に属し、灼熱感、喜冷の腹痛は（　　）に属し、脹痛で拒按は（　　）に属し、刺痛は（　　）に属し、喜暖で沈重痛は（　　）に属す。

12、腹瀉清水、腸鳴漉漉有声、嘔吐清涎、舌苔白滑。この診断は何ですか？

13、黎明泄瀉、形寒肢冷、面白神疲、脉沈遅無力。この診断は何ですか？

14、泄瀉清稀、甚水様の如く、脘腹痞悶、嘔悪、苔白膩。この診断は何ですか？

15、便秘、臍腹硬満疼痛、日晡潮熱、舌紅苔黄燥者。この診断は何ですか？

16、便秘、脘腹痞満疼痛、矢気則減、脈弦数。この診断は何ですか？

17、便秘、胃脘灼痛、渇飲、舌紅苔黄者。この診断は何ですか？

18、寒滞胃腸証は、＿＿＿＿＿＿及び＿＿＿＿＿＿が辨証の要点です。

19、胃陽虚証は、＿＿＿＿＿＿及び＿＿＿＿＿＿が辨証の要点です。

20、胃気虚証と胃陽虚証の区別を説明しなさい。

21、胃の病変の範疇を答えなさい。

22、胃陰虚証と胃熱証の臨床表現とその異なる点と同じ所を答えなさい。

23、50歳女性、最近胃痛が続いている胃痛は灼熱感があり、胸焼けがある。疲労により症状は悪化しやすい。夕方から口が渇きやすく、手足が火照る。大便難、小便短黄。舌紅少津、脈細数。

　　この医案を診断し方剤を提案しなさい。

24、三日前寒冷の食品を過食して、その晩腹瀉が発生、本日病状は悪化した。面色は黄晦で艶なく、日に7〜8回の泄瀉清稀があり、何度も嘔吐した、脘腹は痞満し、口渇はなく、口の中はベタベタして食欲はない、身体は身だらしい。苔白膩、脈緩。

　　主訴、八綱結論、進行と証候分析をして、証名を確定しなさい。

【胃病辨証：解答】

1、灼痛、嘈雑、干結、短少　　2、綿綿冷痛、喜按、緩解

3、脘腹脹満、敗卵の如し　　4、B　　5、有振水音、清稀、水声漉漉

6、秘結、難下、一行　　7、潮熱、傍流、神昏譫語

8、灼痛、喜冷飲、消穀善飢　　9、D　　10、E

11、実証、虚証、寒証、熱証、気滞、瘀血、寒湿

12、留飲胃腸証　　13、腎陽虚証

14、寒湿困脾証　　15、腸熱腑実証　　16、寒滞胃腸証

17、胃熱証　　18、脘腹冷痛　実寒証　　19、胃失和降表現　陽虚証

20、胃気虚証は、胃気不足、受納、腐熟効能減退、胃の和降失調。という証候です。
胃陽虚証は、胃陽不足、虚寒内生、胃の和降失調。という証候です。また胃虚寒
証と称します。

21、受納、腐熟功能障害及び胃の和降失調、胃気上逆が主要な病理変化です。食少を
伴う脘腹の痛み、嘔悪、噦逆などを通常症状とします。

22、胃陰虚証は胃陰不足により、濡潤することが出来ず、和降失調を起こした証候で
す。胃熱証は、胃火熾盛により、和降失調を起こした証候です。二証は共に胃脘
疼痛等の胃気失和の症があります。胃陰虚証は、胃脘隠痛、飢不欲食、胃脘嘈雑、
或いは脘痞不舒、干嘔噦逆等の和降失調及び口燥咽干、舌紅少津、脉細數無力等
の陰虚の表現です。胃熱証は、胃脘灼熱拒按、消穀善飢、口臭及び大便秘結、小
便尿黄、牙齦紅腫潰爛、歯衄、舌紅苔黄、脉細數有力等の火熱熾盛の症状です。

23、主証　　胃脘痛

辨証　　胃陰虚　胃脘隠隠灼痛、胃脘嘈雑、口燥咽干、労累後悪化、四肢煩熱、大
便干渋、小便短黄、舌紅少津、脈細数。

治法　　清胃養陰、和胃降逆

方剤　　新定拯陰理労湯

24、主訴：腹瀉3日

八綱：裏証、実証、寒証、陰証。

分析：生冷の食品を過食したために寒湿中阻して発症した。脾胃に寒湿内阻し、
脾は健運を失ったために水様性の泄瀉、口膩納呆となった。胃は和降を失っ

たため脘腹痞悶、泛悪欲吐。面色は黄晦で艶なく、口淡不渇、乏力身重、苔白膩、脈緩。全て寒湿内阻の証候です。

診断：寒湿困脾証

方剤　胃苓湯

第五節　肝胆病辨証

肝胆の病理と生理

　肝の位置は右脇にあり、胆は肝の腑です。肝と胆には経脉が有り、絡に属し、互いに表裏と為す。足の厥陰肝経は陰器を巡り、少腹を循り、脇肋に分布し、目系上額巓頂（てんちょう）に交わる。足の少陽胆経は、肝に絡し胆に属し、頭身の側を廻る。肝は目に開竅し、体に在っては筋に合し、其の華は爪に在る。肝の主要な生理功能は、疏（そ）（通の意味）泄（せつ）（散の意味）を主り、其の性は升発で、条達を喜び、抑鬱を悪む、以って全身の気機を舒暢（じょうたつ）し、情志を調節する。胆汁を疏泄し、脾胃の運化を助ける。血液の推動と津液の運行を行う。肝は蔵血を主り、血液の貯蔵と血量調節の効能を有す。胆は「中清之府」と為し、胆汁の貯蔵と排泄により脾胃の飲食物の消化を助ける。併せて情志活動と関係があり、「胆は決断を主る」と言われる。肝、胆の生理功能及び症状の特徴について、肝病は精神抑鬱、急躁易怒、脇肋少腹脹痛、眩暈、肢体震顫（しんてん）、手足抽搐（ちゅうちく）、目疾、月経不調、睾丸疼痛等を常見し、胆病は口苦、黄疸、驚悸、胆怯及び消化異常等を多く表現します。肝病の証候は、虚実両類に概括され、実証が多く見られる。実証の多くは、情志所傷から肝の疏泄失調に致り、気機鬱結し、気鬱化火し、気火上逆する。肝陰火動し、陰が陽を抑えきれず、肝陽上亢する。陽亢失制は、肝陽化風する。或いは寒邪、火邪、湿邪の邪が内泛に致る。虚証の多くは、久病失養が原因で、或いはその臓病が累積し変じ、或いは失血し、肝陰不足から、肝血不足に致ります。胆の病変の多くの表現は、胆鬱痰擾証及び肝胆と併せて見る肝胆湿熱証です。

【参考文献】　金《臓腑虚実標本用薬式》

「肝は血を蔵し、木に属し、胆火は中に寄り、血を主り、目を主り、筋を主り、呼を主り、怒を主る。本病は、諸風眩運、僵臥硬直、驚癇、両脇腫痛、脇肋満痛、吐血、小腹疝痛痃癖、女人經痛。標病は、寒熱瘧、頭痛吐涎、目赤面青、多怒、耳閉頬腫、筋攣卵縮、丈夫癩疝、女人少腹腫痛、陰病。胆は木に属し、少陽の相火となし、万物を生発し、決断の官、十一臓の主と為す（十一臓腑の仲裁・調節）。本病は、口苦、嘔苦汁、善太息、憺憺如人将捕状、目昏不眠。標病は、寒熱往来、瘧瘧、脇肋痛、頭額痛、耳痛鳴聾、瘰癧結核馬刀、足小指次指不用。」

【参考文献】　清《血証論》臓腑病機論

「肝は風木の臓、胆は其の間に寄る。胆は相火と為し、木は火を生むなり。肝は蔵血を主り、血は心を生み、胞中に下行して、血海と為す。凡そ周身の血は、全て血海を視て整頓され、血海は乱れず、即ち周身の血は随わないことがなく安らか。肝経は其の部分を主どり、故に肝は蔵血を主る。その臓することができるを以って、肝は木に属し、木気は条達過鬱に致らず、即ち血脉は暢を得る。木鬱を設ければ火と為し、即ち血は和せず。火は発し怒を為し、則ち血は横に決壊し、吐血、経を外れ、血痛諸証を作す。怒ひどすぎれば狂。火ひどすぎれば面青頬腫れ、目赤頭痛する。木火は土を克し、則ち口燥泄痢、餓して食できず、食を戻して逆満する、皆木鬱系の火の見證なり。若し木が水邪を挟み上に攻めれば、また母勢を借りるために、脾経の暴威をほしいままにし、痰飲泄瀉し、嘔吐頭痛の病気を繰り返す。木の性は疏泄を主どり、食気が胃に入ればこの疏泄を以って全て肝木の気に頼り、水穀は化に及ぶ。肝が清陽不升を設ければ、則ち水穀の疏泄ができず、滲瀉中満の證は避けられない。肝の清陽、則ち魂気なり。故にまた臓魂を主る。血が肝を不養なら、その魂を火擾し、則ち夢遺不寐。肝は又筋を主り、瘈（牽引性の拘急）瘲（弛緩し伸張する）囊縮、皆肝病に属す。季（末の意味）脇と少腹の間、凡そ季脇少腹疝痛、皆肝が責める。其の経は各々厥陰と為し、陰の尽きるの意味なり、陰極まれば陽に転じ、故に病此に至り、厥深熱亦深く、厥微熱亦微で、血分和せず、尤も多く寒

熱を併せて見る。少陽と表裏を相し、故に肝病は胆に及び、亦能く吐酸嘔苦、耳聾目眩する。左にあれば、多くの病は左脇痛、又は左脇に動悸が有ります。肝の主病の概略はこの如くです。胆と肝は連なり、相火を司り、胆汁は味苦く、即ち火味なり。相火の宣布は三焦に在り寄居し、則ち胆腑に在る。胆火は旺盛でなく、則ち虚怯驚悸する。胆火が亢盛なら、口苦嘔逆、目眩耳聾する、その経は耳を巡る故也。界は身側にあり、風火交煽し、則ち身は轉側出来ず、手足抽搐（ちゅうちく）する。表裏を言うを以って、則ち少陽の気、三焦の内を行き、腠理（そうり）の外を行き、営衛の枢機（すうき）と為す。其の枢機逆すれば、則ち嘔吐胸満する。腠理に邪客入り、陰と争えば熱し。出でて陽と争えば寒す。故に少陽の瘧疾は之を主る。骨蒸虚労し、亦少陽に属し、営衛腠理の間を以って、相火熾盛故也。相火が痰を挟み、則ち癲癇（てんかん）を為す。相火収まらず、則ち肝魂亦不寧、故に煩夢遺精（はんむいせい）する。かつ胆中の相火、亢烈でなく、則ち清陽の木気と為し、胃に上焦し、胃土はその疏泄を得て、故に水穀を化す。亢烈なら清陽を遏鬱し、脾胃不和する。脇肋の間の骨は全て、乃ち少陽の分に、病則ち多くの痛みは其の分です。経は身の側を行き、痛は則ち屈伸不利する。此は胆経主病の概略なり。」

1、肝血虚証

肝血虚証は、肝血不足と関係する組織器官が失養した表現をする証候です。

【臨床表現】　眩暈目眩、面白無華、爪甲不栄、視物模糊或夜盲（もこ・やもう）、或肢体麻木、関節拘急不利、手足震顫、肌肉瞤動、或婦女月経量少、色淡、甚則閉経。舌淡、脉細。

【機理分析】　本証の多くは脾胃虚弱、化源不足、或失血、久病、営血虧虚が原因です。

肝は目に開竅し、体に在れば筋となし、その華は爪に在る。肝血不足により、目は養を失い、故に目眩、視物模糊或夜盲する。筋はその養を失い、則ち肢体麻木、関節拘急不利、手足震顫、肌肉瞤動。女子は、肝を先天と為し、肝血不足は、血海空虚し、故に月経量少、色淡、甚だしければ則ち経閉する。血虚は頭面を上営出来ず、故に顔色に艶なく、頭暈。舌淡、脈

細、血虚の証候です。本証は筋脉、目、爪甲の濡養を失った症状を見て、及び血虚の表現を辨証の要点とします。

【代表方剤】　四物湯《太平恵民和剤局方》　P297

　　　　　　白芍薬　当帰　熟地黄　川芎

　　　　　　神応養真丹《三因極一病證方論》　P324

　　　　　　当帰　天麻　川芎　羌活　白芍薬　熟地黄

2、肝陰虚症

　肝陰虚証は、肝の陰液虧損し、陰が陽を抑制出来ず、虚熱内擾（ないじょう）を表現する証候です。

【臨床表現】　頭暈目花、兩目干渋、視力減退、面部烘熱或顴紅、口咽乾燥、五心煩熱、潮熱盗汗、或手足蠕動、或脇肋隠隠灼痛、舌紅少津、脉弦細而数を見る。

【機理分析】　本証の多くは、情志不遂、気鬱化火、肝陰を火灼し、或温熱病后期、肝陰を消耗し、或腎陰不足、水は木を涵し、陰不足に致り成します。肝陰不足は、頭目を上滋不能で、故に頭暈目花、兩目干渋、視力減退。肝絡失養し、かつ虚火が灼すを為すため、疏泄失職し、故に脇肋隠隠灼痛する。筋脉失養し、故に手足蠕動を見る。陰虚は制陽出来ず、虚熱内蒸し、故に五心煩熱、午后潮熱。虚火は営陰を内灼し、則ち盗汗を為す。虚火上炎、故に面部烘熱或顴紅。陰液は上承出来ず、則ち口干咽燥。舌紅少津、脉弦細数は、肝陰不足、虚熱内熾の証です。本証は頭目、筋脉、肝絡の滋潤を失った見症及び陰虚内熱の表現を辨証の要点とします。

【代表方剤】　小建中湯《傷寒論》　P307

　　　　　　　桂枝　生姜　炙甘草　大棗　芍薬　膠飴

　　　　　　一貫煎《續名醫類案》　P217

　　　　　　　北沙参　麦冬　地黄　当帰　杞子　川棟

3、肝鬱気滞証

　肝鬱気滞証は、肝の疏泄功能異常、疏泄不及し気機鬱滞の証候の表現です。

また肝気鬱結証と称し、肝鬱証と簡称します。

【臨床表現】 情志抑鬱、胸脇或少腹脹満竄痛、善太息、或咽部に異物感を見る、或瘿瘤、瘰癧を見る。或脇下に癥塊を見る。婦女は乳房作脹疼痛し、痛経、月経不調、甚則ち閉経す。舌苔薄白、脉弦或渋。病状の軽重と情志の変化は密接な関係がある。

【機理分析】 本証の多くの原因は、情志不遂、或突然の精神刺激を受け、或病邪の侵擾で、肝脈を阻遏し、肝気疏泄、条達を失うに致ります。

肝性は条達を喜び抑鬱を悪む、肝は疏泄を失い、気機鬱滞し、経脉不利、故に胸脇或小腹脹満竄痛し、情志抑鬱し歓び少なく、溜め息が多い。女子は血を以って本と為し、衝任は肝に属し、肝鬱気滞は、血行不暢し、気血失和は、衝任を損傷し、故に乳房作脹或痛、痛経、月経不調、甚だしければ閉経を見る。若し肝気鬱結すれば、気は津を行らさず、津聚って痰を為し、或気鬱化火、灼津は痰を為し、肝気は痰を挟んで循経を上行し、咽喉に搏結し、咽部に異物感を有し、呑んでも下らず、吐いても出ず（此を梅核気と称します）。痰気は頸部に搏結し則ち瘿瘤を為します。若し気滞日に久しければ、血行瘀滞し、肝絡瘀阻し、日を経て脇下に結び癥塊を形成する。苔白、脉弦は肝気鬱滞の象です。本証は、情志抑鬱、胸脇或少腹脹痛、竄痛、或婦女の月経失調等を辨証の要点とします。

【代表方剤】 逍遙散《太平恵民和剤局方》 P318

柴胡 当帰 白芍 白朮 茯苓 炙甘草 薄荷

柴胡疎肝散《醫学統旨》 P286

柴胡 陳皮 川芎 芍薬 枳殻 甘草 香附

4、肝火熾盛証

肝火熾盛証は、肝経火盛、気火上逆で上部の火熱熾盛を特徴的な証候として表現します。また肝火上炎証と称します。簡称は、肝火証、亦肝胆火盛証、肝経実火証です。

【臨床表現】 頭暈脹痛、痛熱まるで劈の様、面紅目赤、口苦口干、急躁易怒、耳鳴如潮、甚突発性耳聾、不寐或わけの分からない悪夢が多く、或脇肋灼

痛、或吐血、衄血、大便秘結、小便短黄、舌質紅、苔黄、脈弦数。

【機理分析】　本証の多くは情志不遂、肝鬱化火、或火熱の邪が内侵して、或他臓の火熱累が肝に及び、以って肝胆気火上逆に致ります。

火熱の邪は肝胆を内擾し、循経し頭目を上攻し、気血が脈絡を涌盛し、故に頭暈脹痛、面紅目赤。肝は条達柔和の性を失い、則ち脇下灼痛、急躁易怒。肝は魂を蔵し、心は神を蔵し、熱は神魂を擾し、則ち不寐或悪夢紛紜を見る。胆経は耳中を循行し、肝熱は胆に移り、胆熱は循経を上衝し、故に耳鳴如潮、甚だしければ突発性難聴を起こす。熱迫り胆汁が上溢し、則ち口苦。火邪灼津、故に口渇、大便秘結、小便短黄。迫血妄行し、則吐血、衄血を見る。舌紅苔黄、脈弦数は均しく肝経実火内熾の証候です。本証は肝経を循行する部位の表現において実火熾盛症状を辨証の要点とします。

【代表方剤】　龍胆瀉肝湯《醫方集解》　P404

　　　龍胆草　黄芩　梔子　沢瀉　木通　車前子　当帰　生地黄　柴胡
　　　生甘草

5、肝陽上亢証

肝陽上亢は、肝腎陰虧、肝陽亢擾の表現で上実下虚の証候です。

【臨床表現】　眩暈耳鳴、頭目脹痛、面紅目赤、急躁易怒、失眠多梦、腰膝酸軟、頭重脚軽、舌紅少津、脉弦或弦細数。

【機理分析】　本証の多くは、悩怒により、気鬱化火し、火熱が肝腎の陰を消耗し、或房労所傷、年老により、腎陰虧虚、水は木を涵さず、肝木は失栄し、肝陽偏亢に至ります。

肝は剛臓、体陰は陽を用い、肝腎の陰不足は、陰が陽を制できず、肝陽は昇発多過で、血は気逆に従い、上に亢擾し、故に眩暈、耳鳴、頭目脹痛、面紅目赤、失眠多梦を見る。肝性は柔を失い、則ち急躁易怒。肝は筋を主り、腎は骨を主り、腰は腎の腑と為し、肝腎陰虧は、筋骨失養し、故に腰膝酸軟無力を見る。陰虧は下において、陽亢は上において、上実下虚し、故に頭重脚軽、行走飄浮する。舌紅少津、脈弦或弦細数は、肝腎陰虧、肝陽亢盛の症です。本証は頭目頭暈、脹痛、頭重脚軽、腰膝酸軟等を辨証の

要点とします。

肝火熾盛証と肝陽上亢証の鑑別は、両者の証候と病機は似ています。火性炎上が原因で、陽気は上に亢り、故に均しく頭面部に症状が突出します。その区別があります。肝火上炎は目赤頭痛、脇肋灼痛、口苦口渇、便秘尿黄等火熱を主となし、病程は比較的短く、病勢は比較的急で、証候は陰虚証候は突出せず、故に病情は火熱の邪が侵擾由来の、もっぱら実証に属します。肝陽上亢は頭目脹痛、眩暈、頭重脚軽等上亢症状を主となし、病程は比較的長く、病勢はほぼ緩やかで、且つ腰膝酸軟、耳鳴など下虚、陰虚の証候が明確で、故に病情は気血逆乱を経由して上実下虚し、虚実夾雑に属します。

【代表方剤】　六味地黄丸加黄柏知母方《醫方考》　P408

　　　　　　六味地黄丸加知母黄柏

　　　　　天麻鈎藤飲《雑病證治新義》　P361

　　　　　天麻　鈎藤　生決明　山梔　黄芩　牛膝　杜仲　益母草　桑寄生
　　　　　夜交藤　茯神

6、肝胆湿熱証

肝胆湿熱証は、湿熱が肝胆に蘊結して、疏泄功能が失職した表現の証候です。肝胆は中焦に位置することから、三焦辨証の中焦病証の範疇に属します。

【臨床表現】　脇肋灼熱脹痛、厭食腹脹、口苦、泛嘔、大便不調、小便短赤、或寒熱往来、身目発黄、或陰部瘙痒、或帯下色黄穢臭（あいしゅう）、舌紅苔黄膩、脈弦数或滑数。

【機理分析】　本証の原因の多くは、湿熱の邪を感受し、或嗜食肥甘し、湿熱内生し、或脾胃納運失常し、湿濁内生し、土は木を壅侮（ようぶ）し、湿熱が肝胆を蘊阻して到ります。

肝胆を湿熱内阻し、疏泄失職し、気機不暢、故に脇肋灼熱脹痛する。湿熱鬱蒸、胆気上溢し、則ち口苦。胆汁は常道を循らず、則ち身目発黄を見る。邪は少陽胆経に居て、極機不利、正邪相争し、故に寒熱往来を見る。湿熱鬱阻、脾胃升降の納運功能を失職し、故に厭食腹脹（えんしょく）、泛嘔、大便不調を見

第五節　肝胆病辨証　91

る。足の厥陰肝経は、陰器につながり、湿熱の邪は経を循り下注し、陰部瘙痒、女子の帯下色黄穢臭^(あいしゅう)、小便短赤を見る。舌紅苔黄膩、脉弦数或滑数は、均しく湿熱内蘊の証候です。本証は脇肋脹痛、厭食腹脹、身目発黄、陰部瘙痒及び湿熱内蘊の象を辨証の要点とします。

【代表方剤】　龍胆瀉肝湯《醫方集解》 P404

　　　　　龍胆草　黄芩　梔子　沢瀉　木通　車前子　当帰　生地黄　柴胡
　　　　　生甘草

7、寒滞肝脈証

　寒滞肝脈証は、寒邪侵襲し、肝経に凝滞し、肝経の循行部位の冷痛を主症の証候とします。寒凝肝経証と称し、肝寒証と簡称します。

【臨床表現】　少腹冷痛、陰部墜脹作痛、或陰囊収縮作痛、温を得れば軽減し、寒に遇えば甚だしく悪化する。或巓頂冷痛し、形寒肢冷、舌淡苔白潤、脈証は沈緊或弦緊。

【機理分析】　足の厥陰肝経は陰器につながり、少腹を循り巓頂に上がる。

　寒性は収引凝滞し、肝経に寒が襲い、陽気被遏し、気血運行不暢す、経脈攣急し、故に少腹冷痛し睾丸に牽引し墜脹冷痛を見る。或いは巓頂冷痛を見る。寒は陰邪と為し、陽気を阻遏して不布、故に形寒肢冷を見る。寒則ち気血凝澀し、故に寒に遇えば疼痛は加劇し、熱を得れば痛み減じる。舌淡苔白潤、脈沈緊或弦緊、これらは均しく寒性の証候です。本証は少腹、陰部、巓頂の冷痛、脈弦緊或沈緊を辨証の要点とします。

【代表方剤】　暖肝煎《景岳全書》 P355

　　　　　当帰　茯苓　小茴香　烏薬　枸杞　肉桂　沈香　生姜

　　　　当帰四逆湯《傷寒論》 P363

　　　　　当帰　桂枝　芍薬　細辛　甘草　通草　大棗

　　　　安中散《太平恵民和剤局方》 P212

　　　　　延胡索　炒良姜　乾姜　炒茴香　肉桂　煅牡蛎　炙甘草

8、胆鬱痰擾証

胆鬱痰擾証は、痰熱内擾、胆が疏泄を失った証候の表現です。

【臨床表現】　胆怯易驚、驚悸不寧、失眠多夢、煩躁不安、胸脇悶脹、善太息、頭暈目眩、口苦、嘔悪、舌紅、苔黄膩、脈弦数。

【機理分析】　本証の多くは情志擾鬱で、気鬱化火、灼津で痰をなし、痰熱互結し、心胆を内擾し、胆気不寧、心神不安に致ります。

胆は清浄の腑、決断を主る。痰熱内擾、胆気不寧し、故に胆怯易驚を見る。胆は疏泄を失い、気機不利、故に胸脇悶脹、善太息。痰熱は心神を内擾し、則ち煩躁不安、驚悸不寧、失眠多夢する。胆脉は頭目に絡し、胆熱は循経し上犯し、故に頭暈目眩を見る。胆熱犯胃、胃は和降を失い、胃気上逆、則ち嘔悪を見る。熱迫り胆気上溢し、則ち口苦。舌紅、苔黄膩、脈弦数は、痰熱内蘊の証候です。本証は驚悸失眠、眩暈、苔黄膩を辨証の要点とします。

【代表方剤】　黄連温膽湯《六因條辨》　P232

生姜　半夏　橘皮　竹茹　炙甘草　黄連

温胆湯《三因極一病證方論》　P266

半夏　竹筎　枳実　陳皮　炙甘草　茯苓　生姜　大棗

9、肝風内動証

肝風内動証は、内生風の病機、病状を概括しています。"内風"は"肝"を筆頭とします。これは内風の生成と内臓の陰陽の失調には関係があり、特に肝との関係は密接です。

《素問・至真要大論》に謂う："諸風掉眩、皆肝に属す"。肝風内動証は、則ち患者の眩暈欲倒の出現を指し、抽搐、震顫等と倶にある"動揺"を主の証候とします。病因病性に違いがあり、臨床において肝陽化風、熱極生風、陰虚動風と血虚生風等、異なった証候を呈します。

（1）肝陽化風証

肝陽化風証は肝陽升発、亢逆無制にいたる一種の動風の証候です。

【臨床表現】　眩暈欲倒、頭揺、頭痛、肢体震顫、項強、語言謇渋、手足麻木、
　　歩履不正、舌紅、苔白或膩、脉弦細有力。甚或突然昏倒、不省人事、口眼
　　喎斜、半身不随、舌強不語、喉中痰鳴。

【機理分析】　本証の多くは情志不遂、気鬱化火が陰を傷り、或いは元来、肝
　　腎陰虧が有り、陰は陽を制せず、陽亢日に久しく、亢極まり化風し、本虚
　　標実、上実下虚の動風の証を形成します。

　　肝陽は亢逆し化風し、風陽上擾し、則ち目眩欲倒、頭揺する。気血は風に
　　随って上逆し、絡脉に壅滞し、故に頭痛を見る。肝は筋を主り、風は筋脉
　　を動かし攣急し、則ち項強、肢体震顫する。足の厥陰肝経は舌本に絡し、
　　風陽は絡脉を竄擾し、則ち語言謇渋する。肝腎陰虧は、筋脉を失養し、故
　　に手足麻木する。陰虧は下において、陽亢は上において、上実下虚し、故
　　に行走飄浮、歩履不正する。舌紅、脉弦細有力は肝腎陰虧陽亢の証候す。
　　若し、風陽暴升し気血逆乱して、肝風に痰を挟み清竅を蒙蔽すれば、則ち
　　突然昏倒し人事不省、喉中痰鳴を見る。風痰が経絡を竄擾し、経気不利し、
　　則ち口眼喎斜、半身不遂、語言謇渋、舌強不語を見る。本証は、平素から
　　頭暈目眩等の肝陽上抗の症状があったり、また突然動風の症を見たり、甚
　　しければ卒然昏倒、半身不遂を辨証の根拠とします。

【代表方剤】　鎮肝熄風湯《醫学水衷中参西録》　P359
　　　　　　牛膝　代赭石　龍骨　牡蠣　亀版　白芍　玄參　天門冬　川棟子
　　　　　　麦芽　茵陳　甘草

（2）熱極生風

　熱極生風証は、熱邪熾盛、傷津耗液、筋脉失養の動風証候の表現です。衛気
営血辨証中の血分証に属します。

【臨床表現】　高熱煩躁、躁擾は狂の如し、手足抽搐、頸項強直、両目上視、
　　甚則ち角弓反張、牙関緊閉、神志昏迷、舌質紅絳、苔黄燥、脉弦数。

【機理分析】　本証の多くは、外感温熱病中、邪熱亢盛し、心肝の二経を燔灼
　　したのが原因です。

　　邪熱熾盛、肝経を燔灼し、傷津耗液し、筋脉拘攣迫急し、故に四肢抽搐、

頸項強直し、兩目上視、角弓反張、牙関緊閉する。熱邪蒸騰し、則ち高熱を呈す。熱は心包に伝わり、心神被擾し、軽ければ則ち躁擾不安、狂の如し、重ければ則ち神志昏迷する。舌紅絳、苔黄燥、脉弦数は肝経熱盛の証候です。本証は、高熱と動風を兼ねた証候を辨証の要点とします。

【代表方剤】　羚角鈎藤湯《重訂通俗傷寒論》　P407

　　　　　　羚羊角　桑葉　貝母　生地黄　鈎藤　菊花　茯神　白芍　生甘草
　　　　　　淡竹筎

（3）陰虚動風証

陰虚動風は、陰液虧虚、筋脉失養を表現する動風の証候です。

【臨床表現】　手足蠕動、頭暈耳鳴、潮熱顴紅、口燥咽干、形体消痩、舌紅少津、脈細数。

【機理分析】　本証の多くは外感熱性病後后期、陰液耗損し、或いは内傷久病、陰液虧虚で、筋脉失養から至ります。

　具体的な分析は肝陰虚証を参考にしてください。本証は、動風と陰虚を兼ねた証候を辨証の要点とします。

【代表方剤】　加味逍遙散《医学心悟》　P241

　　　　　　柴胡　甘草　茯苓　白朮　当帰　白芍　丹皮　黒梔子　薄荷

　　　　　杞菊六味丸《麻疹全書》　P275

　　　　　　熟地　丹皮　白菊　茯苓　杞子　沢瀉　萸肉　淮薬

（4）血虚生風証

血虚生風証は、血液虧虚、筋脉失養を表現とする動風の証候です。

【臨床表現】　手足震顫、肌肉瞤動、肢体麻木、眩暈耳鳴、面色無華、爪甲不栄、舌質淡白、脈細弱。

【機理分析】　本証の多くは内傷雑病で、久病血虚、或急性、慢性失血により営血虧虚、筋脉失養から至ります。具体的な分析は肝血虚証を参照してください。本証は、動風と血虚を兼ねた証候を辨証の要点とします。

【代表方剤】　神應養真丹《三因極一病證方論》　P324

當帰　天麻　川芎　羌活　白芍薬　熟地黄

【参考】　肝風内動において肝陽化風、熱極生風、陰虚動風と血虚生風の違い
は、病因病機及び臨床表現を考慮して鑑別します。凡そ肝病が動風の証候
を出現させれば、多くは急病、重病を為します。その中で熱極生風は、熱
邪傷津耗液、筋脉失養が原因で至り、故に高熱を伴い手足抽搐有力、頸項
強直を診断の要点とし、実熱証に属します。肝陽化風は、肝腎陰虚から、
肝陽亢逆失制を為し、眩暈欲仆、項強肢顫、手足麻木或卒然昏倒、口眼喎
斜、半身不遂、舌強不語を主症とする、陰虚陽亢（或上実下虚）の重証で
す。血虚生風と陰虚動風は均しく陰血虧虚、筋脉失養のから成り、手足麻
木、震顫或蠕動無力を為し、それら動風の特徴をもって均しく虚証に属し
ます。

【肝病辨証：模擬試験】

1、肝血虚証の臨床表現は、眩暈目眩、面白（　　　）、爪甲（　　　）、視物模糊或夜盲、或肢体（　　　）、関節（　　　　）、手足震顫、肌肉瞤動、或婦女月経（　　　）、色淡、甚則閉経。舌淡、脉細。

2、肝陰虚証の臨床表現は、頭暈目花、兩目（　　　）、視力減退、面部洪熱或（　　　）、口咽乾燥、五心（　　　）、潮熱（　　　）、或手足瞤動、或脇肋隠隠（　　　）、舌紅少津、脉弦細而数を見る。

3、肝気鬱結証の臨床表現は、情志抑鬱、脇肋或少腹脹満（　　　）、善（　　　）、或咽部に異物感を見る、或瘿瘤、瘰癧を見る。或脇下に癥塊を見る。婦女は乳房（　　　）し、痛経、月経不調、甚則ち閉経す。舌苔薄白、脉弦或渋。病状の（　　　）と情志の（　　　）は密接な関係があります。

4、肝陽化風証の臨床表現は、眩暈（　　　）、頭揺頭痛、肢体（　　　）、項強、語言謇渋、手足（　　　）、歩履（　　　）、舌紅、苔白或膩、脉弦細有力。

5、寒滞肝脈証の臨床の特徴はどれですか？
　A、頭暈目眩、胸脇脹悶　B、少腹冷痛、睾丸墜脹　C、陰囊湿疹、外陰瘙痒　D、胸脇冷痛、得熱則減　E、形寒肢冷、舌淡脉弦

6、肝陽上亢証が属すのは？
　A、虚証　B、実証　C、熱証　D、下虚上実証　E、裏熱証

7、胆鬱痰擾証の臨床表現は、胆怯（　　　）、驚悸不寧、失眠多夢、煩躁不安、胸脇（　　　）、善（　　　）、頭暈目眩、口苦、嘔悪、舌紅、苔黄膩、脈弦数。

8、下記のどの項目が肝陰虚証の最もよい診断ですか？
　A、煩熱顴紅、手足蠕動　B、頭暈目眩、脇肋脹痛　C、月経先期、経色深紅　D、潮熱盗汗、口咽乾燥　E、舌紅少苔、脉弦細数

9、頭暈と下記のどれが、肝陽上亢証の最もよい診断か？
　A、頭目脹痛、舌紅苔黄　B、急躁易怒、口苦　C、耳鳴耳聾、悪夢紛紜　D、口咽乾燥、潮熱盗汗　E、腰膝酸軟、頭重足軽

10、湿熱蘊脾証と肝胆湿熱証の鑑別の要点はどれ？

A、食少便溏　B、陰部瘙痒　C、腹部嘔悪　D、身目発黄　E、舌紅苔黄膩

11、胆鬱痰擾証の原因で最も主要な項目はどれ？

A、過食肥甘　B、寒邪侵襲　C、情志不遂　D、感受湿邪　E、労累太過

12、下記のどれが熱極生風証の診断ではありませんか？

A、高熱神昏　B、眩暈欲仆　C、四肢抽搐　D、舌質紅絳　E、牙関緊閉

13、下記の肝胆病証中、どの辨証に眩暈の症状がないでしょうか？

A、肝気鬱結　B、胆鬱痰擾証　C、肝陰虚証　D、肝血虚証

E、肝陽上亢証

14、下記のどれが肝風内動の発症原因になりえないか？

A、熱邪熾盛　B、肝陰虧虚　C、肝陽亢逆　D、肝鬱化火　E、肝血不足

15、下記のどれが肝陽上亢証と肝火上炎証に共通にない項目ですか？

A、頭暈頭痛　B、面紅目赤　C、急躁易怒　D、失眠多夢　E、脇肋脹痛

16、肝病にない症状はどれでしょうか？

A、少腹脹痛　B、月経不調　C、急躁易怒　D、眩暈肢顫　E、納呆便溏

17、肝陽上亢証と肝火上炎証に共通でない症状はどれですか？

A、失眠多夢　B、頭暈耳鳴　C、腰膝酸軟　D、頭痛易怒　E、面紅目赤

18、肝気鬱結証が悪化しても発生しない証候はどれですか？

A、肝陽上亢証　B、肝火上炎証　C、肝胆湿熱証　D、肝風内動証

E、肝陰虚証

19、胆鬱痰擾証は、_____、_____、_____、を辨証の要点とします。

20、臨床でよく見る肝風内動証は、_____、_____、_____、_____、です。

21、肝陽上亢証は、_____、_____、_____、_____、を辨証の要点とする。

22、肝風内動証は、どんな証候ですか？　証候を分類すると何種類ありますか？

23、肝胆湿熱証と脾胃湿熱証を説明しなさい。臨床表現は、どんな違いと同じ所がありますか？

24、肝陽上亢証と肝陽化風証には、どんな区別と関連がありますか？　各々、どのような臨床表現がありますか？

25、35歳女性、とても嫌なことがあって、精神状態が不安定になった。最近半年来、経前の数日少腹に耐え難い疼痛を感じる。症状は経前に少腹脹痛、拒按、脇肋、乳房作脹、月経量少、淋漓不暢、血色紫暗有塊、舌質微暗、辺に瘀点有り、脉沈弦渋。

　　この医案を診断し方剤を提案しなさい。

26、50歳男性、痩せ形、頬が紅い、時にめまいがあった。最近半月来、手指にしびれがあり、眩暈が悪化した。今日の午前中、他人と言い争った後、突然倒れて、人事不省、口噤不解、口眼歪斜、喉中に痰鳴、左半身不遂、呼吸気粗、面色紅赤、舌質紅、苔黄膩、脉弦数。

　　この医案を診断し方剤を提案しなさい。

27、35歳女性、二ヶ月前家のゴタゴタがあった。それから不眠症になった。症状は失眠易驚、多夢、頭暈目眩、胸脇脹痛、口苦、善太息、嘔悪、舌紅苔黄膩、脉滑数。

　　この医案を診断し方剤を提案しなさい。

28、45歳女性。眩暈、のぼせ感、肢体のしびれ、月経量少、色淡。最近、夜間に火腿のこむら返りが多発。面色無華、形体消痩、舌淡、苔白薄、脉細数。

　　この医案を診断して方剤を提案しなさい。

【肝病辨証：解答】

1、無華、不栄、麻木、拘急不利、量少　　2、干渋、顴紅、煩熱、盗汗、灼痛

3、竄痛、太息、作痛脹痛、軽重、変化　　4、欲倒、震顫、麻木、不正　　5、B

6、D　　7、易驚、悶脹、太息　　8、A　　9、E　　10、B　　11、C　　12、B

13、A　　14、D　　15、E　　16、E　　17、C　　18、C

19、驚悸失眠、眩暈、苔黄膩　　20、肝陽化風、熱極生風、陰虚動風、血虚生風

21、頭目脹痛、眩暈、頭重脚軽、腰膝酸軟

22、眩暈欲仆、抽搐、震顫などを倶に有し"動揺"を特点とする証候です。

　　肝陽化風、熱極生風、陰虚動風、血虚生風に別けられます。

23、肝胆湿熱証の証候は肝胆の湿熱蘊結、疏泄失職です。脾胃湿熱証の証候は、中焦の湿熱蘊結、脾胃納運失職、升降失調です。二病の病変は均しく関係していて発黄、納呆、腹脹、便溏、嘔悪などの症があります、併せて舌紅苔黄膩等の湿熱内蘊の症を有します。二症の違いは、肝胆湿熱証は、脇肋脹痛、寒熱往来、陰部瘙痒、睾丸腫脹熱痛、帯下色臭穢、脈弦数等の疏泄失職及び肝胆経脉部位の病変があり、脾胃湿熱証は、脘腹痞悶、納呆嘔悪、大便溏泄而不爽、肢体困重など脾胃納運、升降失調の証候があります。

24、肝陽上亢証の証候は、肝腎陰虚、肝陽上亢です。肝陽化風証の証候は、肝陽升発、亢逆無制、肝風内動です。二証は均しく虚実錯雑証（上実下虚）に属し、肝陽化風証は、ほとんどが肝陽上亢証の一歩発展した証候で、病機上一定の関係があります。肝陽上亢証の主要な証候は、眩暈耳鳴、頭目脹痛、面紅目赤、失眠多梦、急躁易怒、腰膝酸軟、頭重脚軽、舌紅少津、脉弦細数等。肝陽化風証の証候は、眩暈欲仆、肢顫項強、語言蹇渋、手足麻木、歩履不正、或突然昏仆、不省人事、口眼喎斜、身体不遂、舌強不語、喉中痰鳴、舌紅、苔白或膩、脉弦細有力等。です。

25、主訴　　経前少腹痛

　　辨証　　肝鬱気滞兼気滞血瘀　清神抑鬱により起発。肝気鬱結により経前少腹脹痛、拒按、脇肋、乳房作脹。気滞血瘀により衝任失調を起こし月経量少、淋漓不暢、経血紫暗有塊。舌質微暗、辺は瘀点有り、脉沈弦渋。

　　治法　　疏肝解鬱

　　方剤　　柴胡疎肝散

26、主訴　仆倒不省人事、口眼喎斜。

辨証　肝陽化風　素体は陰虚火旺。情緒激動により病は肝風を発し引き起こした。肝風は痰濁を挟み蒙蔽清竅、故に突然昏仆、不省人事、口噤不開。風痰は経絡を横竄し、故に口眼歪斜、半身不随。呼吸息粗、面色紅赤、喉間痰鳴、舌紅苔黄膩。均しく痰熱内擾の為です。

治法　滋陰平肝熄風

方剤　鎮肝熄風湯

27、主訴　失眠。

辨証　胆鬱痰擾　情志不遂、気鬱化熱し生痰、痰熱が心胆を内擾した。心胆の痰熱内擾、胆気不寧、心神不安、故に失眠易驚、煩躁不寧、頭暈目眩。胆は疏泄を失い、胃は和降を失い、則ち脇肋脹悶、善太息、嘔悪、口苦。舌紅苔黄膩、脉滑数、均しく痰熱内盛の証候です。

治法　清火痰熱、利胆和胃

方剤　黄連温膽湯

28、辨証　肝血虚証

眩暈、気逆、肢体麻木、経血量少、色淡、面色無華、形体消痩、脈細、舌淡は血虚証です。

肝は筋を主るので、肝血虚により下腿筋肉拘攣疼痛が発生する。夜半は、血は肝に戻り推動する血が減少することで好発する。

治法　補肝養血

方剤　神応養真丹

第六節　腎膀胱病辨証

腎と膀胱病の病理と生理

　腎の位置は腰部、左右に各一個、その経脉と膀胱は相互に絡属し、故に互いに表裏を為す。

　腎は体に在りて骨を為す。骨を主どり髄を生じ脳を充たす。耳及び二陰に開竅し、その華は髪にある。腎の主要生理功能は精を蔵するを主り、人体の生長、発育と生殖を主管する。腎は元陰元陽を内に寄せ、臓腑陰陽の根本を為し、故に又腎は先天の本と為すと称します。元陰は水に属し、元陽は火に属し、故に腎は火水之宅の説法と為す。腎の特性は潜蔵に宜しく、即ち元陰元陽はただ固蔵に宜しく、耗泄妄動すべきでない。此他、腎は又水を主り、併せて納気功能があります。膀胱は州都の官、貯尿と排尿の功能を倶に有します。

　腎病は人体の生長、発育と生殖機能障害、水液代謝異常、呼吸功能減退と脳、髄、骨、髪、耳及び二便異常を病理変化を主要とします。よって臨床では腰膝酸軟或いは痛み、耳鳴耳聾、歯搖髪脱、陽萎遺精、精少、女子經少、経閉不孕、水腫、呼多吸少、二便異常等が腎病の常見症状です。膀胱病は排尿異常の病理変化を主要とします。臨床では尿頻、尿急、尿痛、尿閉等の症を常見します。腎と膀胱は互いに表裏をなす理由から、腎病も膀胱の気化失常に影響を及ぼし、小便異常、遺尿、小便失禁等を発生させる。

　腎病の多くは虚証。その多くの原因は稟賦不足、或幼年精気未充、或老年精気虧損、或房事不節等、腎の陰、陽、精、気の虧損を常見とします。膀胱病の多くは湿熱証で、膀胱虚証と腎虚に至ります。

【参考文献】　金《臓腑虚実標本用薬式》

「腎は志を蔵し、水に属し、天一の源です。听を主り、骨を主り、二陰を主る。本病は諸寒厥逆し、骨痿腰痛し、腰冷は氷如く、足脛腫れ寒え、少腹満急し、疝瘕、大便閉し泄し、吐利は腥穢、水液澄徹し清冷を禁ず、消渇引飲する。標病は、発熱して不悪寒、頭暈頭痛、咽痛舌燥し、脊股后兼ねて痛む。命門は、相火の源、天地之始、蔵精生血、…三焦の元気を主る。本病は、前後癃閉し、気逆裏急し、疝痛奔豚、消渇膏淋し、精を漏し精は寒ゆ、赤白濁し、溺血し、崩中帯漏する。

膀胱は、津液を主り、胞之府と為し、気化は乃ち能く出る、号は州都の官、諸病皆之に関係する。本病は、小便淋瀝、或いは短数、或いは黄赤、或いは白、或いは遺失、或いは気痛。標病は、発熱悪寒、頭痛、腰脊強、鼻塞、足の小指を用いず。」

【参考文献】　清《血証論》臓腑病機論

「腎は水臓と為し、水中に陽を含み、元気を化生す、丹田に根造し、内は呼吸を主り、膀胱に達し、外において運行し、則ち衛気を為す。此の気は乃ち水中の陽、別名を命火と曰う。腎水は充足し、則ち水中において火の臓の者は、韜光匿彩、龍雷は升らず、是気足りるを以って鼻息細微。若し水虚、則ち火は元に帰らず、喘促虚労し、諸証並びに作す。咽痛声唖は、心腎不交で、遺精失血し、腫満咳逆し、痰喘盗汗す。陽気不足如きの者は、則ち水泛は痰を為し、凌心衝肺、発して水腫を為し、腹痛奔豚し、下利厥冷し、亡陽大汗し、元気暴脱す。腎は又先天と為し、清気を蔵主を主り、女子は天癸を主り、男子は精を主り、水足りれば則ち精血多し、水虚は則ち精血竭す。体に於いては骨を主り、骨痿は故に腎に属す。腎病の者、臍下に動悸あり。腎は心と上交し、則ち水火既に済み、不交は則ち火　愈　亢る。位置は腰に在り、腰痛を主どる。耳に開竅し、故に虚は則ち耳鳴耳聾する。瞳人は腎に属し、虚は則ち神水散縮し、或いは内障を発す。虚陽上泛し、咽痛頬赤を為す。陰虚は化水能わず、則ち小便不利。陽虚化水能わず、小便亦不利なり。腎の病機、このように有る。

膀胱の者、小便を貯える器、経に謂う、州都之官、津液を蔵し、気化すれ

ば則ち能く出る。此は汗出を指し、小便に非ず、小便は膀胱において出る、実則ち肺は水の上源と為し、上源が清なれば則ち下源自ら清。脾は水の堤防と為し、堤防利すれば則ち水道利す。腎も亦水を主ると為し、腎気行れば、則ち水行る也。経所謂る気化すれば則ち能く出る者、津液を載せて上行外達し、出ずれば汗と為し、則ち雲行り雨を施すの現象、故に膀胱を称して太陽経と為し、水中の陽と謂う、外に達し以って衛気を為し、乃ち陽の最大の者なり。外感則ち其の衛陽を傷り、発熱悪寒する。其の経は身の背を行り、頭項に上がり、故に頭項痛、背痛、角弓反張、皆是太陽経の病。皮毛は肺と合し、肺も亦水源と為し、故に発汗は肺を治し、利水も亦肺を治す、水は天一の義也。位は下部に居て、胞と相連し、故に血結べば亦水を病み、膀胱の病と為し、其の略は、此の如く有る。」

1、腎陽虚証

腎陽虚証は、腎陽虚衰、温煦失職、気化失極を表現する一種の虚寒症状です。

【臨床表現】　面色㿠白或黧黒(れいこく)、腰膝酸冷、形寒肢冷、尤も下肢が甚だしい、神疲乏力、男子陽痿、早泄、精冷、女子宮寒不孕、性欲減退、或便瀉稀溏、五更泄瀉、或小便頻数、清長、夜尿多、舌淡、苔白、脈沈細無力、尺部尤も甚だしいを見る。

【機理分析】　本証の原因の多くは、素体陽虚、或年高命門火衰、或久病で陽を傷り、その臓の疲労が腎に及び、或いは房事過多が原因で、日に久しい損が腎陽に及んだ。

腎は骨を主り、腰は腎の府と為す。腎陽虚衰、腰膝は温養を失い、故に腰膝酸冷を見る。腎は下焦に居て、陽気不足、温煦失職し、故に形寒肢冷、且下肢発冷尤も甚だしい。陽虚気血温運無力、顔は栄を失い、故に面色㿠白。若し腎陽虚で、陰寒内盛し、則ち本臓の色、黧黒を呈する。陽虚は精神を奮い立たせる事が出来ず、則ち神疲乏力。腎は生殖を主り、腎陽不足し、命門火衰し、生殖機能減退し、男子は則ち陽痿、早泄、精冷、女子は則ち宮寒不孕を見る。腎は二便を司り、腎陽不足は、温化無力、故に小便頻多、夜尿、大便稀溏或五更泄瀉を見ます。舌淡苔白、脉沉細無力、尺脉

尤も甚だしい、腎陽不足の象の為なり。本証は性の生殖機能減退と形寒肢冷、腰膝酸冷等虚寒の象を辨証の要点とします。

【代表方剤】　腎気丸《金匱要略》　P321

　　　　　　熟地黄　山茱萸　山薬　澤瀉　茯苓　牡丹皮　桂枝　附子

　　　　右帰丸《景岳全書》　P222

　　　　　　大懐熟　山薬炒　山茱萸　枸杞　鹿角膠　兔絲子　杜仲　當歸　肉桂　製附子

　　　　右帰飲《景岳全書》　P221

　　　　　　熟地　山薬　山茱萸　枸杞　甘草　杜仲　肉桂　製附子

2、腎陽虚水泛証

腎虚水泛証は、腎陽虧虚し、気化失極し、水湿泛溢した証候の表現です。

【臨床表現】　身体浮腫、腰以下尤も甚だしい、按じれば没指し、畏寒肢冷、腰膝酸冷、腹部脹満、或心悸気短、或咳喘痰鳴、小便短少、舌質淡胖、苔白滑、脉沈遅無力。

【機理分析】　本証の多くの理由は久病失調、或素体虚弱で、腎陽虧耗に至ります。

腎は水を主り、腎陽不足し、気化失極、水湿内停、皮膚に泛溢し、故に身体浮腫。腎は下焦に居て、且水湿は下に向かい、故に腰以下の浮腫甚だしく按じれば没指する。水勢泛溢し、気機を阻滞させ、則ち腹部脹満。膀胱気化失職し、故に小便短少。若し水気凌心し、心陽を抑遏すれば、則ち心悸気短を見る。水泛は痰を為し、上逆犯肺、肺は宣降を失い、則ち咳喘、喉中痰声瀝瀝（ゴロゴロ）を見る。陽虚温煦失職、故に畏寒肢冷、腰膝酸冷。舌質淡胖、苔白滑、脉沈遅而弱は腎陽虧虚、水湿内停の証の為です。本証は水腫、腰以下甚だしいと、腰膝酸冷、畏寒肢冷等虚寒の象を以って辨証の根拠とします。

【代表方剤】　真武湯《傷寒論》　P325

　　　　　　茯苓　芍薬　生姜　白朮　附子

3、腎陰虚証

腎陰虚証は、腎陰虧損で、滋養を失い、虚熱内生の証候の表現です。

【臨床表現】 腰膝酸軟而痛、眩暈耳鳴、歯鬆髪脱、男子遺精、早泄、女子経少或経閉、或崩漏、失眠、健忘、口咽乾燥、五心煩熱、潮熱盗汗、或骨蒸発熱、午后顴紅、形体消痩、小便黄少、舌紅少津、少苔或無苔、脈細数を見る。

【機理分析】 本証の多くは虚労が久病で、腎陰を耗損し、或温熱病の後期で、腎陰を消灼し、或房事不節し、情欲妄動し、陰精内損し、皆腎陰虧損に致ります。

腎陰は人身陰液を根本と為し、倶に各臓器組織の滋養と濡潤、脳髄と骨格の充養、併せて陽亢の動の制約の功があります。腎陰虧虚、脳髄、官竅と骨絡失養、則ち腰膝酸痛、眩暈耳鳴、健忘、歯鬆髪脱を見る。陰虧は則ち月経来源不充、故に女子月経量少、或経閉する。若し陰が陽を不制なら、虚火亢旺、迫血妄行し、則ち崩漏を見る。若し精室擾動すれば、精関不固し、男子則ち遺精、早泄する。虚火は心神を上擾し、故に煩熱少寐。腎陰不足は、滋潤を失い、陰火蘊蒸、故に口燥咽干し、形体消痩、潮熱盗汗、或骨蒸発熱、顴紅、尿黄少。舌紅少苔或無苔、脉細数は、陰虚内熱の象の為です。本証は腰膝酸痛、眩暈耳鳴、男子遺精、女子月経失調、併せて虚熱の象を辨証の根拠とします。

【代表方剤】 地黄丸《小兒薬證直訣》 P355

熟地黄　山萸肉　山薬　澤瀉　牡丹皮　白茯苓

左帰丸《景岳全書》 P288

大懐熟　山薬　枸杞　山茱萸肉　川牛膝　兔絲子　鹿膠　龜膠

左帰飲《景岳全書》 P288

熟地黄　山薬　枸杞　炙甘草　茯苓　山茱萸

六味地黄丸加黄柏知母方《醫方考》 P408

熟地黄　山茱萸　山薬　牡丹皮　茯苓　澤瀉　黄柏　知母

第六節　腎膀胱病辨証　107

4、腎精不足

腎精不足は、腎精の虧損を指し、生長発育の遅緩、生殖機能低下の表現を以って主症の一般的証候とします。

【臨床表現】 小児発育遅緩、身体矮小、顖門遅閉（しんもん）、智力低下、骨格痿軟、動作遅鈍。男子精少不育、女子経閉不孕、性機能低下。成人早衰、耳鳴耳聾、健忘恍惚、両足痿軟、髪脱歯揺、神情呆鈍、舌淡、脉細弱。

【機理分析】 本証の原因の多くは、先天稟賦不足、或后天失養で、元気不充、或久病労損、房事不節により、腎精耗傷に致ります。

腎精不足は、化気生血、充肌長骨不能で、故に小児発育遅緩、身体矮小、顖門遅閉、骨格痿軟、充髓実脳無く、故に智力低下。腎精不足、生殖无源、故に男子精少不育、女子経閉不孕。腎の華は髪に在り、精不足則ち髪は脱易し。歯は骨の余り、精失充は則ち歯揺早脱。腎は耳に開竅し、脳は髓海をなし、精少は則ち髓虧、故に耳鳴耳聾、健忘恍惚、神情呆鈍有り。精虧は骨の充養を失い、故に両足痿軟、動作遅鈍。舌淡、脉細弱は腎精不足の証です。此の証の多くは、小児生長発育遅緩、成人生殖機能低下及び早衰を辨証の要点とします。

本証と腎陰虚証は、均しく腎の陰精不足に致ったと雖も、而して且皆虚証で、但腎陰虚は必ず陰虚内熱を表現し、腎精虧損は虚熱の変がないのが、この二症の主要区別です。その臨床表現は、各々違った側面を持ち、注意深い鑑別が必要です。

【代表方剤】 左帰丸《景岳全書》 P288

　　大懐熟　山薬　枸杞　山茱萸肉　川牛膝　兔絲子　鹿膠　龜膠

　　亀鹿二仙膏《醫便》 P256

　　鹿角　亀板　人参　枸杞

5、腎気不固証

腎気不固証は、腎気虧虚で、封臓固摂功能失職の証候の表現です。

【臨床表現】 腰膝酸軟、神疲乏力、耳鳴失聴、小便頻数而清、或尿後余瀝不尽、或遺尿、或夜尿頻多、或小便失禁、男子遺精、早泄、女子月経淋漓不尽、

或帯下清稀而量多、或胎動易滑、舌淡、苔白、脈弱。

【機理分析】 本証の多くは年高体弱、腎気虧虚、或先天稟賦不足、腎気不充、或久病労損で、耗傷腎気に致ります。

腎は封臓の本、腎気は下元の固摂の功を有す。腎気虧虚、膀胱失約、故に小便頻数清長、或尿後余瀝不尽、或いは、夜尿頻多、或いは遺尿、甚だしければ或尿失禁を見る。精関不固は則ち精が外泄しやすく、故に男子滑精、早泄を見る。女子帯脈失固、則ち帯下清稀量多を見る。衝任の本は腎にあり、腎気不足、衝任失約、則ち月経淋漓不尽を見る。任脈失養、胎元不固、則ち胎動不安で以って滑胎に致りやすい。腰膝酸軟、耳鳴失聴、神疲乏力、舌淡、脈弱は均しく腎気虧虚、充養を失って到ります。此の証は膀胱或いは、腎の固摂不能の臨床表現を辨証の要点とします。

【代表方剤】 金鎖固精丸《醫方集解》 P257

　　　　　沙苑蒺藜　芡實蒸　蓮鬚　龍骨　牡蠣　蓮子

　　　　桑螵蛸散《本草衍義》 P343

　　　　　桑螵蛸　遠志　菖蒲　龍骨　人参　茯神　當歸　龜甲醋

6、膀胱湿熱証

膀胱湿熱証は湿熱が膀胱に蘊結し、気化不利により、小便異常を主症とする証候の表現です。三焦辨証の下焦病症の範疇に属します。

【臨床表現】 尿頻尿急、小腹脹痛、尿道灼痛、小便黄赤短少、或混濁、或尿血、或砂石があり、発熱や腰部の脹痛、舌紅苔黄膩、脈滑数を伴います。

【機理分析】 本証の多くは湿熱の邪を外感し、膀胱に侵及し、或飲食不節で湿熱滋生し、膀胱に下注し、膀胱の気化功能失常に致ります。

湿熱が膀胱に留滞すれば、気化不利で、尿道を下迫し、故に尿頻尿急、排尿灼痛、尿色黄赤。湿熱が内蘊すれば、津液被灼し、故に小便短少。湿熱が陽絡を傷風すれば、則ち尿血。湿熱久恋し、津液を煎熬し石を成し、故に尿中に砂石を見る。湿熱鬱蒸し、則ち発熱する。下焦湿熱は腎府に波及し、故に腰痛を見る。舌紅、苔黄膩、脈滑数は湿熱内蘊の証。本証は尿頻尿急、排尿灼痛、と湿熱の象を併せて見て辨証の根拠とします。

【代表方剤】　五淋散《太平恵民和剤局方》　P279

　　　　　　木通　滑石　炙甘草　山梔子　赤芍薬　茯苓　淡竹葉　山茵陳

　　　　　導赤散《太平恵民和剤局方》　P365

　　　　　　生地黄　生甘草　木通

　　　　　八正散《太平恵民和剤局方》　P373

　　　　　　車前子　瞿麦　萹蓄　滑石　山梔子仁　炙甘草　木通　大黄

　　　　　猪苓湯《傷寒論》　P358

　　　　　　猪苓　茯苓　澤瀉　阿膠　滑石

【腎病辨証：模擬試験】

1、腎陽虚証の臨床表現は、面色㿠白或黧黒、（　　　　　）、（　　　　　）、尤も下肢が甚だしい、神疲乏力、男子陽萎、早泄、精冷、女子（　　　　）、性欲減退、或便瀉稀溏、五更（　　　）、或小便頻数、清長、夜尿多、舌淡、苔白、脈沈細無力。

2、腎陽虚水泛証の臨床表現は、身体（　　　）、腰下尤も甚だしい、按じれば没指し、畏寒肢冷、（　　　　）、腹部脹満、或（　　　　　）、或咳喘痰鳴、小便短少、舌質淡胖、苔白滑、脉沉尺無力。

3、腎陰虚証の臨床表現は、腰膝酸軟而痛、眩暈（　　　）、歯鬆髪脱、男子遺精、早泄、女子経少或経閉、或崩漏、失眠、健忘、口咽（　　　）、五心（　　　）、潮熱（　　　）、或骨蒸発熱、午后顴紅、形体（　　　）、小便黄少、舌紅少津、少苔或無苔、脈細数。

4、腎精不足証の臨床表現は、小児（　　　　　）、身体（　　　）、（　　）遅閉、智力低下、骨格（　　　）、動作遅鈍。男子（　　　　　）、女子（　　　　　）、性機能低下。成人早衰、耳鳴耳聾、健忘恍惚、両足痿軟、髪脱歯搖、神情呆鈍、舌淡、脉細弱。

5、腎気不固証の臨床表現は、（　　　　　）、神疲乏力、耳鳴失聴、小便頻数而清、或尿後余瀝不尽、或遺尿、或夜尿頻多、或小便（　　　）、男子（　　　）、早泄、女子（　　　　　）、或帯下清稀而量多、或胎動（　　　）、舌淡、苔白、脈弱。

6、膀胱湿熱証の臨床表現は、（　　　　　）、小腹脹痛、尿道（　　　）、小便（　　　　　）、或混濁、或尿血、或砂石があり、発熱や腰部の脹痛、舌紅苔黄膩、脈滑数。

7、腎気不固証で、下記のどれが見られない証候ですか？

A、小便頻数　　B、小便失禁　　C、小便短少　　D、尿後余尿不尽　　E、遺尿

8、下記のどれが腎陽虚証にない診断か？

A、五更泄瀉　　B、小便失禁　　C、早泄精冷　　D、性欲減退　　E、形寒肢冷

9、房に臨んで早泄、腰痠耳鳴、心煩多梦、盗汗、脉細数。最もよい診断を答えなさい？

10、房に臨んで早泄、面白神疲、形寒肢冷、腰痠耳鳴。最もよい診断を答えなさい？

11、房に臨んで早泄、神疲乏力、夜尿頻多、舌淡脈弱。最もよい診断を答えなさい？

12、腎陽虚証と腎虚水泛証ついて答えなさい。

13、腎陰虚証と腎精不足を説明しなさい。臨床表現の違い点と同じ所はなんですか？

14、60歳男性、蝉の鳴くような耳鳴り。腰痛があり、腰痛が悪化してから耳鳴りが顕著になった。口が渇きよく水分を取る。夕方から夜に手足が火照る。日中は小便の回数は少ないが夜は頻尿になる。舌紅少津、脈細数。

　　この医案を診断し方剤を提案しなさい。

15、49歳女性、膝痛。最近膝が痛い。少し長く歩くと痛んで歩けなくなる。そして疲労感が甚だしい。足が冷えたり、湿気の多い日は特に痛みがひどい。舌淡有紋、脈弱滑。

　　この医案を診断し方剤を提案しなさい。

16、癃閉を説明しなさい。

【模範解答】

1、腰膝酸軟、形寒肢冷、宮寒不孕、泄瀉　　2、浮腫、腰膝酸冷、心悸気短

3、耳鳴、乾燥、煩熱、盗汗、消痩

4、発育遅緩、矮小、顖門、痿軟、精少不育、経閉不孕

5、腰膝酸軟、失禁、遺精、月経淋漓不尽、易滑　　6、尿頻尿急、灼痛、尿黄短少

7、C　　8、B　　9、心腎不交証　　10、腎陽虚証　　11、腎気不固証

12、腎陽虚証は、腎陽虚衰、温煦失調、気化失職を現す虚寒証候です。腎虚水泛証は、腎陽虧虚、気化無極、水湿泛溢の証候を現します。

13、腎陰虚証は、腎陰虧損で滋養を失い、虚熱内生の証候を現します。腎精不足証は腎精虧損で成長発育遅緩、生殖機能低下、早衰を主症とする証候です。

　　腎陰虚証の表現は、腰膝酸痛、眩暈耳鳴、歯鬆髪脱、女子經少、経閉、男子遺精早泄、健忘失眠、口燥咽干、潮熱盗汗、五心煩熱、両顴潮紅、舌紅少津、少苔或無苔、脉細数等腎病及び陰虚火旺の兼症です。腎精不足証は、小児発育遅緩、身体矮小、顖門遅閉、智力低下、骨骼痿軟、動作遅鈍、成人早衰、耳鳴耳聾、健忘恍惚、両足痿軟、歯脱歯搖、精神呆鈍、男子精少不育、女子経閉不孕、性機能低下、舌淡、脈弱等を主要表現とします。

14、主訴　耳鳴

　　辨証　（腎陰虚）腰膝酸軟、口干引飲、四肢煩熱、夜間多尿、舌紅少津、脈細数

　　治法　滋腎養陰

　　方剤　耳鳴丸

15、主訴　膝痛

　　辨証　歩行後悪化し疲倦乏力を伴う、腰膝酸軟、寒冷時と陰天時悪化、舌淡有紋、脈弱滑。

　　治法　補気補血、袪寒湿

　　方剤　獨活寄生湯

16、癃とは、小便が少しずつしか出ない小便不調の事である。閉とは、小便が全く出ないことである。一般に合わせて癃閉という。湿熱内阻、瘀血及び結石による癃閉は実証に属し、老人の気虚、腎陽虚又は膀胱気化不利などによる癃閉は虚証に属す。

【参考資料】

淋症の辨証論治

1、熱淋

主訴：小便頻急し刺痛、灼熱感、小腹不快感、尿量少、尿色黄赤或渾濁、時に
　　　腰部の酸重感或疼痛。舌質紅、舌苔黄膩、脈数。

方剤：八正散《太平恵民和剤局方》　P373

　　　　車前子　瞿麦　萹蓄　萹蓄　滑石　山梔子仁　甘草　木通　大黄

　　　五淋散《太平恵民和剤局方》　P279

　　　　赤茯苓　當帰　甘草　赤芍薬　山梔子

　　　導赤散《小兒薬證直訣》　P365

　　　　生地　甘草梢　木通　淡竹葉

2、血淋

主訴：小便頻急し、有熱感澁痛し、或刺痛、尿中に肉眼で血、血塊、血条、血
　　　絲を見る。
　　　小腹脹満疼痛し、時に心煩、舌尖糜爛。舌質紅、苔薄黄、脈数有力。
　　　久病は尿色淡紅、脉細数。

治法：実証　清熱利湿涼血
　　　虚証　滋陰清熱

方剤：実証　小薊飲子《嚴氏済生方》　P307

　　　　　　生地黄　小薊根　滑石　通草　蒲黄　淡竹葉　藕節　當帰　山梔子
　　　　　　甘草

　　　虚証　猪苓湯《傷寒論》　P358

　　　　　　猪苓　茯苓　阿膠　滑石　澤瀉

　　　　　六味地黄丸加黄柏知母方《醫方考》　P408

　　　　　　知母　黄柏　干地黄　山茱萸　山薬　茯苓　丹皮　澤瀉

114

八正散《太平恵民和剤局方》　P373　合小薊飲子《巖氏済生方》　P307

猪苓湯合小薊飲子

※無痛血尿　四苓湯　猪苓　茯苓　白朮　澤瀉

3、石淋

主訴：小便澁痛し窘迫して忍びがたく、時に排尿突然停止、時に尿中有砂石、
尿色黄、或尿黄色而混濁、或血尿。甚腰部片側と腹部に猛烈な絞痛、少
腹や会陰部に疼痛が放散、時に面色蒼白、冷汗、悪心、嘔吐。舌苔黄膩、
脈弦又は数。

方剤：八正散《太平恵民和剤局方》　P373　加三金湯

車前子　瞿麦　萹蓄　滑石　山梔子仁　甘草　木通　大黄　鶏内金　金銭草
海金砂

五淋散《太平恵民和剤局方》　P279　合三金湯

赤茯苓　当帰　甘草　赤芍薬　山梔子　鶏内金　金銭草　海金砂

当帰芍薬散《金匱要略》　P364　合三金湯

當歸　芍薬　川芎　白朮　茯苓　澤瀉　鶏内金　金銭草　海金砂

安中散《太平恵民和剤局方》　P212　合三金湯

玄胡索　良姜　乾姜　茴香　肉桂　牡蠣　甘草　鶏内金　金銭草　海金砂

腎気丸《金匱要略》　P321　合三金湯

牡丹皮　茯苓　澤瀉　乾地黄　山茱萸　山藥　附子　桂枝　鶏内金　金銭草
海金砂

4、膏淋

主訴：小便白濁し米とぎ汁の如し、尿道に有熱感與澁痛、時に浮遊油状、混血。
口乾、舌苔黄膩、脉濡数。

久病は、労累後油脂状の排尿し澁痛と熱感が軽減。頭昏重、腰膝酸軟、
時に肢冷。

舌淡、苔膩、脈数弱無力。

治法：実証　清熱化湿、分清泄濁。

　　　　　虚証　補腎固摂

方剤：実証　萆薢分清飲《醫学心悟》　P377

　　　　　　　川萆薢　黄柏　石菖蒲　茯苓　白朮　蓮子　丹参　車前子

　　　　虚証　有虚熱　萆薢分清飲《醫学心悟》　P377　合地黄丸《小兒藥證直訣》

　　　　　　　P355

　　　　陽虚　腎気丸《傷寒論》

　　　　　　　兼気虚　腎気丸《金匱要略》　P321　合補中益気湯《内外傷辨或論》

　　　　　　　P386

5、気淋（きりん）

主訴：小便澁痛し、少腹脹痛し、情志の変化により、疼痛が増減する。舌苔薄
　　　白、脈沈弦。

　　　久病では、少腹墜脹、小便澁痛、排尿無力餘瀝、面色無華、疲倦、食少、
　　　舌質淡、脈虚弱。

方剤：実証　加味逍遥散《古今圖書集成醫部全録》　P241

　　　　　　　柴胡　丹皮　梔子　甘草　当帰　芍薬　茯苓　白朮

　　　　　　　当帰芍薬散《金匱要略》　P364

　　　　　　　當歸　芍薬　川芎　白朮　茯苓　澤瀉

　　　　　　　兼湿熱　龍胆瀉肝湯《醫方集解》　P404

　　　　　　　龍胆草　黄芩　梔子　生地黄　澤瀉　車前子　当帰　柴胡　木通

　　　　　　　生甘草

　　　　虚証　補中益気湯《内外傷辨惑論》　P386

　　　　　　　或八珍湯加杜仲、牛膝

6、勞淋（ろうりん）

主訴：小便澁滯し症状軽度、淋瀝淋漓、疲労時起発。

　1）脾虚：面色無華、小便墜脹、大便時に小便点滴、少気、懶言、疲倦、食
　　　　少、舌質淡、脈虚弱。

　　　方剤：補中益気湯《内外傷辨惑論》　P386

黄蓍蜜　人参 白朮　當歸身　陳皮　甘草　升麻　柴胡

　　兼血尿　帰脾湯《嚴氏済生方》 P252　加味帰脾湯《正體類需》 P240

　　参苓白朮散《太平恵民和剤局方》 P327

　　　蓮子肉　薏苡仁　縮砂　桔梗　白扁豆　白茯苓　人参　甘草　白朮

　　　山藥

2）腎陰虚：顴紅、五心煩熱、腰痠、舌紅、脉細弱

　　方剤：地黄丸《小兒薬證直訣》 P355

　　　熟地黄　山茱萸　山藥　澤瀉　牡丹皮　白茯苓

　　六味地黄丸加黄柏知母方《醫方考》 P408

　　　熟地黄　山茱萸　山藥　牡丹皮　茯苓　澤瀉　黄柏　知母

　　清心蓮子飲《太平恵民和剤局方》 P338

　　　石蓮子　白茯苓　黄耆　人参　麦門冬　地骨皮　黄芩　甘草　車前子

3）腎陽虚：面色蒼白、畏寒肢冷、腰膝酸軟、精神疲乏、舌淡、苔白滑、脈
　　微弱。

　　方剤：腎気丸《金匱要略》 P321

　　　牡丹皮　白茯苓　澤瀉　乾地黄　山茱萸　山藥　附子　桂枝

　　右帰丸《景岳全書》 P222

　　　大懷熱　山藥　枸杞子　鹿角膠　兔絲子　杜仲　山茱萸　当帰　桂枝

　　　製附子

遺尿の辨証論治　（遺尿：睡眠中に小便排出　小便失禁：白昼小便を遺らす）

1、腎陽虚

主証：遺尿し、時に小便失禁。小便頻数、尿量清長。面色淡白、畏寒肢冷、腰
　　　膝酸軟、寒冷時甚小便頻数。舌質淡、胖嫩。脉沉細弱。

方剤：縮泉丸《嚴氏済生方》 P305

　　　烏薬　益智仁

　　腎気丸《金匱要略》 P321

牡丹皮　茯苓　澤瀉　乾地黄　山茱萸　山藥　附子　桂枝

右帰丸《景岳全書》 P222

　大懷熱　山藥　枸杞子　鹿角膠　兔絲子　杜仲　山茱萸　当帰　肉桂
　製附子

桑螵蛸散《本草衍義》 P343

　桑螵蛸　遠志　菖蒲　龍骨　人参　茯神　當歸　龜甲醋

合縮泉丸（小児） P305

小建中湯《傷寒論》 P307　加附子　小建中湯《傷寒論》 P307　加反鼻

　桂枝　甘草　大棗　芍薬　生姜　膠飴　附子或反鼻

鹿茸大補湯《太平恵民和剤局方》 P408

　鹿茸　黄耆　当歸　白茯苓　蓯蓉　杜仲　人参　白芍薬　肉桂　石斛　附子
　五味子　半夏　白朮　甘草　熟干地黄

2、腎陰虚

主訴：平素より小便頻数、尿量少、尿色黄褐、排尿時有熱感。累労時悪化。顴
　　　紅、潮熱、盗汗、腰膝酸軟、口乾、舌質紅、少津、苔少。脉沉細。

方剤：六味地黄丸加黄柏知母方《醫方考》 P408

　熟地黄　山茱萸　山藥　牡丹皮　茯苓　澤瀉　知母　黄柏

　桑螵蛸散《本草衍義》 P343　加地黄丸《小兒藥證直訣》 P355

　桑螵蛸　遠志　菖蒲　龍骨　人参　茯神　當歸　龜甲醋　熟地黄　山茱萸
　山薬　澤瀉　牡丹皮　白茯苓

左帰丸《景岳全書》 P288

　大懷熱　山藥　枸杞　山茱萸肉　川牛膝　兔絲子　鹿膠　龜膠

小建中湯《傷寒論》 P307

　桂枝　芍薬　大棗　生薑　炙甘草　膠飴

3、脾肺気虚

主訴：平素より小便頻数、尿量少、尿色清、或労累後微黄。労累後遺尿頻発。
　　　疲倦乏力、食欲不振、自汗、気短、嗜眠、食後腹脹、易感冒、便溏、面白。

舌質淡、脉細弱。

方薬：補中益気湯《傷寒論》　P386　黄耆建中湯《金匱要略》　P230

甘草乾姜湯《金匱要略》　P244

合縮泉丸《巌氏済生方》　P305

烏薬　益智仁

補中益気湯《内外傷辨惑論》　P386　加反鼻

4、肝経鬱熱

主訴：小便量少、尿色黄、有腥臭。面紅、急躁易怒、口渴、時に目赤、驚惕不
　　　安、夜間齘歯、舌質紅、苔黄薄、脈弦数。

方剤：龍胆瀉肝湯《醫方集解》　P404

龍胆草　澤瀉　車前子　木通　生地黄　当帰　山梔子　黄芩　柴胡　甘草

5、肺胃熱熾

主訴：小便黄褐、尿頻量多、排尿時熱感。煩渴喜冷飲、食欲旺盛、自汗、面赤。
　　　舌辺尖紅、苔黄燥、脈洪大。

方剤：白虎加人参湯《傷寒論》　P378

知母　石膏　炙甘草　粳米　人参

6、心腎陽虚

主訴：小便清長、遺尿、疲労時腰痛、或腰膝酸軟、心悸不安、或不寐、畏寒肢冷。

方剤：桂枝加龍骨牡蠣湯《金匱要略》　P261

桂枝　芍薬　生薑　甘草　大棗　龍骨　牡蠣

7、心腎陰虚

主訴：小便短黄、遺尿、疲労時腰痛、或腰膝酸軟。身体消痩、心悸不寐。

方剤：桑螵蛸散《本草衍義》　P343

桑螵蛸　遠志　菖蒲　龍骨　人参　茯神　當帰　龜甲醋

8、下焦血瘀

主訴：夜間多尿、小腹硬満而刺痛、或有拍動痛。舌質暗紫。

方剤：少腹逐瘀湯《醫林改錯》 P315

　　　　小茴香　乾姜　元胡　没薬　当帰　川芎　官桂　赤芍　蒲黄　霊脂

小便頻数の辨証論治

1、膀胱湿熱

主訴：小便頻数、尿量不多、排尿時灼熱感、或疼痛、小腹疼痛。

方剤：八正散《太平恵民和剤局方》 P373

　　　　車前子　瞿麦　萹蓄　滑石　山梔子仁　甘草　木通　大黄

　　　猪苓湯《傷寒論》 P358

　　　　猪苓　茯苓　阿膠　滑石　澤瀉

　　　五淋散《太平恵民和剤局方》 P279

　　　　赤茯苓　當歸　甘草　赤芍薬　山梔子

2、肝気鬱結

主訴：小便頻数、尿量不多、常に情緒により変化。

　　　　少腹疼痛、或脇肋疼痛。

方剤：加味逍遙散（去薄荷）《古今圖書集成醫部全録》 P241

　　　　柴胡　當歸　白芍　白朮　茯苓　炙甘草　丹皮　梔子

3、中気下陥

主訴：小便頻数、小腹墜脹、疲労時加重。

方剤：補中益気湯《内外傷辨惑論》 P386

　　　　黄耆　人参　白朮　當歸　陳皮　甘草　升麻　柴胡

4、腎陽虚

主訴：小便頻数、尿量増大或較多、腰膝酸軟、夜間尤甚、四肢不温、畏寒。

方剤：肉蓗蓉丸《奇効良方》 P369

　　　　肉蓗蓉　熟地黄　五味子　兔絲子

　　　左帰丸《景岳全書》 P288

　　　　大懐熟　山薬　枸杞　山茱萸肉　川牛膝　兔絲子　鹿膠　龜膠

　　　至宝三鞭丸《不明》 P297

　　　　鹿鞭　海狗鞭　蛤蚧　海馬　廣狗鞭　鹿茸　人参　青花桂　沈香　龍骨

　　　　覆盆子　補骨脂　桑螵蛸　兔絲子餅　遠志　淫羊藿　蛇床子　牛膝　川椒

　　　　白芍　當歸　冬朮　茯苓　杜仲炭　甘草　何首烏　肉蓗蓉　狗脊　芡実　黄耆

　　　　巴戟天　生地黄　澤瀉　黄檗　小茴香　牡丹皮　九節菖蒲　山薬　甘松

5、腎陰虚

辨証：小便頻数、尿量不多、腰膝酸軟、手足煩熱、顴紅、口乾。

方剤：左帰丸《景岳全書》 P288

　　　　大懐熟　山薬　枸杞　山茱萸肉　川牛膝　兔絲子　鹿膠　龜膠

　　　左帰飲《景岳全書》 P288

　　　　熟地　山薬　枸杞　炙甘草　茯苓　山茱萸

　　　六味丸加黄柏知母方《醫方考》 P408

　　　　熟地黄　山茱萸　山薬　牡丹皮　白茯苓　澤瀉　黄柏　知母

小便失禁の辨証論治 　（自遺：排尿の感覚がない）

1、下焦虚寒

症状：小便失禁、小便清長、腰膝酸軟、畏寒肢冷。

方剤：腎気丸《金匱要略》 P321

　　　　乾地黄　山茱萸　山薬　澤瀉　茯苓　牡丹皮　桂枝　附子

　　　小建中湯《傷寒論》 P307　加附子

桂枝　芍薬　大棗　生薑　炙甘草　膠飴　附子

　　至宝三鞭丸《不明》　P297

　　　鹿鞭　海狗鞭　蛤蚧　海馬　廣狗鞭　鹿茸　人参　青花桂　沈香　龍骨
　　　覆盆子　補骨脂　桑螵蛸　兔絲子餅　遠志　淫羊藿　蛇床子　牛膝　川椒
　　　白芍　當歸　冬朮　茯苓　杜仲炭　甘草　何首烏　肉蓯蓉　狗脊　芡実　黄耆
　　　巴戟天　生地黄　澤瀉　黄檗　小茴香　牡丹皮　九節菖蒲　山薬　甘松

　　鹿茸大補湯《太平恵民和剤局方》　P408

　　　鹿茸製　黄耆蜜炙　當歸酒浸　白茯苓去皮　蓯蓉酒浸　杜仲炒去絲、各貳兩
　　　人参　白芍薬　肉桂　石斛酒浸蒸焙　附子炮　五味子　半夏　白朮煨、各壹兩
　　　半　甘草半兩　熟干地黄酒蒸焙、参兩

２、脾肺虚寒

症状：小便頻急し小便失禁或小便自遺、食少或食後嗜眠、咳嗽時加重。

方剤：甘草乾姜湯《金匱要略》　P244

　　　炙甘草　乾薑

　　四逆湯《傷寒論》　P294

　　　炙甘草　乾薑　附子

３、脾肺気虚

症状：小便頻急し小便失禁或自遺、談笑中或起立時に小便失禁、小腹墜脹。

方剤：補中益気湯《内外傷辨惑論》　P386　加牡蠣、五味子

　　黄耆建中湯《金匱要略》　P230

　　　黄耆　桂枝　芍薬　大棗　生薑　炙甘草　膠飴

４、肝脾両虚

症状：小便色黄、小便失禁或自遺、疲倦乏力、腹痛或下肢疼痛、口乾。

方剤：小建中湯《傷寒論》　P307

　　　桂枝　芍薬　大棗　生薑　炙甘草　膠飴

5、心腎虧損

症状：睡中遺尿或尿不禁、精神不振、形體消痩、心悸乏力、腰膝酸軟。

方剤：桑螵蛸散《本草衍義》 P343

桑螵蛸　遠志　菖蒲　龍骨　人参　茯神　當歸　龜甲醋

6、腎陰虚

症状：尿自遺、尿黄、腰膝酸軟、口乾、五心煩熱、顴紅。

方剤：地黄丸《小兒藥證直訣》 P353

熟地黄　山藥　山茱萸　丹皮　茯苓　澤瀉

杞菊地黄丸《麻疹全書》 P275

枸杞　菊花　乾地黄　山藥　山茱萸　丹皮　茯苓　澤瀉

7、湿熱下注

症状：小便失禁、尿急、排尿痛、酸重

方剤：五淋散《太平惠民和劑局方》 P279

赤茯苓　當歸　甘草　赤芍藥　山梔子

猪苓湯《傷寒論》 P358

猪苓　茯苓　阿膠　滑石　澤瀉

八正散《太平惠民和劑局方》 P373

車前子　瞿麦　萹蓄　滑石　山梔子仁　甘草　木通　大黄

8、胃熱熾盛

症状：小便頻数、尿不禁、尿黄、煩渇、多汗、身熱。

方剤：白虎加人参湯《傷寒論》 P378

石膏　知母　炙甘草　粳米　人参

9、下焦蓄熱

症状：小便滴歴不暢、尿失禁、小腹脹満、或隠痛、可触及塊物。

方剤：少腹逐瘀湯《醫林改錯》 P315

第六節　腎膀胱病辨証　123

小茴香　乾姜　元胡　没薬　当帰　川芎　官桂　赤芍　蒲黄　霊脂

小便短黄の辨証論治

1、膀胱湿熱
症状：小便短黄、或短赤、兼排尿痛。

　　　小便頻数而尿急、舌紅、苔黄。

方剤：八正散《太平恵民和劑局方》　P373

　　　車前子　瞿麦　萹蓄　滑石　山梔子　甘草　木通　大黄

2、小腸積熱
症状：小便短黄或短赤、兼口舌生瘡、心煩、或排尿疼痛、舌紅、苔黄糙。

方剤：導赤散《小兒藥證直訣》　P365

　　　生地　甘草梢　木通　淡竹葉

3、胃熱壅盛
症状：小便短黄、煩渇引飲、牙齦腫痛、口臭、大便秘結、舌苔黄糙。

方剤：清胃散《脾胃論》　P333

　　　生地黄　當歸　牡丹皮　黄連　升麻

　　　調胃承気湯《傷寒論》　P358

　　　大黄　炙甘草　芒硝

　　　涼膈散《太平恵民和劑局方》　P405

　　　川大黄　朴硝　甘草　山梔子　薄荷葉　黄芩　連翹

4、肝胆湿熱
症状：小便短黄、或短赤、口苦、脇痛。或悪心嘔吐、或寒熱往来、舌苔黄膩、

　　　脈弦。

方剤：龍胆瀉肝湯《醫方集解》　P404

龍胆草　柴胡　澤瀉　車前子　木通　生地黄　当帰　山梔子　黄芩　甘草

小柴胡湯《傷寒論》　P308

柴胡　黄芩　人参　半夏　大棗　生薑　炙甘草

大柴胡湯《傷寒論》　P348

柴胡　黄芩　大黄　枳実　半夏　芍薬　生薑　大棗

5、脾腎両虚

症状：小便短黄、食少或食後嗜眠、便溏、腰膝酸軟、体倦。

方剤：参苓白朮散《太平恵民和剤局方》　P327　合二仙湯《上海中医学院曙光医院経験方》　P369

人参　白朮　茯苓　白萹豆　薏苡仁　仙霊脾　黄柏　知母　當歸　山薬

6、腎陰不足

症状：小便短黄、腰膝酸軟、頭暈、耳鳴、口乾、咽痛、五心煩熱、舌紅、少苔。

方剤：六味地地黄丸加黄柏知母方《醫方考》　P408

三才封髄丹《醫学發明》　P289

天門冬　熟地黄　人参　黄蘗　縮砂仁　甘草

小便清長の辨証論治

1、腎陽虚

症状：小便清長、畏寒、四肢不温、腰膝酸軟、舌淡、脉沈細。

治則：溫腎縮尿

方剤：軽症　腎気丸《金匱要略》　P321

牡丹皮　茯苓　澤瀉　乾地黄　山茱萸　山薬　附子　桂枝

重症　右帰丸《景岳全書》　P222

大懐熟　山薬　山茱萸　枸杞　鹿角膠　兔絲子　杜仲　當歸　肉桂
製附子

縮泉丸《嚴氏齊生方》　P305

　　　天台烏薬　益智仁

２、脾腎陽虚、寒湿内蘊

症状：小便清長、面色晦滞、畏寒肢冷、大便溏泄、或悪心嘔吐、苔白而潤、脈
　　　沈細。

治則：温補脾腎、化湿降濁

方剤：呉茱萸湯《傷寒論》　P278　合附子理中湯《三因極一病證方論》　P381

　　　呉茱萸　人参　生薑　大棗　附子　白朮　茯苓　乾姜　炙甘草

３、寒襲膀胱

症状：突然小便清長、悪寒、骨節酸楚（関節が重だるい）、小腹脹或痛、舌苔
　　　薄白、脈浮或沈。

治則：温腎散寒

方剤：甘草乾姜茯苓白朮湯《金匱要略》　　P245

　　　炙甘草　乾姜　茯苓　白朮

第七節　臓腑兼証

1、心腎不交証

心腎不交は、心腎水火が失調し心腎陰虚陽亢の証候として反映します。

【臨床表現】　心煩少寐、悸怯多夢、頭暈耳鳴、健忘、腰膝酸軟、或いは遺精、五心煩熱、或いは潮熱盗汗、口咽乾燥、舌紅少苔或いは無苔、脉細数。

【機理分析】　本症の多くの原因は、思慮労神過多、或いは情志憂鬱、鬱は火に化し、心腎の陰を消耗し、或いは虚労久病、房事不摂などの原因により腎陰虧耗、虚陽亢動、上憂心神に致ります。

心腎陰虚は、虚陽偏亢、上憂心神、故に心煩少寐、驚悸多夢になります。腎陰虧虚、骨髄不充、脳髄失養、即ち頭暈耳鳴、健忘になります。虚火灼熱、憂動精室、故に遺精になります。五心煩熱、潮熱盗汗、口干咽乾は、陰虚失潤、虚熱蘊蒸の為です。舌紅少苔或いは無苔、脈細数、は陰虚火旺の証です。本証は、驚悸失眠、多夢遺精、腰膝酸軟、と陰虚の症状を伴い、辨証の根拠とします。

【代表方剤】　六味地黄丸加黄柏知母方《醫方考》　P408

　　　　熟地黄　山茱萸　山薬　牡丹皮　白茯苓　澤瀉　黄柏　知母

　　大補丸《丹渓心法》　P354

　　　　黄柏　知母　熟地黄　亀板

　　黄連阿膠湯《傷寒論》　P231

　　　　黄連　黄芩　芍薬　鶏子黄　阿膠

2、心腎陽虚証

心腎陽虚証は、心腎の陽気の虚衰、温運無力により血行瘀滞し水湿内停する

虚寒証候の表現です。

【臨床表現】　心悸怔忡、形寒肢冷、肢体浮腫、小便不利、神疲乏力、甚だしければ則ち唇甲青紫。舌質淡暗青紫、苔白滑、脉沈細微。

【機理分析】　本証の多くの原因は、心陽虚衰の久病が腎に及び、或いは腎陽虧虚が原因で気化失権し、水気上犯凌心に致ります。

心は陽臓で、火に属し、能く温運し推動血行します。腎中の陽気は、人身の陽気の根本で能く水液を気化します。心腎陽虚は、心の温養と鼓動を失い心悸怔忡となります。運血無力、血行不暢により瘀滞し口唇爪甲色青紫、舌質淡紫となります。腎陽不振により膀胱気化失司し水湿内停が肌膚に泛溢すれば、則ち肢体浮腫、小便不利になります。陽虚は形神の温養を失い、故に形寒肢冷、神疲乏力となります。苔白滑、脈沈細微は心腎陽虚の陰寒内盛の症状です。本症は心悸怔忡、肢体浮腫と虚寒証の症状を併せ以って辨証の根拠とします。

【代表方剤】　真武湯《傷寒論》　P325
　　　　　　　茯苓　芍薬　生姜　白朮　附子
　　　　　桂枝加龍骨牡蠣湯《傷寒論》　P261
　　　　　　　桂枝　芍薬　生薑　甘草　大棗　龍骨　牡蠣
　　　　　桂枝甘草龍骨牡蠣湯《傷寒論》　P262
　　　　　　　桂枝　炙甘草　牡蠣　龍骨

3、心肺気虚証

心肺気虚証は、心と肺の両臓の気虚証を示し、心悸、咳喘を主症の証候とします。

【臨床表現】　胸悶心悸、咳喘気短、動則尤も甚だしい、吐痰清稀、頭暈神疲、語声低怯、自汗乏力、面色淡白、舌淡苔白、或唇舌淡紫、脈沈弱或いは結代。

【機理分析】　本証の多くの原因は、咳喘により肺気を消耗し心にまで症状が及んだ、或いは老年体虚や労倦過多などで生気の源が虧乏したためです。

心気虚、鼓動無力は則ち心悸を起こし、肺気虚弱は主気の効能を減弱させ

128

粛降無極し気機を上逆し、而して咳喘と為します。気虚則ち気短乏力は、動則気耗し活動後諸症状は悪化を呈します。肺気虚は、気機の不暢を起こすので胸悶を感じます。津液を輸布出来なくなれば水液は停渋し痰となり、故に稀薄な痰液となります。気虚は全身の機能活動を減弱させ、血行無力、則ち面色淡白、頭暈神労、語声低怯、自汗、舌淡苔白、脈沈弱或いは結代。本証は咳喘、心悸と気虚の症状によって辨証の要点とします。

【代表方剤】　玉屏風散《簡易方》　P255

　　　　　　　防風　黄耆　白朮

　　　　　　生脈散《醫学啓源》　P317

　　　　　　　麥門冬　五味子　人参

4、心脾気血虚証

　心脾気血虚証は、心血不足、脾虚気弱の事で心神失養、脾失健運、統血的虚弱の証候をいいます。また心脾両虚と略称させます。

【臨床表現】　心悸怔忡、失眠多梦、頭暈健忘、食欲不振、腹脹便溏、倦怠乏力、面色萎黄、或皮下出血を見ます。女子の月経血量少色淡、淋漓不尽、舌質淡嫩、脈細弱。

【機理分析】　本証の原因の多くは、久病失調、或思慮過度、或飲食不節の原因で脾胃を損傷し、或慢性的な失血の原因で、血虧気耗し、少しずつ心脾両虚に導かれていきます。

　心血不足で心が失養されれば心神不寧で、即ち心悸、健忘、失眠、多梦。頭目失養ならば即ち眩暈。脾虚気弱で運化失健、故に食欲不振、腹脹便溏。脾虚で摂血不能なら皮下出血、女子の月経血量少色淡、淋漓不尽。面色萎黄、倦怠乏力、舌質淡嫩、脈細弱、これら全ては気血虧虚証です。本証は、心悸失眠、食少腹脹、慢性出血に伴って気血虧虚の表現を辨証する要点となります。

【代表方剤】　帰脾湯《校註婦人良方》　P251

　　　　　　　人参　白朮　黄耆　白茯苓　龍眼肉　當帰　遠志　酸棗仁　木香甘草

5、心肝血虚証

心肝血虚証は、心肝両臓の血虧を示し、心神及び主となる管竅組織の失養を主とした血虚の証候です。

【臨床表現】　心悸健忘、失眠多夢、頭暈目眩、両目干渋、視物模糊、或いは肢体麻木、震顫拘攣、或いは女子月経量少色淡、甚則経閉、面白無華、爪甲不栄、舌質淡白、脈細。

【機理分析】　本証の多くは思慮過度、暗耗心血、或いは出血過多、或いは脾虚の化源不足です。

心血不足により心は失養し心神不寧となり故に心悸健忘、失眠多夢となります。肝血不足は、目を失養し、即ち両目干渋、視物模糊となります。爪甲と筋脈が失養すると即ち爪甲不栄、肢体麻木、震顫拘攣します。女子は血を以って本とします。心肝血虚は、衝任失養し、則ち月経量少なく色淡、甚だしければ閉経します。血虚が頭目失養すれば則ち頭暈目眩、面白無華となります。舌や脈も失充し、則ち舌淡白、脈細となります。本証は、神志、目、筋、爪甲失養を伴って血虚の症状を辨証する要点とします。

【代表方剤】　神応養真丹《三因極一病證論》　P324

当帰　天麻　川芎　羌活　白芍薬　熟地黄

酸棗湯《金匱要略》　P290

酸棗仁　甘草　知母　茯苓　芎藭

四物湯《太平恵民和剤局方》　P297

當帰　芍薬　川芎　地黄

6、脾肺気虚証

脾肺気虚証、これは脾肺両臓の気虚を示しています。脾は健運を失い、肺は宣降を失った虚弱の証候です。

【臨床表現】　食欲不振、腹脹便溏、久咳不止、気短而喘、声低懶言、乏力少気、或いは吐痰清稀而多、或いは面浮肢腫、面白無華、舌質淡、苔白滑、脈細弱。

【機理分析】　本証の多くの原因は、咳喘の久しい病で肺気を消耗し、子病

（金）が母（土）に及んだ、或いは飲食不節し脾胃を損傷して、疲労が肺にまで及んだ為です。

肺気虚は宣降作用を失職し上に気逆し、則ち咳喘久しく止まらず気短します。気虚は水津を散布出来ず、湿を集め痰を生じ故に痰多く而して清稀です。脾気虚は運化を失健し則ち食欲不振、腹脹便溏する。気虚は則ち全身機能の活動を減退させ故に声低懶言、乏力少気になります。気虚による運血無力は、顔への栄養を失い、故に艶のない顔白にします。

若し脾虚で水湿不運となれば皮膚に泛溢して顔と手足の浮腫をあらわします。舌淡、苔白滑、脈細弱は気虚の証候です。本証は食少便溏、咳喘短気と気虚の証を辨証の要点とします。

※肺は、宣発と粛降を主る。宣発：外方、上方および全身へ向かう運動。

粛降：収斂、内方、下降の運動。

【代表方剤】　補中益気湯《内外傷辨惑論》　P386

黄耆　甘草　人参　升麻　柴胡　橘皮　當歸　白朮

六君子湯《醫学正傳》　P403

陳皮　半夏　茯苓　甘草　人参　白朮

蘇子降気湯《太平恵民和剤局方》　P347

紫蘇子　半夏　川當帰　甘草　前胡　陳皮　厚朴　肉桂

三子養親湯《伊尹湯液仲景廣爲大法》　P289

蕪子　白芥子　羅蔔子

7、肺腎気虚証

肺腎気虚証は、肺腎の両臓の気虚、降納無権、短気喘息を主症の表現とします。また、腎の不納気証と称します。

【臨床表現】　喘息短気、呼多吸少、動則喘息最甚だしい、語声低怯、自汗乏力、腰膝酸軟、舌淡脈弱、或喘息加劇、冷汗淋漓、肢冷面青、脉大無根。

【機理分析】　本証の原因の多くは、喘息が久病で、肺気を消耗し、久病が腎に及び、或いは労傷太過、或いは先天元気不足、老年腎気虚腎気不足に至り、納気無権を成します。

第七節　臓腑兼証　131

肺は気を主り、粛降を司ります。腎は気の根、摂納を主ります。肺腎気虚は、降納無権、気元に帰らず、故に喘息短気し、呼多吸少。動則気耗は、則ち喘息加劇。肺気虚は、則ち宗気亦微、表衛不固、故に語声低微、自汗乏力。腎気虚は、骨骼失養し、則ち腰膝酸軟を見る。舌淡、脈弱は、気虚の為です。若し腎気不足で、日に久しく傷め腎陽に及べば、腎陽衰微で脱を欲するなり、則ち喘息加劇し、冷汗淋漓、面青肢厥。虚陽外浮すれば、則ち脈大無根。本証は久病咳喘、呼多吸少、動則益々甚だしい、と肺腎気虚の表現を弁証の要点としています。

【代表方剤】 補中益気湯《内外傷弁惑論》 P386 合腎気丸《傷寒論》 P321

黄耆 甘草 人参 升麻 柴胡 橘皮 當歸 白朮 附子 桂枝

乾地黄 山茱萸 山薬 茯苓 澤瀉 牡丹皮

【参考】

胡桃肉（ことうにく）

［性味］甘温

［帰経］肺腎

［功効主治］止咳平喘、補腎填精、潤燥通便。主治腎陽虚衰、小便頻数、肺虚虚

喘咳、身体虚弱、早生白髪、腸燥便秘。

［水煎服］10g 〜 30g（3 g 〜 10g）

［効能・応用］

補腎助陽・強腰膝	青蛾丸 補骨脂 胡桃
斂肺定喘	人参胡桃湯 人参 胡桃
潤腸通便	単味或いは麻子仁、肉蓯蓉、當歸などと使用
砂淋	金銭草 鶏内金 海金砂などと使用

参考：補虚・潤腸通便には去皮、定喘止咳には不去皮で用いる。

［現代研究］

胡桃仁は、比較的多くの蛋白質及び人体に必需な不飽和脂肪酸を含有しています。能く滋養脳細胞、脳の功能を増強します。コレステロールの体内合成と排泄に影響して、動脈硬化の防止、コレステロール低

下作用があります。大量のビタミンＥを含有し、常食に用いる事が出来、皮膚の滋養光沢と弾力性に富むようになります。

［附方］

1、小便頻数：胡桃煨熱、睡眠前に温酒と一緒にかみ砕いて服す。

2、産後気喘：胡桃肉、人参各６ｇ水100ccで70ccを煮て取り服す。

3、血崩不止：胡桃肉十五枚、焼いて末に削り、空腹時に温酒で調え服す。

4、小腸気痛：各種原因から引き起こす下腹部の気竄疼痛：胡桃一枚、炭に焼き末に削る。熱酒で服す。

［実用簡方］

小便頻数：胡桃、薏苡仁各30g、蓮子15g、粳米100g、粥に煮て食す。

腰膝酸軟：胡桃30g、杜仲、補骨脂15g、桑寄生20g、水煎服。

火傷後の化膿：胡桃を黒焼きにし、削って患部に敷く。

8、肺腎陰虚証

肺腎陰虚証は肺腎の両臓の陰液虧虚、虚火内擾、肺が静粛を失い虚熱証候を示します。

【臨床表現】 咳嗽痰少、或いは痰中帯血、口燥咽干、或いは声音嘶唖、腰膝酸軟、或いは骨蒸潮熱、盗汗顴紅、形体消痩、男子遺精、女子月経不調、舌紅少苔、脈細数。

【機理分析】 本証の原因の多くは、癆虫により肺陰を傷陰し、病久しく腎に及び、或いは久病咳喘、肺陰虧損、疲労が腎に及び、或いは房労太過で腎陰を消耗し、肺金の上滋不能です。

肺腎両臓の陰液は相互に滋生して、これを「金水相生」といいます。若し肺腎陰液の虧損は、肺に在れば、則ち静粛失職し、而して咳痰痰少、腎にあれば則ち腰膝滋養を失い、故に腰膝酸軟を見る。陰虚火旺し、肺絡を灼傷し、絡傷血溢、則ち痰中に帯血を見る。虚火は咽頭蓋を熏灼し、則ち声音嘶啞、虚火は精室を擾動し、精関不固、故に遺精を見る。陰精不足し、精は血に化せず、衝任空虚、月経量少を見る。若し、虚火血に迫り妄行し、

又女子崩漏を見る。陰液既に虧し、内熱必ず生まれ、故に形体消痩、口燥咽干、骨蒸潮熱、盗汗顴紅、舌紅少苔、脉細数等陰虚内熱の象です。本証は、咳嗽少痰、腰膝酸軟、遺精、などの陰虚の症状伴って辨証の根拠とします。

【代表方剤】　八仙長寿丸《古今圖書集成醫部全録》

　　　　　　熟地黄　山茱萸　丹皮　澤瀉　茯苓　山薬　五味　麥門

　　　　百合固金湯《愼齋遺書》

　　　　　　熟地黄　生地黄　當歸　芍薬　甘草　桔梗　玄參　貝母　麦門

　　　　　　百合

9、肝火犯肺証

　肝火犯肺証は、肝経の気火が上逆して肺を犯し、肺の清粛を失った証候です。五行理論にしたがって木火刑金と称します。

【臨床表現】　胸脇灼痛、急躁易怒、頭脹頭暈、面紅目赤、煩熱口苦、咳嗽陣作、甚だしければ咳血、痰黄粘稠、舌質紅、苔薄黄、脉弦数。

　　　　　　　　　　　　　　　　　　　　　　　陣：しばらく続いている

【機理分析】　本証の多くは鬱怒が肝を傷り、気鬱化火、或いは邪熱が肝経に蘊結し、肺を上犯する。肺は粛降を主どり、肝は升発と升降に相因し、則ち気機調暢します。

　　肝経気火は上逆し肺を犯し、肺は清粛を失い、気機上逆し、則ち咳嗽陣作。津は火灼を為し、練液は痰を成し、故に痰黄粘稠。肺絡を火灼し、絡を損じ血溢れ、則ち咳血を為す。肝経の気火が内鬱し、柔順を失い、則ち脇肋灼痛、急躁易怒を見る。火邪上擾し、則ち頭暈頭脹、面紅目赤、熱蒸が胆気を上逆し、則ち口苦。舌紅、苔薄黄。脈弦数は、肝経実火内熾の証です。本証は、咳嗽、或いは咳血、脇肋灼痛、易怒、と実火内熾の証を併せて辨証の根拠とします。

【代表方剤】　龍胆瀉肝湯《醫方集解》　合瀉白散《小兒藥證直訣》

　　　　　　龍胆草　黄芩　梔子　澤瀉　木通　車前子　当帰　生地黄　柴胡

　　　　　　甘草　地骨皮　桑白皮　甘草

10、肝胃不和証

肝胃不和証は、肝気鬱滞によって胃を犯し、胃は和降を失い脘脇脹満を以って主的な証候とします。

又、肝気犯胃証、肝胃気滞証と称します。

【臨床表現】 胃脘、胸脇脹満疼痛、或いは竄痛、嘔逆噯気、呑酸嘈雑、情緒抑鬱、或いは煩躁易怒、善太息、食納減少、舌苔薄白或いは薄黄、脉弦。

【機理分析】 本証の多くは情志不舒が原因で、肝気鬱結、横逆犯胃に至ります。肝は疏泄を主り、胃は受納を主り、肝気は条達し則ち胃気を和降します。肝気鬱滞は、疏泄を失職させ、横逆犯胃、胃の和降を失い、則ち胃脘、胸脇脹満疼痛、或いは竄痛を見ます。胃気が上逆し、則ち嘔逆噯気します。肝が条達を失えば、気機鬱滞し則ち精神抑鬱します。若し気鬱化火により肝性の柔を失えば則ち急躁易怒、善太息を見ます。気火内鬱は胃を犯し、呑酸嘈雑を見ます。肝気犯胃から、胃納を失司し、故に食納減少を見ます。苔薄白、脈弦は肝気鬱結の象。若し気鬱化火なら苔薄黄、脈弦帯数を見ます。本証は胸脇、胃脘脹痛、或いは竄痛、嘔逆噯気を審証の要点とします。

【代表方剤】 柴胡疏肝散《醫学統旨》 P286

柴胡　陳皮　川芎　芍薬　枳殻　香附子　甘草

11、肝鬱脾虚証

肝鬱脾虚証は肝の疏泄失調、脾の健運失調により脇肋痛、腹脹、便溏等を主症とする証候で表されます。又肝脾不和証とも称されます。

【臨床表現】 胸脇脹痛で竄痛、善太息、情緒抑鬱、或いは急躁易怒、納呆腹脹、便溏不爽、腸鳴矢気、或いは腹痛欲瀉、瀉后痛減、或いは大便溏結不調、舌苔白、脈弦或いは緩弱。

【機理分析】 本症の多くは情志不遂、鬱怒で肝を傷り、肝は条達を失い脾土に乗じる。飲食や労倦で脾を傷り、脾は健運を失い反って肝を侮り、肝の疏泄を失調させる。

肝は疏泄を失い、経気鬱滞し、故に脇肋腸満竄痛。太息は則ち気鬱が達を得て、胸悶は舒を得て、故に善太息。気機が鬱結不暢し、則ち精神抑鬱。

第七節　臓腑兼証　135

肝は柔順の性を失い、急躁易怒を呈す。肝気横逆して脾を犯し、脾は健運を失い、則ち食滞腹脹する。気滞湿阻し、則ち便溏不利し腸鳴矢気。気滞すれば腹則痛み、便后気機は暢を得て、故に瀉后疼痛は緩解する。苔白、脈弦或いは緩弱、これらは肝鬱脾虚の証です。本証は胸脇脹痛、腹痛腸鳴、納呆便溏を辨証の根拠とします。　　竄痛：痛みが出たり、引っ込んだりする。

【代表方剤】　逍遙散《太平恵民和剤局方》　P318

　　　　甘草　當歸　茯苓　芍藥　白朮　柴胡　薄荷

　　　柴胡疎肝散《醫学統旨》　P286

　　　　柴胡　陳皮　川芎　芍藥　枳殼　香附子　甘草

　　　痛泄要方《丹渓心法》　P359

　　　　炙白朮　炙芍薬　炙陳皮　防風

【参考】

　　「肝は疏泄を主る。疎は通の意味。泄は散の意味。疏泄は、「通じながら散らばす」の意味。古人は肝気の疏泄を樹木の生長が盛んで根や枝を条達させる現象に例えており、柔和で舒暢（のびやか）な生理状態を表している。肝の疏泄作用は主に気機の調暢に関与している。肝気は疏泄を通じて全身の気機を昇発・通達・舒暢にし、臓腑・気血・經絡・器官の活動を伸びやかにする。」

12、肝腎陰虚証

　肝腎陰虚証は肝腎陰液の不足により、陰は陽を抑制できなく、虚熱が内擾を表現とする証候です。三焦辨証の下焦病症に属します。

【臨床表現】　頭暈目眩、耳鳴健忘、口燥咽干、失眠多梦、脇痛、腰膝酸軟、五心煩熱、盗汗顴紅、男子遺精、女子月経量少、舌紅少苔、脈細而数。

【機理分析】　本証の多くの原因は久病失調、陰液虧虚、或いは情志内傷が原因で、陽亢が耗陰し、或いは房事不節が原因で腎陰の精が耗損し、或いは温熱病が日に久しく、肝腎の陰液が略奪され、皆肝腎陰虚に到る。

　肝腎陰虧、水は木を涵さず、肝陽が上擾し則ち頭暈目眩をみる。腎の陰精不足は、耳の充養を失い則ち耳鳴。髄海不足は則ち健忘。腰膝が滋養を失

えば則ち腰膝酸軟。陰虚失潤は、虚火を内に盛んにし、故に五心煩熱、口燥咽干、盗汗顴紅、舌紅少苔、脉細数をみる。この外、肝腎陰虚は肝經絡を失養し、脇肋の隠痛をみる。虚火が上擾すれば心神不安、故に失眠多梦。虚火が精室を擾動すれば精関不固で遺精をみる。陰虧不足は、衝任を失充し、則ち女子月経量少をみる。本証は腰膝酸軟、脇痛、耳鳴遺精、眩暈と併せて虚熱の症状を辨証の根拠とします。　　　　　　　涵す：ひたす

【代表方剤】　一貫煎《續名醫類案》　P217

　　　　生地黄　北沙參　當歸　麥門　枸杞子　川楝子

　　　六味地黄丸加黄柏知母方《醫方考》　P408

　　　　熟地黄　山茱萸　山薬　牡丹皮　茯苓　澤瀉　黄柏　知母

　　　大補丸《丹渓心法》　P354

　　　　黄柏　知母　熟地黄　亀板

　　　杞菊地黄丸《麻疹全書》　P275

　　　　熟地　丹皮　白菊花　茯苓　萸肉　枸杞子　淮薬　澤瀉

13、脾腎陽虚証

　脾腎陽虚は脾腎の陽気不足により温化が失極し、泄瀉或いは水腫を主症とする虚寒の証候です。

【臨床表現】　面色㿠白、畏寒肢冷、腰膝或いは下腹冷痛し、久瀉久痢止まらず。或いは五更泄瀉、完穀不化、糞質清冷、或いは面浮身腫、小便不利、甚だしければ鼓の如く腹脹し、舌質淡胖、舌質白滑、脈沈遅無力。

【機理分析】　本証の多くは脾腎の久病が気を消耗し陽を傷り、或いは久泄久痢、或いは水邪が久しく留まり、以って腎陽虚衰し脾陽を温養不能に到ります。或いは脾陽虚久しく腎陽を充養出来なくて、最終的に脾腎陽気倶に傷と成ります。

　脾は運化を主り、腎は二便を司ります。脾腎陽虚は、運化と水穀の精微を吸収及び二便の排泄効能失職により、久泄久痢して止まらずをみます。虎（三～五時）と卯（五～七時）が交わり、陰気が極盛し陽気が未だ戻らず、故に黎明前に泄瀉する。これを「五更時泄瀉」と称する。甚だしければ則

第七節　臓腑兼証　137

ち泄は、未消化の穀物が交じった清冷水液を下す。腎陽虚は、水液を温化
することなく皮膚に泛溢し面浮身腫をみる。膀胱の気化が失職すれば、故
に小便短少。土が水を制せなければ、反ってその克を受け、則ち鼓の如く
腹脹す。腰膝は温養を失い、故に腰膝冷痛。陽虚陰寒が内盛し、気機凝滞
すれば、故に下腹冷痛する。面色㿠白、形寒肢冷、舌質淡胖白滑、脈沈遅
無力は、均しく陽虚で温運を失い、水寒の気が内停した証候です。本証は
瀉利浮腫、腹痛冷痛と、虚寒の証を併せて辨証の根拠とします。

【代表方剤】　真武湯《傷寒論》　P325　合参苓白朮散《太平惠民和劑局方》　P327

　　　　茯苓　芍藥　生姜　白朮　附子　蓮子肉　薏苡仁　縮砂仁　桔梗

　　　　白扁豆　白茯苓　人参　甘草　白朮　山藥

　　　実脾飲《巖氏濟生方》　P298

　　　　厚朴　白朮　木瓜　木香　草果仁　大腹子　附子　白茯苓　乾姜

　　　　炙甘草

【臓腑兼証：模擬試験】

1、心腎不交証の臨床表現は、（　　　　　）、驚悸多梦、頭暈耳鳴、健忘、
（　　　　　）、或いは遺精、（　　　　　）、或いは潮勢盗汗、口咽乾燥、舌紅少
苔或いは無苔、脉細数。

2、心腎陽虚証の臨床表現は、（　　　　　）、形寒肢冷、肢体（　　　）、小便
（　　　）、神疲乏力、甚だしければ則ち唇甲青紫。舌質淡暗青紫、苔白滑、脉
沈細微。

3、心肺気虚証の臨床表現は、（　　　　　）、（　　　　　）、動則尤も甚だしい、
吐痰清稀、頭暈神疲、語声（　　　）、自汗乏力、面色淡白、舌淡苔白、或唇
舌淡紫、脉沈弱或いは結代。

4、心脾両虚証の臨床表現は、（　　　　　）、（　　　　　）、頭暈健忘、食欲
（　　　）、腹脹（　　　）、倦怠乏力、面色萎黄、或皮下（　　　）を見ます。女子
の月経（　　　　　）、淋漓不尽、舌質淡嫩、脉細弱。

5、心肝血虚証の臨床表現は、（　　　　　）、（　　　　　）、頭暈目眩、両目
（　　　）、視物模糊、或いは肢体（　　　）、震顫拘攣、或いは女子月経量少色淡、
甚則経閉、面白無華、爪甲不栄、舌質淡白、脉細。

6、脾肺気虚証の臨床表現は、（　　　　　）、腹脹（　　　）、久咳不止、（　　　）
而喘、声低（　　　）、乏力少気、或いは吐痰清稀而多、或いは面浮肢腫、面
白無華、舌質淡、苔白滑、　脉細弱。

7、肺腎陰虚証の臨床表現は、（　　　　　）、或いは痰中（　　　）、口燥咽干、
或いは声音嘶唖、（　　　　　）、或いは骨蒸潮熱、盗汗顴紅、形体消痩、男子
遺精、女子月経不調、舌紅少苔、脉細数。

8、30歳女性、月経量少、色淡質稀三月、面色無華、乏力身倦、食少腹脹、
心悸失眠、舌淡。最もよい診断はどれですか？
A、心脾両虚　B、気不統血証　C、脾不統血証　D、心肝血虚証　E、血
虚証

9、久病咳喘、乏力気短、自汗耳鳴、舌淡脈弱。最もよい診断はどれですか？

A、肺気虚証　　B、腎気不固証　　C、腎陽虚証　　D、脾肺気虚証

E、肺腎気虚証

10、肝火犯肺証の臨床表現は、（　　　　　　　）、急躁易怒、頭脹頭暈、面紅目赤、灼熱口苦、咳嗽陣作、甚だしければ（　　　）、痰黄粘稠、舌質紅、苔薄黄、脉象弦数。

11、肝胃不和証の臨床表現は、胃脘、脇肋（　　　　　　　）、或いは竄痛、嘔逆噯気、（　　　　　）、（　　　　　　）、或いは煩躁易怒、善多息、食納減少、舌苔薄白或いは薄黄、脉弦。

12、肝腎陰虚証の臨床表現は、頭暈目眩、（　　　　　　　）、口燥咽干、失眠多夢、脇痛、（　　　　）、五心煩熱、（　　　　　　　）、男子（　　　）、女子月経量少、舌紅少苔、脈細而数。

13、下痢が半年余り続いている。面色無華、形寒肢冷、腰酸、下肢冷痛、舌淡胖、苔白滑、脈沈細。この診断はどれでしょう？

　　A、腎陽虚　　B、寒湿困脾　　C、腎気不固　　D、脾腎陽虚証　　E、脾陽虚証

14、肝胃不和証の診断にない症状はどれでしょう？

　　A、呃逆噯気　　B、脇肋脹痛　　C、胃脘脹痛　　D、善太息　　E、大便稀溏

15、下記の臓腑兼証で存在しないのはどれでしょうか？

　　A、脾胃陽虚証　　B、心肝陽虚証　　C、心腎陽虚証　　D、脾腎陽虚証　　E、心脾両虚証

16、心腎不交証の臨床表現は？

17、肝胃不和証と肝鬱脾虚証を説明しなさい。

18、43歳女性最近二ヶ月心悸で悩んでいる。三年前より浮腫が出て来た。面色皎白、身倦乏力、少気懶言、形寒肢冷、心悸、面目、下肢浮腫、これを按じれば陥凹、腰膝酸冷、小便短少、舌質淡胖、苔白滑、脈沈遅而細。

　　この医案を診断し方剤を提案しなさい。

19、63歳男性の腹痛。大便溏結不調、腸鳴矢気、矢気痛減、納呆、脇肋脹痛、苔白、脈弦。

　　この医案を診断し方剤を提案しなさい。

20、肝鬱脾虚証と肝胃不和証の臨床表現の異なる点と同じ所は何ですか？

21、腎虚証を有する臓腑兼証を全て答えなさい。またその辨証の要点を説明しなさい。

【臓腑兼証：解答】

1、心煩少寐、腰膝酸軟、五心煩熱　　　2、心悸怔忡、浮腫、不利

3、胸悶心悸、咳喘気短、低怯

4、心悸怔忡、失眠多梦、不振、便溏、出血、血量少色淡

5、心悸健忘、失眠多梦、干渋、麻木　　　6、食欲不振、便溏、気短、懶言

7、咳嗽痰少、帯血、腰膝酸軟　　　8、A　　　9、E　　　10、脇肋灼痛、咳血

11、脹満脹痛、呑酸嘈雑、情緒抑鬱　　　12、耳鳴健忘、腰膝酸軟、盗汗顴紅、遺精

13、D　　14、E　　15、B

16、心煩失眠、悸怯多梦、頭暈耳鳴、健忘、腰膝酸軟、或遺精、五心煩熱、或盗汗潮熱、
　　口咽乾燥、舌紅少津少苔、脉細数等。

17、肝胃不和証は、肝気鬱滞し、横逆犯胃、胃の和降を失う、脘脇脹満の表現を以って主の証候とします。肝鬱脾虚証は、肝の疏泄を失い、脾の健運を失調、脇肋脹痛、腹脹、便溏等を主の証候とします。また、肝脾不和証と称します。

18、主訴　動悸

　　辨証　面色皎白、身倦乏力、少気懶言、形寒肢冷、心悸、面目、下肢浮腫、按時
　　　　　陥凹、腰膝酸冷、小便短少、舌質淡胖、苔白滑、脈沈遅而細。

　　　　　腎陽虚水泛証　病久及腎、腎陽虚衰、気化失極、水湿泛溢

　　治法　温陽利水

　　方剤　真武湯

19、主訴　腹痛

　　辨証　大便溏結不調、腸鳴矢気、矢気痛減、納呆、脇肋脹痛、苔白、脈弦。

　　　　　肝脾不和証

治法　疏肝理気健脾

方剤　逍遙散

20、二者には、同じように脇肋脹満竄痛、善太息、情志抑鬱或急躁易怒、脈弦等の肝の疏泄作用を失調した症がある。二証の違点は、肝鬱脾虚証は、納呆腹脹、便溏不爽、腸鳴矢気、或腹痛欲瀉、瀉後痛減、大便溏結不調、苔白、脈弦或緩弱等の脾の健運失調の証候がある。肝胃不和証は、胃脘脹痛、呃逆噯気、納少、苔薄白或薄黄、脈弦等、胃の和降失調の証候があります。

21、心腎不交証、心腎陽虚証、脾腎陽虚証、肝腎陰虚証、肺腎陰虚証、肺腎気虚証。

心腎不交証は、驚悸失眠、多夢遺精、腰膝酸軟と陰虚証を併せて辨証の要点とします。心腎陽虚証は、心悸怔忡、肢体浮腫と陽虚証を併せて辨証の要点とします。

脾腎陽虚証は、瀉痢浮腫、腰膝酸軟冷痛と陽虚証を併せて辨証の要点とします。

肝腎陰虚証は、腰膝酸軟、脇痛、耳鳴遺精と陰虚証を併せて辨証の要点とします。

肺腎気虚証は、咳喘、呼多吸少、動則益甚と気虚証を併せて辨証の要点とします。

肺腎陰虚証は、咳嗽少痰、腰膝酸軟、遺精と陰虚証を併せて辨証の要点とします。

142

第八節　六経辨証

六経辨証について

　　六経辨証とは、外感病を発生し発展する過程の中で不同の証候を表していま
す。また陰陽の総綱です。三陽病（太陽病、陽明病、少陽病）、三陰病（太陰病、
少陰病、厥陰病）の両方を大きく分類し、邪生の闘争関係、病変部位、病勢の
進退緩急等の方面から外感病の各段階の病変の特徴をはっきりさせて述べてい
ます。併せて治療における一種の辨証方法を指導を為しています。

　　六経辨証の論治方法は、後漢の張仲景が《傷寒論》に著し、《素問・熱論》に
ある「傷寒になりますと、一日目は足の太陽膀胱経が病を受けます。ですから
その経脈の流注する頭項が痛んで腰脊が強ばります。二日目は、足陽明胃経が
病を受けます。この経脈は肌肉を司ります。その経脈は鼻の両側を通り目に連
絡していますから、身体中が熱して、目が疼み、鼻が乾いて、苦しいので横に
なっていることができません。三日目は、足少陽胆経が病を受けます。この経
脈は胆の経脈でありまして、脇をめぐり耳に連絡しておりますので、胸や脇が
痛んで耳が聞こえなくなります。これら三つの陽経脈が病を受けて、まだ邪気
が経脈に宿ってそれぞれの腑に侵入していなければ、発汗して治すことが出来
ます。四日目は、足の太陰脾経が病を受けます。この経脈は胃の中に広がり、
のどに連絡しておりますから、腹がいっぱい詰まってのどが渇きます。五日目
は、足少陰腎経が病を受けます。この経脈は腎を貫いて肺に連絡して、舌の根
本につながっていますので、口がからからになり、舌が乾いてきて水を欲しが
ります。六日目は、足の厥陰肝経が病を受けます。この経脈は生殖器を循って

第八節　六経辨証　143

肝にまといつきますので、胸がいっぱいになって苦しく、陰嚢が縮みあがります。」という認識を基礎として、外感病の臨床的病変の特徴を総括して、中医臨床辨証を創始した。そして後世の様々な辨証方法を形成する基礎を定めた。

六経辨証は經絡、臓腑病理変化を反映しています。《霊枢・海論》に云う。「夫十二経脈の者、内は臓腑に属し、外は肢節に絡う」。傷寒病の発生は、其の人体が六淫中の風寒の邪を受け、皮毛腠理から始まり段々と経絡を循る。表より裏に及び、伸展して臓腑に転じる。このため、その病理変化は、病邪は膚表経絡に浅く在り、則ち表証の表現です。若し寒邪が裏に入り熱に化すれば、則ち裏の実熱証に転じる。而して正虚陽衰の状況下では、寒邪は三陰経を犯しやすく、一系列の陽虚裏寒の病理変化を出現します。

六経病症の臨床表現は、均一な経絡と臓腑病変をその病理基礎とします。その中には、六腑の病変の基礎からの三陽病証。五臓の病変の基礎からの三陰病証があります。このため、六経辨証の応用は、外感熱病に限らず、また内傷雑病にも用いられます。ただその重点は外感風寒が引き起こす一系列の病理変化から規律的に伝変することを分析しているため、内傷雑病の臓腑辨証を完全に行う事は出来ません。

1、太陽病証

太陽は表を主どり、諸経の籬（まがき）です。

太陽経脈は項背を循行し、営衛の気を統摂します。太陽の腑は、水液を貯蔵する膀胱で、経気を化して小便排出します。風寒は人体に侵襲し、多くは先ず体表に及んで傷り、正邪抗争は膚表の浅い所において証候を表現される、即ち太陽経証で、傷寒の初期段階です。若し太陽経病が癒えなければ、病邪は経を循り腑に入り、太陽腑証を発生させます。腑証は蓄水、蓄血の分を有します。

（1）太陽経証

太陽経証は風寒の邪が人体の肌表を侵犯し、正邪抗争し、営衛の和みを失った証候の表現です。太陽経証は傷寒病の初期段階です。

【臨床表現】 悪寒、頭項強痛、脉浮。

【機理分析】　本証は風寒外邪が太陽経を侵犯したからです。

　　風寒は表を束ね、衛陽が押さえきらず、肌腠は温煦を失い故に悪風寒する。足の太陽経脈は頭項から背部を下行する。太陽経が邪を受ければ、経気不利し、気血運行の阻を受け、則ち頭項及び背部に作痛する。正邪抗争は太陽膚表なので脈気鼓動は外、故に脈浮となす。

　　上述の表現は太陽病の主症主脈で、病程に長短あっても論無く、ただ此病にこの脈あれば、則ち太陽病と辨じられます。

　　太陽経証は病人の感受した邪気は不同で、体質にも関係せず、しかし太陽中風証と太陽傷寒証には分けられます。

1、太陽中風証　　太陽中風証は風邪を主として風寒の邪が太陽経脈を侵犯し衛強営弱の証候の表現を示します。

【臨床表現】　発熱、悪風、汗出、脈浮緩、或いは鼻鳴、乾嘔を見る。

【機理分析】　衛は陽、営は陰、風寒の外邪は風邪を以って主となし太陽経を侵犯する。衛が邪を受けると陽浮となり、外での邪争は発熱する。風性は開泄し、以って衛外不固、営は内を守れず則ち汗出。此の意味は、「陽浮の者は、熱自ら発し、陰弱の者は、汗自ら出る」よって汗出、腠理疏鬆で悪風します。若し外邪が肺胃に及んで侵犯すれば肺気が失宣し鼻鳴、胃気が失降し乾嘔する。本証は悪風、汗出、脈浮緩を辨証の根拠とします。

2、太陽の傷寒証　　太陽の傷寒証は寒邪を以って主となし風寒の邪が太陽経脈を侵犯し衛陽が押さえきらず営陰鬱滞の証候の表現です。

【臨床表現】　悪寒、発熱、頭項強痛、身体疼痛、無汗而喘、脈浮緊。

【機理分析】　風寒外邪は寒邪を主と為し太陽の表を侵犯します。衛陽が抑さえきれず肌膚は温煦を失い、則ち悪寒を見ます。寒邪は表を鬱滞させ衛陽は抗邪に奮起し、正邪抗争し故に発熱します。衛陽は抑さえきれず脈中営陰が鬱滞し、筋骨は温養を失い故に頭身疼痛します。寒性は陰を凝滞させ肌腠を密に到らせ玄府開かず故に無汗。寒邪は凝束し正気は抗邪し故に脈浮緊。寒邪は束表し肺気を失宣し則ち呼吸喘促する。本証は無汗、身痛、

第八節　六経辨証　145

悪寒、脉浮緊を以って辨証要点とします。

（2）太陽腑証

　太陽腑証は太陽証が解さず、病邪が太陽の表から内の膀胱腑に伝わった証候の表現です。病機の根拠は不同ですが、太陽蓄水証と太陽蓄血証に分けられます。

1、太陽蓄水証　太陽蓄水証は太陽経証が解さず、邪と水が結び、膀胱の気化不利で、水液が停留した証候の表現です。

【臨床表現】　発熱、悪寒、小便不利、少腹満、消渇、或いは水を飲めば即吐す、脉浮或いは浮数。

【機理分析】　太陽経証が不解で、故に発熱、悪寒、脉浮などの表証があり、邪熱が内の膀胱の腑に転じて、気化功能が失職し、邪と水が結び、水液停留し、故に小便不利、少腹満を見る。水停し気は津を化せず、津液は上承不能で、故に渇して飲水を欲す。若し多飲は胃に水停し胃は和降を失い飲入すれば即吐する。本証は太陽経証と小便不利、少腹満を併せて辨証の要点とする。

2、太陽蓄血証　太陽蓄血証は太陽経証が解さず、邪熱内停し、少腹において血と相結した証候の表現です。

【臨床表現】　少腹急結或いは鞕満、小便自利、狂の如く或いは発狂し、善忘、大便色漆の如く黒、脉沉渋或いは沉結。

【機理分析】　太陽経証治らず、邪熱経に随って内に転じ、血と相結し瘀熱下焦少腹に結び、故に少腹急結、甚だしければ則ち鞕満し瘀熱内結し、心神を上擾し、故に狂の如く神志錯乱し、甚だしければ則ち発狂する。善忘などを以って症とする。病は血分にあり、未だ膀胱気化作用に影響なく故に小便自利する。瘀血は大便に随って下降し出て、則ち大便は漆の如く黒色。脉沉渋或いは沉結。その原因は瘀熱阻滞し脉道不利ということになります。本証は少腹急結、小便自利、その人狂の如くなどを以って辨証の根

拠とします。

【参考】 神奈川中医学研究會篇引《傷寒論語釈》

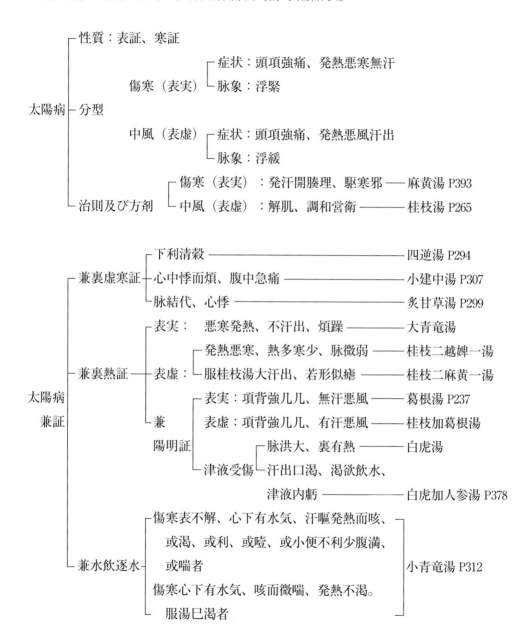

第八節 六経辨証 147

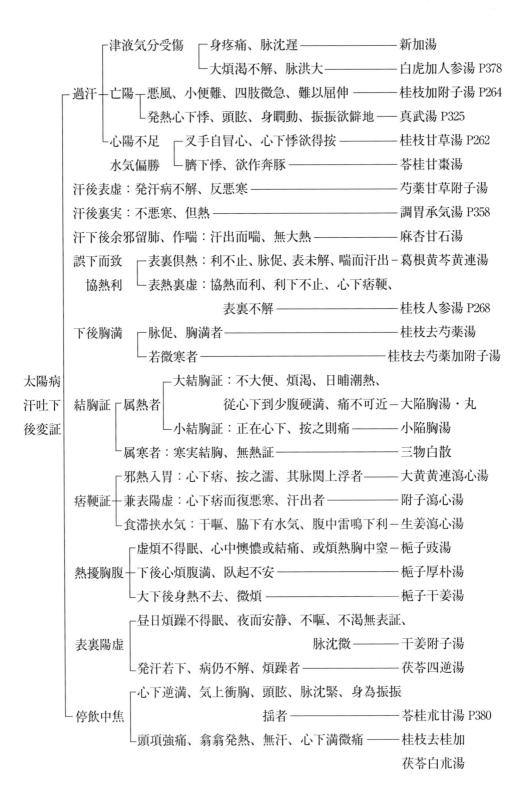

太陽病
火逆証
─ 焼針煩躁 ──────────────── 桂枝甘草龍骨牡蛎湯 P262
─ 焼針令其汗、針処被寒、核起而赤、発奔豚 ─── 桂枝加桂湯
─ 火刧亡陽驚狂、臥起不安 ────────── 桂枝去芍薬加蜀漆牡蛎
　　　　　　　　　　　　　　　　　　　　　　龍骨救逆湯
─ 傷寒八九日、下之胸満煩驚、小便不利、譫語
　一身尽重、不可転側 ─────────── 柴胡加龍骨牡蛎湯 P282

太陽病
雑証
蓄血証
─ 太陽病不解、熱結膀胱、其人如狂、少腹急結 ─── 桃核承気湯 P361
─ 太陽病脉微而沈、反不結胸、其人発狂、少腹鞕満或
　身黄、脉沈結、少腹鞕小便自利、其人如狂 ──── 抵当湯
─ 傷寒有熱、少腹満、小便反利 ───────── 抵当丸

蓄水証
─ 発汗後、大汗出、胃中干、煩躁不得眠、欲得飲水、
　脉浮小便不利、微熱消渇、或心下痞、渇而口煩躁、
　小便不利、或傷寒汗出而渇、水逆証 ────── 五苓散 P279
─ 傷寒汗出而不渇 ──────────── 茯苓甘草湯 P380
─ 病在陽、反以冷水潠之、若灌之、熱被刧、彌更益煩、
　肉上粟起、意欲飲水反不渇者 ──────── 文蛤散

熱入血室
─ 婦人中風、七八日續得寒熱、発作有事、經水適断、
　如瘧状 ───────────────── 小柴胡湯 P308
─ 婦人中風、発熱悪寒、経水適来、得之七八日、熱除
　而脉遲身涼、胸脇下満、如結胸状、譫語者 ─── 刺期門
─ 婦人傷寒発熱、経水適来、昼日明瞭、暮則譫語、
　如見鬼状 ──────────── 治之无犯胃気及上二焦必自愈

太陽病
辨類似証
似風湿証
─ 風湿相搏、身体疼煩、不能自転側、脉浮虚而渋 ── 桂枝附子湯 P264
─ 風湿相搏、骨節疼煩、掣痛不得屈伸、近之則痛劇、
　汗出短気、小便不利、悪風不欲去衣、或身微腫者－甘草附子湯

懸飲
─ 太陽中風、下利嘔吐逆、其人漐漐汗出、発作有事、頭痛、
　心下痞鞕満、引脇下痛、汗嘔短気、汗出不悪寒 ── 十棗湯 P306

胸有寒痰
─ 病如桂枝証、頭不痛、項不強、寸脉微浮、胸中痞鞕、
　気上衝咽喉不得息 ──────────── 瓜蒂散

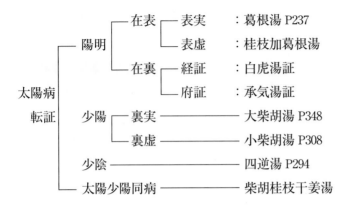

2、陽明病証

　陽明病証は、傷寒病の発展の過程中、陽熱亢盛し胃腸燥熱の証候です。その性質は裏実熱証に属します。邪正抗争の極期のステージです。

　【臨床表現】　身熱、不悪寒、反悪熱、汗自出、脉大。

　【機理分析】　本証の多くは太陽経証解さず、内に伝じて陽明化熱を成し、或いは少陽病が治さず邪熱が伝じて陽明に入り、或いは素体陽盛で、初めて外邪を感受して裏に入り化熱することによります。

　陽明病の主要病機は「胃家実」です。胃家は胃と大腸を包括します。実は、邪気亢盛を指します。陽明は、多気多血の経です。陽気旺盛で邪が陽明に入れば最も化燥化熱しやすくなります。裏熱熾盛は、外を蒸騰し、故に身熱を見る。津迫り外泄すれば則ち汗自出。表邪は已に裏に入り化熱し、陽明の邪熱は旺盛になり、故に不悪寒、反って悪熱する。熱盛は気湧き、脈道旺盛で故に脉大、かつ鼓指有力となります。

　陽明病証は、陽明経証と陽明腑証を分けられます。

（1）陽明経証

陽明経証は邪熱亢盛で陽明の経が溢れかえり、全身に広がり、腸中に燥屎内結のない証候の表現です。

【臨床表現】　身大熱、汗大出、口大喝引飲、或いは心煩躁擾、喘に似て気粗、面紅、苔黄燥、脈洪大。

【機理分析】　邪が陽明に入り、化熱化燥し陽明経に溢れかえり、全身に広がり、故に身大熱する。邪熱熾盛は、津迫り外泄し、故に汗大出。熱盛は傷津し、かつ汗出も又津液を傷り、故に口大いに乾き引飲。邪熱上擾して心神不安、則ち心煩躁擾を見る。気血が顔に湧盛して故に面赤。熱肺に迫り、呼吸不利、故に喘に似て気粗。脈洪大有力、苔黄燥は陽明裏熱熾盛の象です。本証は大熱、大汗、大喝、脈洪大を以って辨証の根拠とします。

（2）陽明腑証

陽明腑証は陽明之裏にて邪熱内盛し、腸中で糟粕相い搏ち、燥屎内結する証候の表現です。

【臨床表現】　日晡潮熱、手足濈然汗出、臍腹脹満疼痛、痛而拒按、大便秘結不通、甚だしければ神昏譫語、狂乱、不得眠、舌苔黄厚乾燥、或いは芒刺を起こし、甚だしければ苔焦黒燥裂、脉沈実或いは滑数に至る。

【機理分析】　陽明経気は日晡に旺盛になる。四肢は陽明の気を受け、腸腑実熱が広がり、故に日晡潮熱、手足濈然と汗出。邪熱と糟粕は腸中で結び、腑気不通し、故に臍腹脹満而痛、大便秘結します。邪熱は心神に上擾、則ち昏譫し、甚だしければ狂乱不安となる。苔黄燥で芒刺、或いは焦黒燥裂は、燥熱内結して津液を略奪した故である。邪熱亢盛、また有形の邪が壅滞すれば、気機不暢故に脈気不利故に脈来遅慢有力、若し邪熱が迫急であれば則ち脈滑数。本証は潮熱汗出、腹満疼痛、大便秘結、苔黄燥、脈沈実等を辨証の要点とします。

【参考】 神奈川中医学研究會篇引《傷寒論語釈》

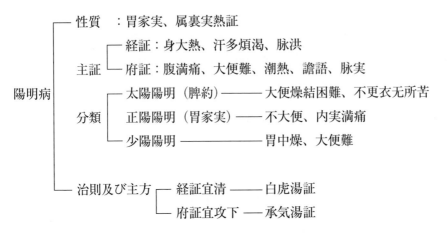

陽明病 ─┬─ 性質：胃家実、属裏実熱証
├─ 主証 ─┬─ 経証：身大熱、汗多煩渇、脉洪
│   └─ 府証：腹満痛、大便難、潮熱、譫語、脉実
├─ 分類 ─┬─ 太陽陽明（脾約）──── 大便燥結困難、不更衣无所苦
│   ├─ 正陽陽明（胃家実）── 不大便、内実満痛
│   └─ 少陽陽明 ─────── 胃中燥、大便難
└─ 治則及び主方 ─┬─ 経証宜清 ── 白虎湯証
                 └─ 府証宜攻下 ── 承気湯証

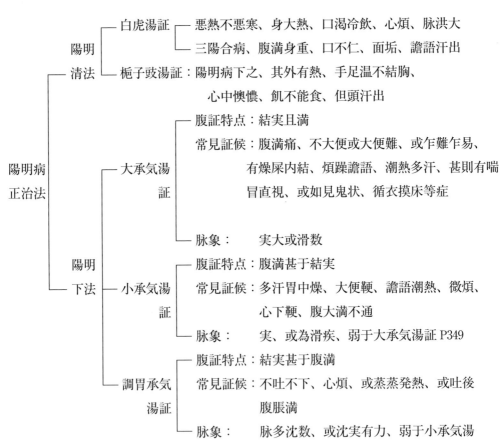

陽明病正治法 ─┬─ 陽明清法 ─┬─ 白虎湯証 ─┬─ 悪熱不悪寒、身大熱、口渇冷飲、心煩、脉洪大
              │   │   └─ 三陽合病、腹満身重、口不仁、面垢、譫語汗出
              │   └─ 梔子豉湯証：陽明病下之、其外有熱、手足温不結胸、
              │   心中懊憹、飢不能食、但頭汗出
              └─ 陽明下法 ─┬─ 大承気湯証 ─┬─ 腹証特点：結実且満
                            │   ├─ 常見証候：腹満痛、不大便或大便難、或乍難乍易、
                            │   │   有燥屎内結、煩躁譫語、潮熱多汗、甚則有喘
                            │   │   冒直視、或如見鬼状、循衣摸床等症
                            │   └─ 脉象：　実大或滑数
                            ├─ 小承気湯証 ─┬─ 腹証特点：腹満甚于結実
                            │   ├─ 常見証候：多汗胃中燥、大便鞕、譫語潮熱、微煩、
                            │   │   心下鞕、腹大満不通
                            │   └─ 脉象：　実、或為滑疾、弱于大承気湯証 P349
                            └─ 調胃承気湯証 ─┬─ 腹証特点：結実甚于腹満
                                              ├─ 常見証候：不吐不下、心煩、或蒸蒸発熱、或吐後
                                              │   腹脹満
                                              └─ 脉象：　脉多沈数、或沈実有力、弱于小承気湯

152

陽明潤導法 ┬ 麻子仁丸証 ┬ 症状：小便数、大便鞕
　　　　　 │　　　　　 └ 脉象：浮而渋
　　　　　 └ 蜜煎導法：　津液内竭、欲大便而難出

陽明病
兼証

兼表証 ┬ 有汗 ── 桂枝湯証 ┬ 脉遅汗出多、微悪寒、表未解
　　　 │　　　　　　　　　 └ 汗出又発熱、如瘧状
　　　 └ 無汗 ── 麻黄湯証 ┬ 脉浮無汗而喘
　　　　　　　　　　　　　 └ 陽明病、外不解、脉但浮无余症

兼半表
半裏証 ┬ 陽明潮熱、大便溏、小便自可、胸脇満不去者
小柴胡湯証 ├ 陽明脇下鞕満、不大便而嘔、舌上白苔者
　　　　 └ 陽明中風、外不解、病過十日、脉續浮者

兼裏寒 ┬ 四逆湯証 ┬ 陽明病、若中寒者、不能食、小便不利、
　　　 │　　　　　│ 手足濈然汗出、此欲作固瘕
　　　 │　　　　　└ 脉浮遅、表熱裏寒、下利清穀
　　　 └ 呉茱萸湯証 ── 胃中寒冷、食穀欲嘔

誤用攻
下変証

┬ 熱邪陥上焦：　陽明病下之、其外有熱、手足温、不結胸、心中懊憹、
│　　　　　　　飢不能食、但頭汗出 ─────── 梔子豉湯
├ 熱邪陥中焦：　熱結在裏、表裏倶熱、時時悪風、大渇、舌上干燥而煩、
│　　　　　　　欲飲水数升者 ─────── 白虎加人参湯 P378
├ 熱邪陥下焦：脉浮発熱、渇欲飲水、小便不利 ── 猪苓湯 P358
└ 太陽病誤下、渇欲飲水 ─────────── 五苓散 P279

┬ 有表証未解者
├ 心下鞕満
├ 嘔多
├ 胃中虚冷
├ 大便先鞕後溏、不転矢気
├ 津液内竭
├ 三陽合病
└ 面合色赤、由于熱鬱于經者

```
┌─ 蓄血：　陽明病喜忘、屎鞕、大便反易而色黒、或見脉数、消穀善飢、六七日
│　　　　不大便、内有瘀血 ──────────────── 抵当湯
│　熱入血室：　下血譫語、但頭汗出 ──────── 刺期門
│　　　　　　　　　　陽明病、但頭汗出、剤頸而還、小便不利、
│　　　　　　　┌─ 湿熱 ─┌─ 渇引水漿者。或傷寒七八日、身黄如橘子色、小便不利、
│　　　　　　　│　　　　　小便不利、腹微満 ─────── 茵蔯蒿湯 P220
├─ 黄疸 ─────┤　　　　　├─ 傷寒瘀熱在裏、身必黄 ── 麻黄連軺赤小豆湯
│　　　　　　　│　　　　　└─ 傷寒身黄発熱 ──────── 梔子柏皮湯
│　　　　　　　└─ 寒湿：　傷寒発汗已、身目為黄、寒湿在裏不解 ── 寒湿中求之
```

3、少陽病証

　少陽病証は邪が少陽胆腑を犯し、枢機不運（すうき）、経気不利の証候の表現です。また少陽の半表半裏証と称します。

【臨床表現】　口苦、咽干、目眩、寒熱往來、胸脇苦満、黙々飲食を欲せず、心煩喜嘔、脈弦。

【機理分析】　本証の多くは太陽経証不解の為に、邪が半表半裏の少陽部位に伝わり引き起こされる。亦厥陰病が少陽に転出からも成されます。邪正は半表半裏の間で相いに争い、邪は表に出でて陽と争い、正が勝てば則ち発熱します。邪が裏に入り陰と争い邪が勝てば則ち悪寒する。故に寒熱往來を見る。痰熱上炎すれば則ち口苦。灼津すれば則ち咽干。邪熱は空竅を上擾して故に頭目昏眩。邪が少陽をふさぎ、経気不利、故に胸脇苦満。若し胆熱胃をかき乱し、胃は和降を失い、則ち黙々として飲食を欲せず、欲嘔を見る。胆熱は心をかき乱し則ち心煩。脈弦は肝胆が病を受けた証。本証は寒熱往來、胸脇苦満、脈弦等を辨証の根拠とします。

154

【参考】 神奈川中医学研究會篇引《傷寒論語釈》

少陽病
- 性質： 半表半裏、熱証
- 証状： 1．主証：往来寒熱、胸脇苦満、心煩喜嘔、口苦咽干、目眩
  2．或有証　目赤、胸中満而煩、頭痛発熱、両耳無所聞
- 脉象： 弦細
- 伝変証
  - 伝変来源：太陽
  - 症状：往來寒熱、脇下鞕満、乾嘔不能食
  - 脉象：沈緊
- 治則： 和解少陽、禁吐禁下禁汗
- 主方： 小柴胡湯 P308
- 治療禁忌：汗、吐、下、温針

4、太陰病証

　太陰病は、多くの原因が脾陽虚衰、寒湿内生の証候の表現です。太陰病は三陰病の軽浅な段階です。この病変の特徴は、虚寒証です。

【臨床表現】　腹満而吐、食下らず、自利、口不渇、時に腹自痛し、四肢温まらず、脈沈緩而弱。

【機理分析】　此症は、三陽病の治療が出来ず、脾陽を損傷して起こります。また、風寒の邪が直接侵犯してことにより起ります。

　脾陽虚衰、寒湿内生し、気機阻滞する、故に腹満時に痛む。脾が健運を失えば則ち食納減少する。寒湿下注則ち下利。寒湿が胃を犯せば、胃は和降を失い、故に嘔吐を見る。陽虚で気弱は温煦を失い、故に四肢不温。鼓動无力は、故に脈沉緩而弱。本症は腹満時に痛み、自利、口不渇等の虚寒の証を辨証の要点とします。

第八節　六経辨証　155

【参考】 神奈川中医学研究會篇引《傷寒論語釈》

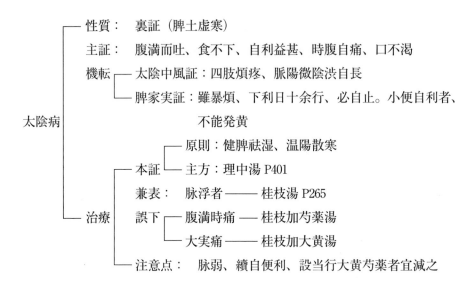

5、少陰病証

少陰病は傷寒六経病変発展の過程の後期で、全身性の陰陽衰弱の証候の総括です。病位は主に心腎にあり、臨床は脈微細、但寐るを欲すを主要脈症とします。

少陰病は陰寒化と陽熱化の二種類があります。

（1）少陰寒化証

少陰寒化証は少陰陽気虚衰、病邪が内に入り陰寒に化する。陰寒独盛の虚寒証候の表現です。

【臨床表現】 無熱悪寒、脈微細、但寐(いね)んと欲す、四肢厥冷、下利清穀、吐して食を能わず、或いは食すれば即吐する、或いは身熱し反って悪寒せず、甚だしければ面紅に至る。

【機理分析】 少陰陽気衰微、陰寒内盛、温養を失い、故に無熱悪寒、但寐る

を欲す、肢厥。脈は鼓動を失い則ち脈微細。腎陽虚は、火は土を暖めず、脾胃は納運升降を失職し、故に下利清穀、吐して食を能わず。若し陰盛格陽なら身熱反って悪寒せず、面赤を見る。此症は无悪寒、下利、肢厥脉微等を辨証の根拠とします。

（2）少陰熱化証

少陰熱化証は、少陰陰虚陽亢、熱化した虚熱の証候です。

【臨床表現】 心煩眠りを得ず、口燥咽干、舌尖紅、脉細数。

【機理分析】 邪が少陰に入り、少陰化熱で、真陰を熱灼し、水火を済まさず、心火独り亢、心神を侵擾し、故に心中煩熱而眠るを得ず。陰虧失潤は口燥咽干。陰虚陽熱亢盛は故に舌尖紅赤、脉細数。

【参考】 神奈川中医学研究會篇引《傷寒論語釈》

```
                    ┌ 性質：  裏証（陽虚）
                    │ 証状：  但欲寐、心煩、自利而渇、小便色白
            ┌ 本病 ┤ 脉象：  微細
            │      │ 治則：  温補壮陽
  少陰病 ┤      └ 主方：  四逆散
            │      ┌ 始得之、反発熱、脉沈 ──────── 麻黄附子細辛湯
            └ 兼表 ┤
                    └ 得之二三日、无裏証 ──────── 麻黄附子甘草湯
```

```
                      ┌ 得之一二日、口中和、背悪寒 ─┐
            ┌ 1．陽気虚寒 ┤                              ├ 附子湯
            │            └ 身体痛、手足寒、骨節痛、脉沈 ─┘
            │ 2．水寒相搏： 二三日不已、至四五日、腹痛、小便不利、四肢沈重、疼痛、
            │              自下利、有水気、其人或咳或小便利或下利或嘔―眞武湯 P325
            │      ┌ 少陰病、脉沈 ───────┐
            │ 3．┤                          ├ 四逆散
            │      └ 鬲上有寒飲、乾嘔 ──────┘
            │ 4．陰盛格陽： 下利清穀、裏寒外熱、手足厥逆、脉微欲絶、身反不悪寒、
  少陰病 │              面色赤、或腹痛、或乾嘔、或咽痛、或利止、脉不出者―通脈四逆湯
  寒化   │      ┌ 下利、脉微 ──────────────── 白通湯
```

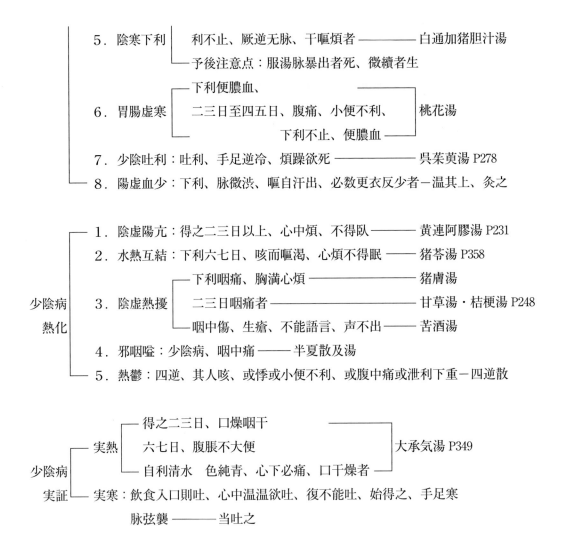

6、厥陰病証

　厥陰病証は傷寒病の比較的後の段階です。陰陽が対立し、寒熱交錯し、厥熱勝復等の総括し、臨床では上熱下寒をその綱と提示します。

　【臨床表現】　消渇、気上撞心（気上がり心にぶつかり）、心中疼熱、飢して食を欲せず、食すれば則ち蛔を吐す。

【機理分析】　厥陰病は六経の末と為し、多くの経からの伝変により起こる。邪が厥陰に入り、心包の火が炎上し則ち上熱する。熱甚だしければ津傷し、故に消渇飲水する。厥陰之脈は胃を挟み、膈を上貫し、火性炎上し、肝気は横逆し莫を制し、故に気上撞心し、心中疼熱する。又下焦有寒が原因で、脾が健運を失い、更に肝木が乗犯し、故に進食能わず、食を強めば則ち吐。内に蛔虫有る者、常に蛔を吐す可し。

【参考】　神奈川中医学研究會篇引《傷寒論語釈》

厥陰病
本証
- 性質：属裏、寒熱錯雑
- 主証：消渇、気上撞心、心中疼熱、飢而不能食、食則吐蛔 ——— 熱症状
　　　手足厥寒、脉細欲絶 ——————————————— 寒症状
- 転機：陰陽勝復
  - 厥熱相等：厥五日、熱亦五日、可自愈
  - 熱多寒少：発熱四日、厥反三日、復熱四日為病退
  - 寒多熱少：厥四日、熱反三日、復厥五日為病進
- 治則：温下清上、益気行血、寒温併用
- 主方：当帰四逆湯、烏梅丸

寒熱錯雑証
- 上熱下寒
  - 表邪已解：本自寒下、医復吐下、寒格更逆吐下、若食入口則吐 ——————— 干姜黄芩黄連人参湯
  - 表邪未退：傷寒大下後、寸脉沈遅、手足厥逆、下部脉不至、咽喉不利吐膿血、泄利不止 —— 麻黄升麻湯
- 蛔厥：膚冷時煩、得食自嘔、吐蛔 ——————————— 烏梅丸

厥陰熱証
- 1．陽熱在裏：脉滑而厥 ——————————— 白虎湯
- 2．熱利：熱利下重、下利欲飲水 ——————— 白頭翁湯
- 3．陰虚転陽：嘔而発熱 ————————————— 小柴胡湯 P308
- 4．熱結旁流：下利譫語 ————————————— 小承気湯
- 5．虚煩（余熱未浄）：下利後更煩、按之心下濡 —— 梔子鼓湯

厥陰寒証

1. 冷結関元：手足厥冷、不結胸、少腹満、按之痛
2. 下虚戴陽：脉沈而遅、面少赤、身微熱、下痢清穀、鬱冒微結、
　　　　　　　汗出而解
3. 噦逆腹満：噦而腹満、視其前後、知何部不利、利之即愈
4. 除中 ┬ 傷寒脉遅、反徹其熱、腹中応冷、当不能食、今反能食－必死
　　　　└ 傷寒始発熱六日、厥反九日而利、反能食者
5. 臓厥：膚冷、厥逆、躁无暫安時、脉微
6. 外受厳寒：手足厥寒、脉細欲絶─────── 当帰四逆湯 P363
7. 内有久寒、気血被遏 ─────── 当帰四逆加呉茱萸生姜湯
8. 陰陽離決 ┬ 大汗出、熱不去、内拘急、四肢疼、又下痢厥逆而悪寒
　　　　　　│　　　　　─────── 四逆湯 P294
　　　　　　└ 大汗、若大下利而厥冷─────── 四逆湯 P294
9. 裏寒上攻：干嘔、吐涎沫、頭痛者─────── 呉茱萸湯 P278
10. 痰涎停阻胸中：手足厥冷、脉乍緊、心下満而煩、飢不能食－瓜蒂散
11. 水飲停積：厥而心下悸 ─────── 茯苓甘草湯 P380
12. 陽気内阻：脉促、手足厥逆─────── 灸之

160

7、六経病証の伝変

　六経病証は、臓腑、経絡病変を臓腑經絡間の相互関係に反映します。それ故に六経辨証は、相互の伝変は、伝経、直中、合病、併病等に分けることが出来ます。

　病邪は自ら外に侵入し、次第に裏に向かって発展してきます。ある経病は別の経病に伝変します。これを伝経といいます。その中で若し傷寒六経の順序通りに伝する、則ち太陽病→陽明病→少陽病→太陰病→少陰病→厥陰病。循経伝といいます。若し一経或いは二つ以上の経を飛ばして伝わるのを越経伝といいます。若し相互表裏に伝わる事を表裏伝といいます。太陽病から少陰病に伝わる如きです。

　傷寒病の初期に三陽経から伝入しないで病邪が直接入るものを直中といいます。傷寒病の伝変の経過でなく、両経或いは三経同時に出現する病症を合病といいます。太陽と陽明の合病、太陽と太陰の合病の如くです。傷寒病の全て一経の證が未だ去らないのに、また別の経病証を見るものを併病と称します。太陽と少陰の併病、太陰と少陰の併病等です。

【参考】

欲解時：六経辨証における病邪の解す時

　　　1時　3時　5時　7時　9時　11時　13時　15時　17時　19時　21時　23時

子	丑	寅	卯	辰	巳	午	未	申	酉	戌	亥

太陽病欲解時、従巳至未上

> 巳は午前九時から午前十一時まで、午は午前十一時から午後一時まで、未は午後一時から午後三時まで。平旦より日中に至は天の陽、陽中之陽なり。日中より黄昏に至は、天の陽、陽中之陰なり。風寒の邪の侵襲が軽度で病は重篤でなく、生気が「旺盛になった自然界の陽気」の補助を受けるために薬物を用いなくても邪が解される場合と、既に薬物を服用した後に「旺盛になった自然界の陽気」の補助を受ける為に薬力の効果が十分に発揮されて邪が解させる場合がある。

第八節　六経辨証　161

陽明病欲解時、従申至戌上

午後三時から午後五時までの申から午後七時から午後九時までの戌の刻は、自然界の陽気が次第に衰弱時刻であるので、実熱症を表す陽明病の邪はこの時刻に衰退する。

少陽病欲解時、従寅至辰上

午前三時から午前五時までの寅から、午前五時から午前七時までの卯を経て、午前七時から午前九時までの辰までの六時間。鶏鳴から平旦までの陰中之陽から平旦から日中までの「陽中之陽」に移行する時刻であり、四気では春、五行では木に相当し日が昇り、自然界の陽気が升発する時刻である。そこで、この時刻になると抑鬱されや胆火は自然化の陽気の助けを受けて容易に升発するので、少陽枢機不利は除かれ、少陽病は自然に解される。

太陽病欲解時、従亥至丑上

午前九時から午後十一時までの時間帯の亥から、午前十一時から午前一時までの時間帯を表す子の刻を経て、午前一時から午前三時までの丑までの六時間。自然界の陰陽が「陰中之陰」から「陰中之陽」に変化する時刻であり、陰が極まって陽が新たに生じる時刻である。太陰病は脾虚中寒証であるので、この時間帯になると自然界の陽気の助けを得て寒湿を除去しやすくなる。

少陰病欲解時、従子至寅上

午前十一時から午前一時までの時間帯を表す子の刻から、午前一時から午前三時までの丑の刻を経て午前三時から午前五時までの時間帯の寅の刻までの六時間。自然界の陽気が初めて生じ、しかも陰気が消退し始めると同時に陽気が生長する時刻である。少陰病では心腎の陽気が衰微しているので、自然界の陽気の助けを受けて陰寒の邪を除去しやすくなる。

162

厥陰病欲解時、従丑至卯上

午前一時から午前三時までの時間帯の丑から午前三時から午前五時までの寅を経て、午前五時から午前七時までの時間帯の卯までの六時間。少陰病が解される時間帯より二時間先行している。厥陰病は、陰が尽きた状態であるが、厥陰に次いで少陽の陽気が升発すると陰の中に陽が生まれる。そこで厥陰病は厥陰と表裏の関係のある少陽の陽気の升発の助けを得て自然に解される。

【六經辨証：模擬試験】

1、六経辨証を発明した医家はだれですか？
　A、林亿　B、成无己　C、王叔和　D、張机　E、華佗

2、太陽経証は、（　　　）の邪が人体の肌表を侵犯し、（　　　　）し、（　　　）の和みを失った証候の表現です。太陽経証は傷寒病の（　　）段階です。

3、太陽経証の臨床表現は、（　　　）、（　　　　）、（　　　）。

4、太陽中風証は、（　　　）を主として風寒の邪が太陽経脈を侵犯し（　　　　　　）の証候を示します。

5、太陽中風証の臨床表現は、（　　）、（　　）、（　　）、（　　　）。

6、太陽の傷寒証は、（　　　）を以って主となし風寒の邪が太陽経脈を侵犯し（　　　）が押さえきらず（　　　　）の証候の表現です。

7、太陽傷寒証の臨床表現は、（　　）、（　　）、（　　）、（　　　）、（　　）。

8、太陽腑証は、（　　　　　）と（　　　　　）に分けられます。

9、太陽蓄水証の臨床表現は、（　　）、（　　）、（　　　）、（　　　）、（　　）、或いは水を飲めば即吐す、脉浮或いは浮数。

10、太陽搐血証の臨床表現は、（　　　　）或いは（　　）、（　　　　）、狂の如く、或いは（　　）し、善忘、大便色漆の如く黒、脈沉渋或いは沉結。

11、陽明病の主証である「胃家実」は、下記のどの解釈が正しいでしょうか？
　A、胃家燥結成実　B、胃腸邪気盛実　C、腸中燥結盛実　D、胃家燥熱亢盛　E、胃腸燥熱亢盛

12、陽明経証と陽明腑証の鑑別で正しいのは、下記のどれでしょうか？
　A、発熱の高低　B、神志変化の有無　C、腹満的軽重　D、汗出の多少　E、燥屎内結の有無

13、太陰病は、（　　　　）、（　　　　　）の証候で、この病変の特徴は（　　　）です。

14、太陰病の臨床表現は、（　　　　　）、食下らず、自利、口不渇、時に腹自痛

し、（　　　　）、脈沈緩而弱。

15、少陰寒化証の臨床表現は、無熱悪寒、（　　　　）、（　　　　　　）、四肢厥冷、下利清穀、吐して食を能わず。

16、厥陰病証の現す臨床上の性質は、（　　　　　）、（　　　　　）。

17、六経伝変中、太陽病から太陰病へ伝変する、これをなんといいますか？

　　A、越経伝　　B、循経伝　　C、直中　　D、表裏伝　　E、併病

18、少陰熱化証中「心煩不得眠」の病機はどれでしょう？

　　A、心火熾盛、侵擾心神　　B、陰血不足、心失所養　　C、余熱未清、留擾胸膈　　D、陰虚熱擾、侵擾心神　　E、寒鬱化熱、擾乱心神

19、太陽傷寒証と太陽中風証の鑑別の要点はどれですか？

　　A、汗出の有無　　B、頭身疼痛の有無　　C、発熱の有無　　D、悪寒の有無
　　E、悪風の有無

20、少陽病証は、邪が（　　　　　）を犯した証候です。少陽の（　　　　　）と称します。

21、少陽病の臨床表現は、（　　　）、咽干、目眩、（　　　　　）、（　　　　　）、黙々飲食を欲せず、心煩喜嘔、脈弦。

22、陽明経証は、腸中に（　　　　　　）した証候の表現です。

23、陽明経証の臨床表現は、（　　　）、（　　　）、（　　　　）、或いは心煩躁擾、喘に似て気粗、面紅、苔黄燥、脈洪大。

24、陽明腑証は、腸中で（　　　）相い搏ち、（　　　　）する証候の表現です。

25、下記のどの診断項目が太陽中風証にない証候ですか？

　　A、発熱　　B、汗出　　C、悪風　　D、脉浮緊　　E、鼻鳴乾嘔

26、下記のどれが太陰病証に属さない臨床表現ですか？

　　A、時腹自痛　　B、腹痛而吐　　C、食不下　　D、四肢冷　　E、大便秘結

27、下記のどの項目が「熱結膀流」に属さない表現ですか？

　　A、日晡潮熱　　B、時有譫語　　C、舌苔焦黄起刺　　D、便溏不爽　　E、腹痛拒按

28、太陽中風証は、_____、_____、_____を以って辨証の根据とします。

29、陽明病の主要病機は、_____です。

30、三陽病証は、＿＿＿＿＿を以って基礎とし

三陰病証は、＿＿＿＿＿を以って基礎とします。

31、太陽中風証と太陽傷寒証を説明しなさい。

32、心煩不得眠、口燥咽干、舌紅脈細数。これは少陰熱化証に属します。

この証候の病理を説明しなさい

33、六経辨証と臓腑、經絡の関係を書きなさい

34、前頭部の頭痛は、（　　　）に属し、後頭部の頭痛は及び頸項部痛は

（　　　）に属し、頭頂部の頭痛は（　　　）に属し、両側頭部の頭痛は

（　　　）に属す。

【六經辨証：解答】

1、D　　2、風寒、正邪抗争、営衛、初期　　3、悪寒、頭項強痛、脉浮

4、風邪、衛強営弱　5、発熱、悪風、汗出、脉浮緩　　6、寒邪、衛陽、営陰鬱滞

7、悪寒、発熱、頭項強痛、身体疼痛、無汗而喘、脉浮緊

8、太陽蓄水証、太陽蓄血証　　9、発熱、悪寒、小便不利、少腹満、消渇

10、少腹急結、鞕満、小便自利、発狂　　11、B　　12、E

13、脾陽虚衰、寒湿内生、虚寒証　　14、腹満而吐、四肢不温

15、脈細微、但寐る欲す　　16、上熱下寒、寒熱錯雑　　17、A　　18、D　　19、A

20、少陽胆腑、半表半裏証　　21、口苦、寒熱往來、胸脇苦満　　22、乾燥便が内結

23、身大熱、汗大出、口大喝引飲　　24、糟粕、燥屎内結　　25、D　　26、E

27、D　　28、悪風、汗出、脉浮緩　　29、胃家実

30、六腑病変　五藏病変

31、太陽中風証は、風邪を主とした風寒の邪が太陽経脈を侵犯し、衛強営弱にならしめた証候。太陽傷寒証は、寒邪を主とした風寒の邪が太陽経脈を侵犯し、衛陽被遏、営陰鬱滞の証候。

32、少陰に邪が入り、陽化熱から真陰を熱灼し、虚火が擾心し、陰虚火旺の証候になる。

33、六経辨証は、傷寒病の発展過程の証候をいいますが、臓腑経絡との関係は密接です。外感病は、皮毛・肌腠から経絡を循り、表から裏へ及び、進行して臓腑へと伝わります。三陽病証は、六腑病変を基礎として、三陰病は五臓病変を基礎とします。

34、陽明経、太陽経、厥陰経、少陽経

第九節　衛気営血辨証

衛気営血辨証とは

　衛気営血辨証は、清代葉天士が創立した一種の論治で外感温熱病の辨証方法です。即ち外感温熱病が発展する過程に反映する病理段階の違いを、衛分証、気分証、営分証、血分証の四分類に分け、病位の淺深、病情の軽重と伝変の規律の説明と併せて臨床治療の指導を行った。仲景が創立した六経辨証が普及した後、世の醫家は温熱邪気が病に至った認識に対して、衛気営血辨証の形成を基礎理論として尊重した。葉氏は《内經》中の衛、気、営、血の四種の物質の分布、功能の違い、密接な関係を持つ生理概念を借用し、温熱之邪が人体に侵襲し、浅く入り深く伝変する四段階に分けた。温熱病邪が衛分→気分→営分→血分を経由し、病情が段々と悪化すると説明している。其の病変部位について言うと、衛分証は、表を主どり、邪は肺と皮毛に在ります。気分証は、裏を主どり、病は胸、膈、胃、腸、胆等の臓腑に在ります。営分証は、邪熱が心営に入り、病は心と包絡に在ります。血分証は則ち邪熱が心、肝、腎に已に深く入り、耗血、動血となり重症となる。そのため、衛気営血辨証は、辨証理論中にあり、物質概念ではありません。故に《葉香岩外感温熱篇》に「温邪上に受け、最初に肺を犯し、心包に逆伝し、肺の主気は衛に属し、心は血を主どり営に属す」「おおよその観方として、衛の後方を気と呼び、営の後方を血と呼びます。」

　【参考文献】　清《外感温熱篇》

　　「温邪は上に受け、最初に肺を犯し、心包に逆転する。肺は気を主どり衛に属し、心は血を主どり営に属す。衛営気血を辨じるのは傷寒と同じと

雖も、論治法は傷寒と大きく異なります。傷寒の邪は、表に在って留恋し、その後化熱して裏に入ります。温邪、則ち最速で熱変します。未だ心包に伝わらず邪はなお肺に在れば、肺は気を主どり皮毛に合すので、故に在表といいます。表に在れば、初めに辛涼軽剤を用います。風を挟めば則ち薄荷、牛蒡の属を加えます。湿を挟めば蘆根、滑石の流を加えます。或いは透風によって熱を外へ、滲湿によって熱を下し、熱どうしが相搏を与え合わないようにすれば、その勢いは徐徐に衰えていきます。···前に辛涼散風、甘淡駆湿について述べましたが、若し病が仍不解なら、徐々に営に入ろうとしています。営分は熱を受け、則ち血液が動を受け、心神不安し、夜甚だしく悪化して不寐になり、或いは斑点が出始めますので、すぐに気分証の薬をやめなければなりません。···凡その観方として、衛の後方を気と呼び、営の後方を血と呼びます。衛に在れば発汗させて良く、気に致った場合は清気すべきです。営に入った場合には透熱して転気すべきです。犀角、玄参、羚羊角等を用います。血に入った場合は耗血動血を恐れ、急いで涼血散血すべきです。生地黄、牡丹皮、阿膠、赤芍等を用います。このようにしなければ、暖急の法の前後の順番が乱れるため、手を動かす度に過ちを重ねることになり、かえって不安がましていくことになります。章虚谷の解釈では、凡そ温病初感し、発熱而悪風寒者、邪は衛分にある。不悪寒而悪熱、小便色黄であれば、邪は已に気分に入っている。若し脈数舌絳なら、邪は営分に入っている。若し舌深絳で、煩擾不寐、或いは夜に譫語あれば、邪は已に血分に入っています。」

1、衛分証

　衛分証は、温病の病邪が肺衛を侵犯し、衛外功能失調に至り、肺の宣降を失った証候です。衛分証は温熱病の初期段階です。

　【臨床表現】　発熱、微悪風寒、舌辺尖紅、脈浮数、常に頭痛を伴い、咳嗽、口干微渇、咽喉腫痛等の症。

　【機理分析】　温病の邪が肌表を侵犯し、衛が邪鬱の為に外に布達出来ず、故に発熱、微悪風寒。温熱の邪は陽に属し、故に重い発熱が多く悪寒は軽い。

温邪は肺を犯し、肺は宣降を失い、気逆して上に於いて咳嗽をおこす。咽喉を上灼し、気血壅滞し、故に咽喉紅腫疼痛する。清空を上擾すれば則ち頭痛する。傷津は重くなく、故に口干微渇。舌辺尖紅、脉浮数は、温熱の邪が肺衛を犯した証です。本証は発熱、微悪風寒、舌辺尖紅、脈浮数を辨証の要点とします。

【代表方剤】　桑菊飲《温病條辨》　P342
　　　　　杏仁　連翹　薄荷　桑葉　菊花　苦梗　甘草　葦根
　　　　銀翹散《温病條辨》　P257
　　　　　連翹　銀花　苦桔梗　薄荷　竹葉　生甘草　芥穂　淡豆鼓　牛蒡子
　　　　杏蘇散《温病條辨》　P254
　　　　　蘇葉　半夏　茯苓　前胡　苦桔梗　枳殻　甘草　生薑　大棗去核
　　　　　橘皮　杏仁
　　　　桂枝湯《傷寒論》　P265
　　　　　桂枝　芍薬　大棗　生薑　炙甘草

2、気分証

　気分証は、温熱病邪が臓腑に内伝し、正盛邪実、陽熱亢盛を表す裏実熱の証候です。邪熱が侵肺を犯し、胃、胸膈、腸、胆等の異なった臓腑に異なった症を兼ねている事を根拠とします。

【臨床表現】　発熱不悪寒、反って悪熱し、口渇、汗出、心煩、尿赤、舌紅苔黄、脉数有力。或いは咳喘、胸痛、喀痰黄稠を兼ね、或いは心煩懊憹、座臥不安を兼ね、或いは潮熱、腹脹痛拒按を兼ね、或いは時に讝語、狂乱、大便秘結或いは下利稀水、苔黄燥、甚だしければ則ち焦黒起刺、脉沈実、或いは口苦、脇痛、乾嘔、心煩、脈弦数等を見る。

【機理分析】　本証の多くは衛分症が解せず、邪が裏に転入しました。亦は最初から、則ち温熱の邪気が気分に直入して起こります。裏熱熾盛し、邪正劇争、故に身熱顔盛、かつ不悪寒、反って悪熱。熱灼による津傷は、則ち口渇し、尿赤、苔黄。擾心は煩。熱盛血涌則ち舌紅、脉数有力。若し邪熱壅肺なら、肺は粛降を失い、肺気不利し、則ち咳喘、胸痛、喀痰黄稠を見

第九節　衛気営血辨証　171

る。若し熱擾胸膈なら、心神不寧し、則ち心煩懊憹、座臥不安。若し熱結腸道なら、腑気不通し、則ち日晡潮熱、腹部脹痛拒按を見る。邪熱と燥屎が相結し熱愈熾し、心神を上擾し、則ち時に譫語し狂乱する。燥屎腸中に結し、熱は傍らから津に迫り下す、則ち下利稀水、穢臭（あい）甚えざる。これは即ち「熱結旁流」の意味です。実熱が内結すれば、故に苔黄而乾燥、甚だしければ焦黒起刺、脉沈実。若し胆経を熱鬱すれば、胆気が上逆し則ち口苦。経気不利は、故に脇痛。擾心は則ち煩。胆熱犯胃は、胃の和降を失い、故に乾嘔。脈弦数は胆経有熱の象です。気分証は、発熱不悪寒、反悪熱、舌紅苔黄、脉数有力を辨証の要点とします。その辨証の根拠と兼証の特徴から、更にどこの臓腑が受病しているのか判断を行います。

【代表方剤】　白虎加人参湯《傷寒論》　P378

　　　　石膏　知母　炙甘草　粳米　人参

　　　麻杏甘石湯《傷寒論》　P393

　　　　麻黄　杏仁　甘草　石膏

　　　小柴胡湯《傷寒論》　P308

　　　　柴胡　黄芩　人参　甘草　半夏　生姜　大棗

　　　調胃承気湯《傷寒論》　P358

　　　　大黄　甘草　芒硝

　　　藿朴夏苓湯《醫源》　P238

　　　　藿香　半夏　赤茯苓　杏仁　生薏苡仁　白豆蔻　猪苓　淡豆鼓

　　　　澤瀉　厚朴

3、営分証

　営分証は、温熱病邪が内陥し、営陰を動灼し、心神被擾を表す証候です。営分証は、温熱病発展過程中の比較的深重な段階です。

【臨床表現】　身熱夜甚だしく、全く口渇がなく或いは渇かず、心煩不寐、甚だしければ或いは神昏譫語、斑疹隠隠、舌質紅絳無苔、脉細数。

【機理分析】　本証は気分証が不解で、邪熱が営分に伝入して形成されます。或いは衛分証が営分に直接転入して形成され、「逆伝心包」と称されます。

172

また営陰素虚で初感の温熱の邪が盛んであれば、来勢凶猛で発病急驟になります。営分証で発病する者です。

営は脈中を行り、心に内通する。邪熱は営に入り、営陰を灼傷し、陰虚則ち身熱夜甚だしくなる。邪熱が津液を蒸騰し口に上潮するため、口は渇くが甚だしく渇いたりはせず、或いは口渇がない。邪熱が深く営分に入ると、心神を侵擾し、故に心煩不寐、神昏譫語を見る。熱が血絡を傷れば、不清明な斑疹があらわれる。舌質紅絳無苔、脉細数は、邪熱が営に入り、営陰を動傷した象です。本証は、身熱夜甚だしく、心煩神昏、舌紅絳、脉細数を辨証の要点とします。

【代表方剤】 清営湯《温病條辨》 P333

犀角 生地 元参 竹葉心 麦冬 黄連 銀花 連翹

安宮牛黄丸《温病條辨》 P211

牛黄 鬱金 犀角 黄連 朱砂 梅片 麝香 真珠 山梔 雄黄
金箔衣 黄芩

紫雪丹《温病條辨》 P296

滑石 石膏 寒水石 磁石 羚羊角 木香 犀角 沈香 丁香
升麻 元参 甘草 硝石 辰砂 麝香

至宝丹《温病條辨》 P297

犀角 朱砂 琥珀 玳瑁（たいまい） 牛黄 麝香

羚角鈎藤湯《重訂通俗傷寒論》 P407

羚羊角 桑葉 貝母 生地黄 鈎藤 菊花 茯神 白芍 生甘草
淡竹筎

4、血分証

血分証は、温熱病邪が深く陰血に入り、動血、動風、耗陰に致った一類の証候です。血分証は温熱病発展の過程中最も深重な段階です。病変の主要な負担は、心、肝、腎の三臓に及ぶ。

【臨床表現】 身熱夜甚、躁擾不寧、甚だしければ或いは昏狂、斑疹顕露、色紫黒、吐血、衄血、便血、尿血、舌質深絳、脉細数。或いは抽搐、頸項強直、

角弓反張、目睛上視、牙関緊閉、四肢厥冷、脈弦数を見る。或いは持続低熱、暮熱早涼、五心煩熱、神疲欲寐、耳聾、形痩、脈虚細を見る。或いは手足蠕動、抽搐等。

【機理分析】　本証は、営分不解で血分に伝入し形成されます。或いは気分が熱熾し、営を脅し血を傷り、血分に直接入り形成します。或いは素体陰虧で、已に伏熱が内蘊し、温熱病邪が血分に直入して形成されます。

邪熱が血に入れば、陰血を灼傷し、陰虚内熱を夜発し、故に身熱夜甚だしい。血熱は心神を内擾し、故に躁擾不寧、甚だしければ或いは昏狂する。迫血妄行は、則ち出血諸症を見る。邪熱灼津し、血行が緩滞し、故に斑疹紫黒、舌質深絳、脈細数。

若し血分が熱熾し、肝経に燔灼すれば、筋脈拘攣迫急し、則ち「動風」の諸症を見る。邪熱内鬱し、陽気が四肢に不達ならば、則ち四肢厥冷。これは「熱深厥亦深」の意味です。

若し邪熱が久しく続けば、肝腎の陰が劫灼され、陰虚陽熱が内擾し、故に低熱、或いは暮熱早涼、五心煩熱を見る。陰精耗損し、上承不能なら、故に口干咽燥、舌上少津。腎陰虧耗で、耳竅失養して、故に耳聾する。神が失養し則ち神疲し寐を欲す。形体失養は則ち体痩。脈虚細は精血不充の象です。若し肝陰不足なら、筋が失養し、手足瞤動、抽搐等の虚風内動の象を見ます。上記をまとめると、血分証の主要の表現は、熱盛動血、熱盛動風、熱盛傷陰の三大のタイプになります。本証は身熱夜甚だしい、昏譫、斑疹紫黒、舌質深絳、脈細数を辨証の要点とします。具体的な病機の違いはその対応する兼症によります。本証が重篤な者は亡陰、亡陽に致ります。

【代表方剤】　犀角地黄湯《温病條辨》　P280

　　　　　干地黄　生白芍　丹皮　犀角

　　　　玉女煎《景岳全書》　P255

　　　　　生石膏　熟地黄　麦冬　知母　牛膝

5、衛気営血証の伝変

温熱病の全体の発展過程中における、実際の衛気営血証候の伝変過程を示し

ます。温病の発生と発展には反映された衛気営血の伝変秩序の規律性があり、一般に順伝と逆伝の二種の形式があります。

順伝：病変の多くは、衛分開始から、順次気分、営分、血分に伝入します。病邪が表から裏に、浅から深へ、徐々に深く入り、病情は軽症から重症、実証から虚証への伝変する過程を示します。逆伝：邪が衛分に入った後、気分の段階を経過せず、直接営、血分に深入します。実際の「逆伝」は、「順伝」の規律中の一種特殊なパターンで、ただ病情が急激に重篤になるだけのことです。

これ以外に、温病の伝変には、病邪と機体の反応の特殊性から、上述された規律のある伝変に従がわないこともあります。発病が衛分証ではなく、気分証或いは営分証をいきなり見ます。衛分証が今だ去らず、又気分証を兼ね、而して「衛気同病」に致ります。気分証は、尚在って営分証或いは血分証が出現し、「気営両燔」或いは「気血両燔」と称します。そのため、温熱病の過程中の証候の伝変で、その形式は比較的複雑です。

第九節　衛気営血弁証　175

【衛気営血辨証：模擬試題】

1、衛分証は、（　　　　　　）が（　　　）を侵犯し、衛外功能失調に至り、肺の宣降を失った証候です。衛分証は温病の（　　　）段階です。

2、衛分証の臨床表現は、（　　　）、（　　　　　　）、舌辺尖紅、脉（　　　）、常に頭痛を伴い、咳嗽、（　　　　　　）、咽喉腫痛等

3、気分証は、温熱病邪が臓腑に内転し、（　　　　　　）、（　　　　　　）を表す（　　　　　）の証候です。邪熱が肺を犯し、胃、胸膈、腸、胆等の異なった臓腑に異なった症を兼ねている事を根拠とします。

4、衛分証の病位はどこにありますか？
　A、肺と心　　B、肌表　　C、肺と心包　　D、肺と脾　　E、肺と皮毛

5、陽明腑実証と営分証は、共に神昏譫語に致りますが、その鑑別の要点はなんですか？
　A、手足抽搐の有無　　B、起病時の緩急　　C、発熱の高低
　D、便秘腹痛の有無　　E、実熱或いは虚熱

6、外感温熱病中の「逆伝心包」はどれを指しますか？
　A、気分伝入営分　　B、発病即営分証を見る　　C、衛分が直接営分証に伝入する　　D、気営両藩証　　E、衛営同病

7、営分証は、温熱病邪が内陥し、（　　　　　　）、（　　　　　　）を表す証候です。

8、発熱微悪風寒、頭痛少汗、口干不渇、心煩、舌赤少苔、脉細數。
　この診断はどれですか？
　A、衛気同病　　B、衛営同病　　C、営分証　　D、気分証　　E、衛分証

9、中醫學の中で最も早く衛気営血概念を論述した医書はどれですか？
　A、《温疫論》　　B、《傷寒雜病論》　　C、《外感温熱論》　　D、《臨証指南医案》
　E、《黄帝内經》

10、下列のどれが熱擾心営証の診断でしょうか？
　A、心煩躁擾、甚或如狂、吐血、舌深絳　　B、神昏、時有譫語、時清時昧、苔黄膩　　C、神昏譫語、舌蹇肢厥　　D、神昏譫語、高熱、腹満便秘　　E、心

煩不寐、時有譫語、舌絳

11、下列のどれが営分証の診断ですか？

　　A、夜熱無汗、口干欲飲、舌紅絳少苔、脉細數

　　B、身熱夜甚、心煩神昏、舌質紅絳、脈細數。

　　C、身灼熱、口干不甚渇飲、舌紅燥少苔、脉細數。

　　D、発熱胸悶、皮膚斑疹、心煩口渇、舌紅絳、苔白薄

　　E、高熱神昏、皮膚発班、吐血、舌質紅紫。

12、下記の臨床表現中、衛分証には通常見られないのはどれですか？

　　A、口微渇　　B、咳喘胸悶　　C、脈浮數　　D、咽喉疼痛　　E、発熱悪風

13、下記のどれが営分証の臨床表現でないですか？

　　A、身熱夜甚　　B、斑疹隠隠　　C、舌質絳紫　　D、心煩不寐　　E、脉細數

14、下記のどれが営分証に見られない証候ですか？

　　A、心煩不寐　　B、身熱夜甚　　C、口不甚渇　　D、舌質紅絳　　E、吐血衄血

15、衛気営血辨証の意義から除外される項目はどれですか？

　　A、温病過程中の異なる証候を類別する

　　B、温邪が入侵した浅深と病状の軽重

　　C、各種温病の感邪の経路を解明する

　　D、温病過程中の伝変規律の説明

　　E、臨床における処方、用薬方針の指導

16、下記のどれが営分証の診断です？

　　A、心煩譫語　　B、口渇喜飲　　C、身熱夜甚　　D、舌質紅絳　　E、斑疹隠隠

17、下記のどれが気分証の診断でありませんか？

　　A、舌質苔黄　　B、微悪風寒　　C、発熱汗出　　D、脉数有力　　E、口渇心煩

18、営分証は＿＿＿＿＿、＿＿＿＿＿、＿＿＿＿＿、＿＿＿＿＿、を以って辨証の要点とします。

19、《外感温熱病》の説によれば、"温邪上受、＿＿＿＿＿、＿＿＿＿＿、肺主気＿＿＿＿、心主血＿＿＿＿。"です

20、血分証の主要表現は＿＿＿＿＿＿、＿＿＿＿＿＿、＿＿＿＿＿＿、の三大に分類される

21、衛気営血辨証の四段階において、気分証は主＿＿＿＿＿、邪在＿＿＿＿＿＿、
　　＿＿＿＿＿＿、＿＿＿＿＿＿、＿＿＿＿＿＿＿、＿＿＿＿＿＿、等臓腑。です

22、衛気営血辨証とは何ですか？

23、気分証と血分証の各辨証の要点は何ですか？

24、血分の主要表現となる三大類型は何ですか？それぞれの臨床表現は何ですか？

【衛気営血辨証：解答】

1、温病の病邪、肺衛、初期　　2、発熱、微悪風寒、浮数、口干微渇

3、正盛邪実、陽熱亢盛、裏実熱　　4、E　　5、D　　6、C

7、熱灼営陰、心神被擾　　8、B　　9、E　　10、E　　11、B　　12、B

13、C　　14、E　　15、C　　16、B　　17、B

18、身熱夜甚、心煩神昏、舌紅絳、脉細數　　19、首先犯肺、逆伝心包、属衛、属営

20、熱盛動血、熱盛動風、熱盛傷陰　　21、裏、肺、胸膈、胃、腸、胆

22、葉天士が創立した論治の一つで、外感温熱病の辨証方法です。外感病の病理段階
　　を衛分証、気分証、営分証、血分証の四分類にして、病位の淺深、病状の軽重、
　　伝変規律を説明し、併せて治療方法を示した。

23、気分証は、発熱不悪寒、反悪熱、舌紅苔黄、脉数有力を辨証の要点とします。
　　血分証は、身熱夜甚、昏讝、斑疹紫黒、出血、舌深深絳、脉細數を辨証の要点と
　　します。

24、熱盛動血：斑疹顯露、色紫黒、吐血、衄血、便血など。
　　熱盛動風：抽搐、頸項強直、角弓反張、牙関緊閉など。
　　熱盛傷陰：持続低熱、暮熱早涼、五心煩熱、形痩、脈虚細など。

第十節　病因辨証

病因辨証とは

　臨床上、原因なき証候はありません。如何なる証候も全て病因と患者の機体が産生したある種の病態反応が作用して病気に到ります。それ故に、おおまかに言うと、病因辨証は疾病に導いた現在の証候の原因を辨別し、実際上もその証候の性質と進行を判断します。

　病人の臨床における表現は、疾病の原因と性質を判断する根据になり、"審証求因"と称されます。疾病の原発病因は、六淫外邪、七情内傷、飲食労倦、外傷等です。発病の必要条件は、病因学説の範疇に属します。辨証により確定する病因を通して、また対証的な証候分析を通して、総合的に邪正双方の情況を、疾病に対して現病理を結論づけるのは、辨証学の範疇です。元の病因と辨証によって確定した病因は、概念上同一であったり、異なったりします。

1、外風証

　風証には、外風、内風があり同じでない。内風は実際上は、熱盛、陽亢、血虚、陰虚から陽虧虚に及ぶ等を基礎として継発されます。表現は、頭暈目花、或いは肢体麻木、瘙痒、或いは震顫、瘈瘲、抽搐などの証候でそれを"動風"と称します。この種の動風の証候の出現は、外界の風邪を感受したものでなく、体内部の病理変化が形成する"内風"を称します。

　外風の病は、最も常見されるものに風邪襲の表証、風邪襲の肺証、或いは傷風証と称します。《傷寒論》の中に太陽の中風、その臨床表現は一般に悪風寒有

第十節　病因辨証　179

り、微発熱、汗出、鼻塞或いは噴嚏、咳嗽、咽喉痒或痛等の症、苔薄白、脈多浮緩。この外、皮膚瘙痒が起こったり、甚だしければ丘疹、蕁麻疹に至る。或いは突然顔面麻木不仁、口眼喎斜、頸項拘急、口噤不開、甚だしければ肢体抽搐に至る。或いは游走不定の肢体関節疼痛が起こる。或いは突然顔面肢体浮腫が起こる。これらの病症は全て外風が導きました。

　外風証の形成は、主に外界の風邪感受して、その中には何らかのウイルスが原因で病気に到った可能性もあります。風邪は膚表に侵襲して、腠理開合失調して、故に悪風、微熱、汗出等の症を見る。咳嗽、咽喉痒或いは痛、鼻塞或いは噴嚏等。これは風邪犯肺で肺経不利の表現です。風邪襲表、犯肺の証候。即ち一般の傷風証です。風邪は膚腠に客し、則ち皮膚瘙痒、或いは丘疹、瘖瘤を見る。風と寒湿の合邪は、経絡阻痺し、関節に流竄し、則ち肢体関節游走疼痛する。風邪或いは風毒が経絡に侵襲すれば経気阻滞し不通、軽度であれば経絡の局部が麻痺、失調し、皮膚麻木不仁、口眼喎斜を見る。重度は筋脉攣急から頸項強直、口噤不開、甚だしければ肢体抽搐等の症に至ります。

　外風証根据は、反映する病位が同じでなく、風邪襲表（表襲表疏）証、風客皮膚証、風邪犯肺証、風水相搏証、風邪中絡証、風毒竄絡証等があります。外風が兼ねる証候も不同で、風寒、風熱、風火、風湿から風痰、風水、風毒等の名称です。

2、実寒証

　寒証は実寒、虚寒に分けられる。虚寒証は則ち陽虚証。実寒証は往々にして陰寒の邪を感受して起こります。雨、水に入ったり、薄着、睡眠、生冷の飲食などで体内の陽気が体内の寒邪を制御出来なくて病に至ります。故に突発的な新病に属し、病勢は比較的激しく、寒邪の原因を調査出来る。実寒証は傷寒、中寒に分けられる。傷寒証は寒邪が外襲し、人の膚表を傷り、営陽を阻遏し、陽気抗邪の表実寒証の表現で、外寒証、表寒証、寒邪束表証、太陽表実証等と称します。その証候は悪寒を以って新起し、或いは発熱感がなく、或いは発熱有っても但悪寒を感じるを主となし、頭身疼痛、無汗、鼻塞流清涕、口不渇、舌苔白、脈浮緊等です。中寒証は、寒邪直中を示します。臓腑、気血に内侵し、

損傷或いは陽気を遏制し、気機或いは血液運行を阻滞する裏実寒証です。また内寒証、裏寒証と称します。その証候は悪寒、脘腹或いは腰背などの冷痛から新起し、喜温、或いは嘔吐腹瀉、或いは咳嗽、哮喘、喀白痰、或いは肢体厥冷、拘急、無汗、口不渇、肢体蜷臥、小便清長、面色白或いは青、舌苔白、脈沈緊或いは沈弦、沈遅有力、甚だしければ或いは脈伏を主要な表現とします。寒邪が犯す臓腑は不同で、臨床上中寒証は、寒邪客肺証、寒滞胃腸証、寒滞肝脈証、寒滞心脈証、寒凝胞宮証等、各臓器の証候を特徴として表現されます。

　実寒証の病機は、寒邪が病に到った特徴と直接関係します。則ち寒は陰邪で、その性質は清冷、陽気を遏制或いは陽気を損傷出来、水を消せず、寒性凝滞し、収引し気血運行を阻碍し、肌腠を鬱閉し、陽気は温煦を失い故に悪寒、疼痛、無汗、口不渇、分泌物や排泄物は清稀で苔白、脈緊等の症です。寒は常に風、湿、燥、痰、飲などの病因と共同で存在し、風寒、寒湿、涼燥、寒痰、寒飲等の症で表現されます。寒邪はただ実寒証を形成するばかりでない。併せて寒が原因で寒凝気滞、寒凝血瘀を導き、陽気を寒が傷り虚寒証に演変し甚だしければ亡陽に至ります。

3、暑証

　暑の性質は火熱と同類と雖も、但暑邪が病に到るには厳格な季節性、その病機、証候も一般的な火熱証と一定の差別がある。

　暑証は夏の炎暑の季節を指し、暑熱の邪を感受しての病理変化である。悪熱、汗出、口渇喜飲、気短神疲、肢体困倦、小便短黄、舌紅、苔黄或いは白、脈虚数等を以って常見の証候とします。これらの表現は暑性炎熱升散、気を傷り津液を消耗した結果である。若し気機を暑閉すれば胸悶、腹痛、嘔悪、無汗等の症を見ます。心神を暑閉すれば則ち神昏、怵厥等の症を見ます。臨床上暑証は暑湿襲表証、暑傷津気証、暑閉気機証、暑閉心神証等を見ます。

4、湿証

　湿は外界の湿邪の人体への侵襲を指します。或いは体内水液運化失常により形成された一種の充満した状態の病理性物質です。湿邪の証候は則ち湿証で

第十節　病因辨証　181

す。

　湿邪の病は、その証候は頭重は袋の如し、胸悶脘痞、口膩不渇、納殼不馨、甚だしければ悪心欲嘔、肢体困重甚だしく或いは酸痛、困倦思睡、或いは大便稀溏、小便擇濁。婦女は帯下量多。面色晦垢、舌苔滑膩、脈の多くは濡緩。

　湿は六淫の外邪の一つで、故に湿証は外湿の侵襲によります。雨にぬれたり水の中に入ったり、湿気の多い住居、蒸発する湿気を受感して形成した一般に外湿と称します。その症は肢体困重、酸痛等を主として、或いは皮膚湿痒、悪寒微熱等の表現もあります。湿邪が膚表に鬱積すれば経気阻滞を起こします。湿証はまた脾の健運を失い、水液が正常に輸布出来ず湿濁化します。或いは油膩を多食し、嗜酒、冷飲などで形成され、一般に湿濁内生と称し、其症は脘腹痞脹、悪心嘔吐、便溏等を主として、湿邪が気機を阻滞し、脾胃の運化を失職させます。しかし、湿邪を成すと常に内外の邪と合い病を成し、故にその証候は内外と常に関係する。

　湿邪の病気は、病勢は多くまとわりつき、容易に気機を阻滞し、清陽を困遏する。故に困重、悶脹、酸楚、膩濁を主の表現とする。湿の病理性質は陰に偏り、故に多くは寒湿の証です。但湿鬱は則ち化熱しやすく湿熱の証をなす。この他、湿はさらに風、暑と合併して病をなし、風湿、暑湿、水湿、痰湿、湿毒等の証となります。臨床で見る湿証は、膀胱湿熱証、湿熱下注証、湿痰犯頭証等です。

　日本における湿証の理解は、大変重要です。大陸で汎用される処方との違いの多くがこの気候風土に関係しています。

5、燥証

　燥証は外界気候が乾燥し、燥邪外襲、人体の津液を耗傷し、乾燥した証候の表現です。外燥と関係するので、故に外燥証と称します。

　燥証の臨床表現は、乾燥不潤、皮膚は乾燥して甚だしければ皹裂、脱屑、口唇鼻孔咽喉の乾燥、舌苔乾燥、口渇引水、或いは干咳少痰、痰粘難喀、小便短黄、大便燥結等、脉象は常に特異性の変化はありません。

　燥証が外界の燥邪を感受して病となすのは、故に秋期、或いは乾燥した気候

で小雨の地です。《素問・陰陽応象大論》に曰く“燥勝則干”とあります。空気中の湿度が低く、気候乾燥によって皮膚、口鼻、肺経は外界と最も接触し人体の津液を燥傷し故に皮膚、清竅、肺経の乾燥症状を突出させた表現です。口渇、尿少、便結等、皆津液虧少になったからです。

燥邪の性質は偏寒偏熱の違いがあり、涼燥と温燥に分けられる。臨床上燥証は、その症状に反映される方に重点をおき、燥邪犯表証、燥邪犯肺証、燥干清竅等の違いがあると雖も、但実際同時に関わり合い、区分を規制しません。疾病の過程の中で、血虚、陰津虧損等の病理変化により機体の濡潤を失退させても、同様に乾燥症状を表します。但それは“内燥”の範疇に属し、外界の燥邪から病に到った（外燥）と同じでなく、概念上区別されます。

6、火熱証

《素問・五運行大論》に曰く、“天に在るは熱と為し、地に在るは火と為す”。火、熱、温邪は同一の性質に属します。けれども火、熱、温を温は熱より緩やかで、火は熱の極みだと説明され、程度の差はあれど、認識して区分されています。熱は自ら外を受け、火は内に生じる。その形成する病気によって違いがあると説明されています。但辨証学上、火証と熱証は、同じ温熱性質の証候を有し、概念も基本的に同じです。

火熱証は実熱（実火）、虚熱（虚火）に分けられる。虚熱（虚火）は則ち陰虚内熱、陰虚火旺の証候です。実熱証は、往々にして外界陽熱の邪の侵襲です。高温での労作により、温熱の邪毒を受けたり、火熱で焼け灼傷したり、辛辣温熱の食品を過食したり、或いは寒湿の邪鬱が化熱したり、感情が極まり化火し、或いは臓腑気機過旺などです。体内の陽熱の気が過盛になり、陰液が陽熱の邪を制御出来ず病に到ります。故に実熱（実火）証は、突然の新病に属し、病勢は比較的激しいです。

実熱（実火）証は、発熱、悪熱、煩躁、口渇喜冷飲、多汗、大便干結或いは便秘、小便短黄、面色赤、舌質紅或いは絳、舌苔黄或いは灰黒而乾燥、脈数有力（洪数、滑数、弦数）等を主要の証候とします。実熱（実火）証の病気は、火（熱）邪の到病の特徴と直接相関しています。則ち火邪は陽邪で、その性質は

第十節　病因辨証　183

燔灼急迫、升騰炎上で容易に人体の陰液を消耗します。故に壮熱、悪熱、口渇、便秘、尿黄、面赤、舌紅、苔黄、脈数有力などの陽熱有余、陰液不足の一連の症状です。実熱（実火）の病性は、新しい病理変化の原因で導かれます。化熱は傷津耗液だけでなく、亡陰にも至ります。併せて迫血妄行し、各種出血に至ります。或いは局部で病変した気血が壅聚して、血敗は肉を腐らせ癰腫、潰爛、膿液を形成する。熱極動風、火熱擾閉心神などの危篤証候を表します。

実熱（実火）証は、邪熱が膚表を外襲し、営気が邪を抗ぎ表実熱証となります。表熱は裏に伝わり、或いは表寒が熱に化して裏に入り、或いは火熱の邪が臓腑、営血に直中し、或いは機体の陽気旺盛などで、裏実熱証を形成します。実熱（実火）証は、風熱犯表証、肺熱熾盛証、心火亢盛証、胃熱熾盛証、熱擾胸膈証、腸熱腑実証、肝火上炎証、肝火犯肺証、熱閉心包証、火毒入脈証、熱入営血証、熱（火）毒壅聚皮膚証等々の様な、多臓器、組織の火熱証候の表現です。

外感の温熱病は、その基本病因病性は熱で、辨証時にあるのは病変の段階、順番、軽重、演変等の情況の違いを説明するために、衛分証、気分、営分、血分証等違う概念があります。実熱（実火）は、常に風、湿、燥、毒、瘀、痰、飲等の病理変化と同存し、風熱、風火、湿熱、暑熱、温燥（燥熱）、火（熱）毒、瘀熱、痰熱、熱飲等証として表現されます。

7、毒証

中医学中の毒は多種の意味を含んでいる。それらの特殊な到病素因を指し、病因学説の概念に属します。又それらは病理変化を示し、辨証内容の一つです。各中毒は疾病の病名になります。辨証中の毒の意味は以下の通りです。

(1) それらは強烈な伝染性の特殊病因を指し、則ち疫病の気、又は毒気、疫毒等と称します。病機は、証名に毒を表示します。麻毒閉肺証、疫毒攻喉証などです。

(2) それらは有毒性作用の特殊病因を指し、直接毒という字を命名する。虫蛇毒（毒性の特徴で風毒、火毒等）で病に到ります。風毒竄絡証、火毒入脈証等です。食毒滞胃証は食物中毒を示します。虫毒侵膚証は有毒な毒虫類の刺咬

よって至ります。

（3）邪盛病重の証は、証名は六淫の邪の後に毒の字を表示します。熱毒、湿毒、寒毒、火毒、痰毒等です。実際上、熱と熱毒、湿と湿毒等、病性、病状を明確に区別なく、毒字で病情の軽重、軽急而已を説明しています。熱毒閉肺証、毒伏募原証等、既に此類に属します。

（4）外科瘡瘍類の疾患、癰、疽、庁、癤、癬、流注等の病を、大ざっぱに毒字で病因病性をあらわしています。熱毒壅聚頭面証、邪毒流注筋骨証、膿毒蘊積皮膚証、湿毒侵膚証等です。辨証中の毒は、比較的抽象的な病因病症概念です。古人は各種毒の客観的存在を早くから認識していました。但、歴史条件に限定され、各種毒毎の内在する本質を区別出来ず、往々にしてその証の特徴によって、風毒、火毒、湿毒、寒毒、麻毒等と命名しています。或いは大ざっぱに時毒、疫毒、邪毒等と称します。

8、膿証

膿は、火熱毒邪等が気血の運行を阻滞し、或いは気血壅聚、邪毒と気血が相搏ち、蒸醸を推積し、血敗肉腐、醸成は一種の臭いが腥臭で、質較は膿稠な液状病理性産物です。

膿の証候表現は、膿液積聚を特徴として、体表の癰疽瘡疔等です。未潰なら触れて柔軟で波動感のある腫起（膿腫）です。潰破後は膿液が排泄されます。体内の癰瘍は、咳吐膿痰、嘔吐膿血、排膿性尿、排泄膿血便等に見られます。多くは発熱、舌苔多厚膩、脉象多滑数等の兼証があります。膿の辨識に対して、ただ辨膿の有無（未成已成）、未熟已熟、部位の浅深だけでなく、併せて膿液の質地、色沢、気味などの辨別する証候の性質、邪生の盛衰等から応じるべきである。膿は身体の各部位及び組織器官に見られ、醸成膿の病因及び兼症は違い、故に臨床では膿毒蘊積肌膚証、膿痰蘊肺証、膿積胃腸証など違う膿証があります。

9、食積証

食積証は飲食不節の原因を指し、或いは脾胃腐熟伝化失常により、食物が胃

腸に停滞する証候です。食積の病位は胃腸と脾で、主要は食積胃腸証、脾虚食積証等です。脘腹痞脹疼痛、納呆厭食、呑酸噯腐、嘔吐酸敗、舌苔厚膩、脉滑有力等を主要表現とします。飲食不慎は辨証の根据の一つです。

10、虫積証

虫積証は、幼虫が機体に侵入し、或いは虫卵を食入し体内で発育繁殖して臓腑気機を阻碍し営血等を消耗する証候の表現です。虫積は実際上一種の病類概念の疾病です。具体的には虫病は多種有りと雖も、ただ中医学の主要は、腸虫到病の認識が具体的です。辨証の主要は、虫積腸道証、虫積肝胆証、虫体搏結し阻塞し、虫結腸閉証を形成、蛔虫が胆膈に竄擾して、成虫擾胆膈証を形成する等です。その他、虫毒は蜈蚣、蜂、蠍、蚊虫、蠱虫等毒素をもつ毒虫類を指します。虫毒は、皮膚に侵襲すれば皮膚瘙痒、疼痛、紅腫、潰爛を出現させ、瘡、癭、癬、疥等の病変を形成します。虫毒竄肺証は、咳嗽、咳血等の症を見る事が出来ます。これらの証候は虫に関係すると雖も、但辨証の重点を毒とします。故に虫積証には属しません。

【病因辨証：模擬試験】

1、風証には、（　　　）、（　　　）があります。

2、外風証の証候は、（　　　）、（　　　）、（　　　）です。

3、実寒証について記述は、下記のどれが一番適当ですか？

　　A、常に寒的病因がある事を尋ねるべき

　　B、新しく悪寒脈緊の主症が起こる

　　C、陽気虧虚が発病の基礎

　　D、その転帰により必ず陽虚に変じる

　　E、一般に発熱の表現はない

4、湿証の診断は下記のどれですか？

　　A、胸腹痞悶　　B、困倦嗜睡　　C、納穀不香　　D、舌苔滑膩　　E、脉象濡緩

5、下記のどれが暑閉気機証の特徴な証候ですか？

　　A、悪熱、汗出、口渇、神疲　　B、神志昏迷、四肢抽搐　　C、胸悶、腹痛、嘔悪、無汗　　D、悪寒、発熱、身痛、無汗　　E、発熱、胸悶、腹脹、苔膩

6、下記のどれが典型的な裏実熱証に属しますか？

　　A、衛分証　　B、気分証　　C、営分証　　D、血分証　　E、中焦証

7、下記のどれが実熱証の説明ですか？

　　A、身発熱　　B、口干喝　　C、大便結　　D、小便黄　　E、脈洪数

8、実熱証に見る病理後の結果はどれですか？

　　A、熱盛動血　　B、熱閉心神　　C、傷津耗液　　D、生瘡成膿　　E、熱極動風

9、下記のどれが食積の診断ですか？

　　A、脘腹疼痛　　B、噯腐吐酸　　C、納呆厭食　　D、舌苔白厚　　E、脈滑有力

10、15歳、腹部脹痛を訴え、嘔吐し、吐出物は酸敗臭がする。腹部を按じても包塊なく、舌苔厚膩。この診断は何ですか？

　　A、気滞　　B、虫積　　C、中寒　　D、食積　　E、湿熱

11、下記のどれが内燥の範疇ですか？

　　A、涼燥束表証　　B、温燥襲表証　　C、燥邪犯表証　　D、燥干清竅証

第十節　病因辨証　187

E、血虚風燥証

12、外科瘡瘍類証の一番の原因はどれですか？

　　A、火毒　　B、寒湿　　C、痰熱　　D、瘀滞　　E、膿液

13、病理産物の膿は、どの疾病中に一番見られますか？

　　A、外感病　　B、皮膚病　　C、癰瘍病　　D、肛門病　　E、湿熱病

14、下列のどれが実寒証の病因病機か？

　　A、感受陰寒之邪　　B、体内陽気虧虚　　C、符合寒邪到病

　　D、邪盛正気不虚　　E、陽気が制出来ない

15、病気の症状特徴によって、病因を求める方法を（　　　　）と称します。疾
　　病の原発病因は、（　　　　）、（　　　　）、（　　　　）、（　　　）等です。

16、下記のどれが病因病症に採用される治法ですか？

　　A、清熱瀉火　　B、活血化瘀　　C、発汗解表　　D、寒者熱之　　E、虚則補之

17、下記の中で暑証にあまり見られない症はどれですか？

　　A、暑閉心神症　　B、暑湿襲表証　　C、暑閉気機証　　D、暑侵肺胃症

　　E、暑傷津気証

18、両手の皮膚に水疱が出来た。糜爛し滲液有り、瘙痒、数ヶ月治癒しない。
　　苔薄膩、脉濡。この証は何ですか？

19、右の下肢が冷えて紫暗色になった。拇指が麻木し激痛する。已に壊死して
　　いる。右扶陽脈弱。この証は何ですか？

20、腰部に疽を生じ、瘡頂は平軟。嘔逆神昏、気喘、舌紅、脈数有力。
　　　この証は何ですか？

21、左の顎下が紅腫し疼痛する。一包の塊を生じていて、周辺は紅硬し中は軟
　　かく黄色の点が有る。これに触れば痛は甚しく、発熱口渇、舌紅苔黄、脈滑
　　数。この証は何ですか？

22、半年前から頸部に腫塊が出来た。質は柔靱で円滑。これを推せば移動する。
　　圧痛は無く、皮膚色も変わらない、舌象無導、脈弦緩。
　　　この証は何ですか？

23、腹部が時に痛む、痛む時は棒状の包塊を触る。食欲不振、身体消痩、苔薄
　　黄、脈緩。

188

この証は何ですか？

24、寒は常に＿＿＿、＿＿＿、＿＿＿、＿＿＿等と兼ねて＿＿＿＿＿、＿＿＿、＿＿＿、＿＿＿＿＿＿、の病を形成する。

25、燥証の証候表現は＿＿＿、＿＿＿、＿＿＿、＿＿＿、＿＿＿、＿＿＿の乾燥です。

26、膿の一種の臭いは＿＿＿＿＿、質は比較的＿＿＿＿＿で＿＿＿＿＿＿＿です。

27、毒蛇による咬傷の病毒物質は＿＿＿＿＿、虫類の刺咬の病毒物質は＿＿＿＿＿＿＿、火熱熾盛の重病の者を＿＿＿＿＿或＿＿＿＿＿という。

28、家の中のゴタゴタが始まって一ヶ月が過ぎ、情緒は楽しくなく、胸脇脹悶、溜め息が多い、煩躁し、脈弦。その原因と病因辨証は、それぞれ答えよ。

29、燥証を説明しなさい

30、食積の主要表現は何ですか？

31、辨証学上、火証と熱証的概念は基本的に同じでしょうか？

32、虫積証と虫毒証の概念は同じでしょうか？

33、暑証の常にある証候はなんですか？

34、寒証、熱証と寒邪、熱邪の関係を説明しなさい。

【病因辨証：解答】

1、外風、内風　　2、悪風、微熱、汗出　　3、B　　4、D　　5、C

6、B　　7、E　　8、C　　9、B　　10、D　　11、E　　12、A　　13、C

14、A　　15、審証求因、六淫外邪、七情内傷、飲食労倦、外傷

16、C　　17、D　　18、湿毒蘊膚証　　19、寒毒凝滞証　　20、瘡毒内陥証

21、膿証　　22、痰証　　23、虫積証

24、風、湿、痰、飲、風寒、寒湿、寒痰、寒飲

25、皮膚、口唇、鼻／眼、咽喉、舌苔、大便　　26、腥臭、膿稠、病理産物

27、蛇毒、虫毒、火毒、熱毒　　28、情志刺激　気滞

第十節　病因辨証　189

29、外界の乾燥した気候を指し、人体の津液が消耗した乾燥失潤の証候です。

30、脘腹痞脹疼痛、悪心欲吐、吐物酸餿、便瀉不爽、大便或矢気腐臭、舌苔厚膩、脈滑等。

31、同じ温熱的な性質の証候で、基本的には同じです。

32、違います。虫積証は寄生虫が体内に侵入し、気機を阻滞し、営血を消耗した証候の表現です。中毒症は毒虫類の毒素が気機を侵襲した証候の表現です。

33、悪熱及発熱、汗出、口渇、胸悶、気短、神疲、困倦、小便短黄、苔黄或白、脈虚数。

34、寒邪、熱邪の病因は、常に寒証、熱証が原因です。寒証、熱証は辨証の結果です。悪寒或いは発熱は辨証の主要根据の一つです。但し二者の概念は同じではありません。

第十一節　気血辨証

気血辨証について

　気血辨証に於ける分析は、疾病中の気血虚損或いは運行障害の証候の存在として判断します。気血は生命活動の基礎物質で、充足協調に宜しければ、運行正常です。いくつかの原因に因り、「気血不和は、百病の変化を生じる」《素問・調経論》を引き起こす可能性があります。気血病の証候は、一つは気血の虚損で、主要は気虚、血虚を有し虚証の範疇です。一つは気血運行失調で、主要表現は気滞、血瘀で一般に実証の範疇です。臨床では、気陥、気不固、気脱、血脱等の証を有し、一般に気血虚の特殊表現として、気逆、気閉は一般的に気滞の範疇で、血熱、血寒は、実際は血分証の熱証、寒証です。

1、気虚類証

　気虚類証は包括して気虚、気陥、気不固、気脱です。

　気虚証は、元気（真気）不足を示し、気の推動、温煦、固摂、防御、気化等の功能減退、或いは臓腑組織機能活動の減退を表す虚弱証候です。

　気虚証は、少気懶言、声音低微、呼吸気短、神疲乏力、或いは頭暈目眩、自汗、活動後諸症加重、舌質淡嫩、脈虚等を見ます。気虚証の形成は、久病、重病或いは労累過度、元気耗損によって形成されます。或いは先天不足、後天の飲食失調により元気の不充分な生成が原因です。或いは年老いて体弱になり、臓腑機能衰退で元気自衰等によって起こります。

　元気不足が原因で、臓腑機能衰退、故に気短、声低、懶言、神疲、乏力が出

現します。気虚が上営出来ないと頭暈目眩を起こします。衛気虚弱は膚表を固護出来ず、故に自汗。「労は則ち気耗」《素問・挙病論》なので活動労累後諸病は悪化します。営気虚は、舌に上承出来ず、故に舌淡嫩。気虚は鼓動血行の力不足で、故に脉象虚弱。

　元気虧虚の原因で、往々にして全身の臓腑組織機能活動の減退を引き起こします。故に臨床上心気虚証、肺気虚証、胃気虚証、脾気虚証、肝胆気虚証、腎気虚証などの違いがあり、同時に各臓器の気虚証を兼ねて出現します。その辨証は、各臓腑気虚証の根拠を併せ見ます。気虚は多種の原因を引き起こし、また気虚は多種の病理変化を引き起こします。気虚の生化不足は、営虧、血虚、陽虚を引き起こします。気の気化機能減退は、水湿の貯留、生湿、生痰、水液泛濫に到ります。気の推運無力は、気血運行不暢させ、気滞、血瘀に到ります。この他、気虚は外邪を感受しやすく、食積、虫積等にも及びます。

　いわゆる「気陥」は、気虚で升挙無力を指します。清陽の気が昇らず反って下陥、内臓の位置が維固出来ず下垂した虚弱証候です。気陥は一般的に気虚が発展したもので、或いは気虚の一種特殊な表現形式です。以って頭暈目花、耳鳴、疲乏、気短、下墜感の自覚、或いは内臓位置の下垂、或いは脱肛、陰挺などを常見の証候とします。気陥は一般的に中焦脾気下陥を指し、故に臨床往々にして中気下陥或いは脾気下陥と称します。

　いわゆる「気不固」は、気虚の固摂能を失った虚弱証候です。気虚肌腠不密で衛外無力は、則ち常に自汗有りて外邪を感受しやすい。名付けて曰く「衛表不固」で肺気虚証に属する範疇です。気虚は脈道に沿って血液が運行出来ず各種出血を引き起こし、「気の不攝血」と称し、則ち脾の不統血証です。気虚は下元の固摂失調し、二便失禁、遺精、滑精、滑胎に到り、「腎気不固」と称し、腎気虧虚系となります。その辨証は、気虚の一般証候と併せて各自の不固の症候の特徴を有しています。

　いわゆる「気脱」は、元気虧虚の極みを指します。息も絶々の危重証候です。常に呼吸微弱で不規則、或いは昏迷、或いは昏倒、汗出不止、面色蒼白、口開目合、手撒身軟、二便失禁、脈微欲絶、舌質淡白、苔白潤等の証を見ます。気脱は、一般に気虚或いは気不固の一歩発展したものです。若し大失血に到った

者は、「気随血脱」と称します。気脱と亡陽は常に、同時に出現し肢厥身涼を除く亡陽を主要な特徴とします。「気息微弱にして絶えんと欲す」という気脱の主要特徴の以外は、その証候が基本的に同じで、故に臨床では常に陽気虚脱と称されます。この他、気虚は血虚、陽虚、陰虚、津虧等の虚証を兼ね併せ、気血両虚、気陰虧虚、陽気虧虚、津気虧虚等の証を為します。

2、血虚類証

血虚類証は血虚と血脱を包括します。

血虚証は血液虧少で臓腑、経絡、組織を濡養出来ない虚弱証候です。

血虚証は面色淡白或萎黄、口唇、眼瞼、爪甲色淡白、頭暈眼花、心悸多夢、手足発麻、婦女経血量少色淡、衍期甚経閉、舌質淡、脈細無力等の一般的な臨床表現です。

血虚を引き起こす原因は、1）失血過多は、新血が未だ補充に及ばない。2）脾胃の運化功能減退、或いは進食栄養不足、或いは腸道に寄生虫ありて栄養をとられる如くは、生血の源不足を以って、食物精微の不足の原因となります。3）思慮労神大過は、陰血暗耗に到ります。4）瘀血が脈絡を阻塞し、新血の生化を障害し、或いは局部の供血不足をつくります。5）久病や大病等は、傷精耗気し化血の源を枯渇させます。

血液虧少は、頭目、上営舌、面を濡養出来ず、故に頭暈目花、唇、舌色淡、面色淡白或萎黄。

血は養心、養神出来ないと心神不寧、故に心悸、多夢を見る。血少は経脈、肌膚を濡養出来ず、則ち手足麻木、皮膚干渋、指甲色淡。血海空虚は、衝任失充し、故に婦女月経量少、色淡、衍期、甚或経閉。血虚は脈を充満出来ず、故に脈細無力。

心は血を主どり肝は血を蔵すから、故に血虚は一般的に心血虚と肝血虚の証を示します。この他、血虚は血虚腸燥証と血虚肌燥生風証を形成します。

血虚は気虚、陰虚、血瘀等と兼ねて存在し、気血両虚、陰血虧虚、血虚挟瘀証を為します。

若し、嘔血、便血、崩漏、外傷失血等により血液の突然の大量耗失、或長期

の出血が原因で、血虚が一歩発展すると血脈空虚になり、面色蒼白、眩暈、心悸、舌淡、脈微欲絶或芤等を表現し、危重の証候の者を「血脱」と称します。或いは「脱血」と称します。血脱は又、常に気脱、亡陽を伴います。

3、気滞類証

気滞類証は気滞から気逆、気閉に及びます。

気滞証は気鬱証、気結証と呼ばれます。人体の一部、或一臓腑経絡の気機を阻滞し、運行不暢を表現した証候です。多くの疾病過程中に、或いは多く、或いは少なく、存在する不暢的な病理変化です。但臨床では気滞と診断され、気滞は気機阻滞の主要の病変です。

気滞の証候は一般的に胸脇脘腹等脹悶、甚だしければ或疼痛、症状は時に軽く時に重い、部位は不固定、按じて一般に形なく、疼痛の性質は竄痛、脹痛、攻痛等です。痛脹は常に曖気、腸鳴を伴い、矢気後軽減、或情緒の怖思悩怒与喜悦で悪心或軽減します。脈証象は多くは弦、舌証の変化は明確でありません。

気滞を引き起こす原因は大変多く、情志不舒、飲食失調、外邪を感受し、或外傷捻挫等どれも気機阻滞を引き起こします。この他、痰飲、瘀血、宿食、蛔虫、砂石等の病理物質の阻塞も気の運行発生障害からも気滞に到ります。陽気虚弱、陰寒凝滞もまた臓器経絡の気機不暢から気滞を成します。気滞の多くは疾病の早期段階に多く見られ、故に「初病在気」と言われています。気の運行に障害が発生し不通になると、不通則痛、故に気滞は胸悶疼痛を以って主要の臨床表現とします。気機の阻滞が原因で、故に疼痛の表現は脹痛、竄痛、攻痛の性質を持ちます。曖気、腸鳴、矢気で気機が少し通じるので、故に脹、痛などの症が緩解します。情志不舒は常に気滞を悪化させ、故に症の軽重は、情緒変動によって変化します。脈弦は気機不利、脈気不舒の証です。気滞を引き起こす原因は不同で、気滞の臓腑病変の部位には差異があるので、故にその証の各自の表現には特色があります。臨床では常に気滞証は、肝気鬱滞証、胃腸気滞証、肝胃気滞証等として見られます。

気滞は常に血行不暢により血瘀を形成します。或血瘀と兼ねた病気で気血瘀滞証です。気機鬱滞が日に久しいと化熱し、化火となります。気滞は水津の輪

布に影響して、生痰、生湿、水停となり痰気互結、気滞湿阻、気滞水停等の証を成します。

いわゆる「気逆」は、気機の升降失常を指し、気上衝逆による病理変化の不調表現です。気逆の基本は気滞基礎上の一種の表現形式です。外邪、痰飲等の犯肺は、肺の粛降を失い気逆し、則ち咳嗽、喘息等の症を見ます。これは肺気上逆の為です。寒、熱、水飲、食積、瘀血等の原因で、胃は和降を失い気機上逆し、則ち噦逆、噯気、悪心、嘔吐等の症を見ます。これは胃気上逆の為です。若し情志不遂、鬱怒驚恐等の原因で、肝気失調、升発太過により制御出来なければ、頭痛、眩暈、気が少腹から胸咽等に上衝します、いわゆる肝気上逆の証候です。

いわゆる「気閉」は、大怒、暴驚、攪思過極等から、気機閉塞に到り、神昏、暈厥、肢厥等の症を出現させ、神気鬱閉証と称します。或瘀血、砂石、蛔虫、痰濁等の原因で脈絡、管腔を阻塞しても、気機阻閉し、阻塞部に絞痛等の症を生じます。気閉は気の実証に属し急性重証で、或昏迷、昏厥、或臓器絞痛、大小便閉、呼吸気粗、声高、脈沈実有力等の症を併せます。

4、血瘀証

凡そ経脈の血液が脱離して時に排出或消散出来ず、ある一カ所に停留し、或血液運行の阻を受け、経脈或器官内に壅積し、凝滞状態を呈し、生理功能を失脚した者は均しく瘀血に属します。瘀血内阻は生産された証候で、血瘀証と為します。

血瘀証の主要は、疼痛、腫塊、出血、色脈改変等の表現です。その疼痛は刺痛刀割で、痛処は不移で固定、常に夜間悪化します。腫塊が体表の者は、常に青紫色の包塊を呈し、腹内の者は、可触し比較的堅硬で押しても不移の腫塊です。癥積と称します。出血の色が紫暗で或血塊を挟み、或大便色黒でタール状。面色は黧黒、或唇甲青紫、或皮下紫斑、或皮膚甲錯、或腹部青筋が現れる、或皮膚に糸状の赤い線（皮膚に紅色の脈絡が出現）。婦女は経閉、或崩漏、漏下を見る。舌質は紫暗或紫斑、紫点、或舌下脈絡曲張、或舌辺に青紫色の縞状の線。脈証は多くは細渋、或結、代、或無脈。

瘀血を形成する原因は大変多く、1）、は外傷、転倒が原因で体内出血し、離経した血が時に排出或消散出来ず、蓄積して瘀血となります。2）、は気滞で血行不暢、或気虚で推運血行無力。以って血脈瘀滞に到り瘀血を形成します。3）、は血寒は血脈凝滞となり、或血熱血行壅聚或血液が煮詰まり、以って湿熱、痰火阻遏、脈絡不通に及ぶを以って、血液運行不暢し瘀血を形成する。瘀血内積が原因で、気血運行受阻し、機体のある一部の気血不通を造成し、不通則痛、故に疼痛は瘀血証の突出した症状で、その痛みは刺痛、固定不移、拒按の特徴を有します。皆有形の瘀血が局部に停積し、気血が通達を得られないが故です。夜間は血行が比較的緩やかになるので、故に夜間疼痛は悪化します。積瘀不散で凝結し、則ち腫塊を形成し、血流行らず、故に外に青紫色の腫塊を見ます。内部の腫塊を触れれば堅硬不移です。出血は、脈絡が瘀血阻塞し、血液の循経運行を出来ないので、脉外に漏れだし、血は停聚して行らず、故に紫暗色を呈す。或已に凝結して血塊を為す。瘀阻脈絡、血行障害、全身緩慢で気血の温煦濡養を持久的に得られず、故に面色黧黒、口唇、舌体、指甲青紫色暗等を出現する。瘀が久しく消えず、血液虧少、営血が皮膚を濡潤滋養出来ず、則ち皮膚粗糙干渋し、鱗甲の如き状態です。瘀血内阻は、衝任不通して、則ち経閉。絲状紅縷、腹壁青筋が現れる。脈細渋などは、皆瘀阻脈絡、血行受阻の証です。

瘀血阻滞の部位は同じでなく、臨床上主要は、心脉瘀阻証、瘀阻脳絡証、胃腸血瘀証、肝経瘀血証、瘀阻胞宮（精室）証、瘀滞胸膈証、下焦瘀血証、瘀滞脈絡証、瘀滞証、瘀滞筋骨証等です。

瘀滞と気滞はお互いに因果があり、或病を相いに兼ねて、気滞血瘀証肌青或血瘀気滞証を成す。血瘀は痰や熱等の病性と合併し、瘀痰互結、瘀熱互結等の証を為す。瘀血既に成せば、正常の血は必ず少なく、新血の化生にも影響を受け、故に血瘀は血虚に到る。血瘀は気化を阻害し、水液の輸布に影響を与え血瘀水停証を成す。

5、血熱証

血熱証は臓腑の火熱熾盛、熱迫血分の実熱証候、則ち血分熱証の表現です。

熱が血分にあれば、迫血妄行は必然で、或血行壅聚して、傷陰耗液、故に熱盛動血、或局部血行壅滞の証候という特徴があります。血熱証は既に外感温熱中に見られ、則ち温熱邪毒内伝し、血分に深入し、衛気衛血辨証中の「血分証」を形成します。また、その雑病中に、咳血、吐血、衄血、尿血、月経量多、崩漏等を見ます。外科瘡瘍病中に皮膚、肌腠等の組織の瘡癤疔癰及び内臓の癰腫等、皆血熱によって到ります。

各種出血及び瘡癰等は、熱症、舌質絳、脉滑数或弦数を以って、血熱証の主要な辨証の根拠です。

6、血寒証

血寒証は寒邪が血脈に入り、凝滞気機して、血液運行不暢の実寒証の表現で、則ち血分寒証です。寒が血脈に在れば、血液運行は必然に阻滞し、故に手足冷痛、膚色紫暗発凉し、或少腹拘急疼痛、或月経衍期、経色紫暗、血塊を挟む等の症を表現します。

血寒証は実寒証の範疇に属し、故に実寒証中の寒滞肝脈証、寒凝胞宮証、及び寒凝脈絡証等、全てに血寒証を見ることが出来ます。血寒証は、寒症の局部の拘急劇痛、温を得れば痛減じる、舌淡紫、舌苔白、脉沈遅弦渋を以って辨証の根拠とします。

第十一節　気血辨証　197

【気血辨証：模擬試験】

1、気虚類証は、（　　　）、（　　　）、（　　　　）、（　　　）です。

2、下記のどれが気の実証に属しますか？

　A、気虚　B、気逆　C、気陥　D、気脱　E、気不固

3、下記のどれが気虚証において時に見られる症ですか？

　A、舌質淡嫩　B、気短脈弱　C、神疲乏力　D、眩暈自汗　E、動則症重

4、気虚証は、（　　　　　）、（　　　　　）、（　　　　　）、（　　　　　）、或いは頭暈目眩、自汗、（　　　　　　）加重、舌質淡嫩、脈虚等

5、頭暈神疲、気短乏力、久泄不止、肛門墜脹、時有便意、舌淡嫩、脈虚。この辨証は何ですか？

　A、気血両虚証　B、陽気虧虚証　C、気虚下陥証　D、心肺気虚証　E、腎気不固証

6、気脱は、元気虧虚の最上で、息も絶え絶えの（　　　　　　）です。

7、産後一ヶ月余り、悪露が依然として多く稀淡、疲乏、食少便溏、乳汁少、面白、舌淡脈弱。この診断は何ですか？

　A、気血両虚証　B、気滞血瘀証　C、脾腎気虚証　D、肝血虧虚証
　E、気不攝血証

8、頭暈頭痛、神疲乏力、久不欲食、面色萎黄、舌質淡嫩、脈弱。この診断は何ですか？

　A、気血両虚証　B、陰陽両虚証　C、気陰両虚証　D、津気虧虚証
　E、陽気虧虚証

9、血虚は、（　　　　　　　　　）、口唇、眼瞼（　　　）淡白、頭暈（　　　）、心悸多夢、手足発麻、婦女経血量少色淡、衍期甚経閉、舌質淡、脈細無力等

10、下記のどれが血虚証の形成原因ではないでしょうか？

　A、脾虚食少、生化无源　B、労神過多、陰血暗耗　C、気機不暢、升降失調　D、瘀血内阻、新血不生　E、虫積腸道、耗吸栄養

11、突然に絞るような腹痛。腹が脹り嘔吐、これを按じても顕著な包塊はない。

苔白、脉弦。この診断は何ですか？

　A、血瘀証　　B、気閉証　　C、気滞証　　D、中寒証　　E、虫積証

12、情緒不舒による気滞証は、下記のどれに属しますか？

　A、肝胃気滞証　　B、胃脘気滞証　　C、腸道気滞証　　D、肝鬱気滞証　　E、肝胆気滞証

13、下記のどれが「血熱証」の証候ですか？

　A、各種出血　　B、癰癤疔癤　　C、舌質色絳　　D、脉象滑数　　E、発熱口渇

14、血虚から引き起こすことの出来ない変化はどれですか？

　A、痰飲　　B、内燥　　C、気虚　　D、血脱　　E、内風

15、下記のどれが「気不固」の範疇に属しませんか？

　A、大便溏瀉　　B、月経淋漓　　C、小便失禁　　D、遺精滑精　　E、気短自汗

16、下記のどれが血瘀証の特徴でありませんか？

　A、刺痛固定　　B、色脈改変　　C、包塊拒按　　D、出血成塊　　E、脇肋胸悶

17、下記のどれが血瘀証の色脈改変に属しませんか？

　A、局部刺痛　　B、面色黧黒　　C、皮膚甲錯　　D、舌有紫斑　　E、脉象細渋

18、下記のどれが血瘀証の疼痛の特徴でありませんか？

　A、夜間痛甚　　B、悶痛掣痛　　C、拒按有塊　　D、痛処固定　　E、刺痛如割

19、経前に水中で労動し、月経未だ至らず、少腹疼痛、喜温拒按、苔白脉沈弦。この診断は何ですか？

　A、血瘀証　　B、傷寒証　　C、中寒証　　D、血寒証　　E、陽虚証

20、情緒過極が気閉に至った最も当てはまる症状はどれですか？

　A、脹痛竄痛　　B、脹悶不舒　　C、神情不寧　　D、神昏肢厥　　E、脉弦有力

21、冷たいビールを飲んだ後、脘腹痞脹、ゲップを伴って、しゃっくり頻数、舌象に異常なく、脉弦。この診断は何ですか？

22、冬になって、両手に受寒し、水を触ればすぐ瘙痒し、しびれ痛む、拘急して動きが悪く、肢冷し皮膚色は白、温めれば症は軽減する、脉沈弦細、苔白。この診断は何ですか？

23、排便後立ち上がり地面に昏倒し、面色蒼白、頭暈眼花、心悸気短、脘腹不適、大便色黒、舌淡、脉細数無力。この診断は何ですか？

24、ペニシリン注射の10分後、喉部に緊悶突感し、呼吸困難、面色蒼白、四肢厥冷、頭汗如雨、脈極微細。この診断は何ですか？

25、眼瞼紅腫、白睛赤、羞明流泪、頭目疼痛、口渇尿黄、舌絳、苔黄、脈弦数。この診断は何ですか？

26、左の乳に凸凹の腫塊がある。潰爛して流稀で臭いのある血水が流れる。面色萎黄、頭暈心悸、舌淡、脈細。この診断は何ですか？

27、気の虚証を包括して＿＿＿＿、＿＿＿＿、＿＿＿＿、＿＿＿＿。
　　血の虚証を包括して＿＿＿＿、＿＿＿＿。

28、気血同病に常に見られる症は＿＿＿＿＿証、＿＿＿＿証、＿＿＿＿証、＿＿＿＿証、＿＿＿＿証。

29、胃気上逆の主証は＿＿＿＿、＿＿＿＿。肺気上逆の主証は＿＿＿＿、＿＿＿＿。

30、血瘀証は、その原因の違いから＿＿＿＿血瘀、＿＿＿＿血瘀、＿＿＿＿血瘀、＿＿＿＿血瘀、＿＿＿＿＿＿血瘀、＿＿＿血瘀に分けられます。

31、6種の臓腑気虚証の証名を答えなさい。

32、皮膚乾燥瘙痒、掻くと脱屑し、時に頭暈、月経量少、舌淡、脉濡。この診断は何ですか？

33、血熱証を説明しなさい。

34、気滞証を説明しなさい

35、瘀血と血瘀証の概念の違いを説明しなさい。

36、血瘀証に見られる典型的な舌象と脉象は？

37、48歳男性。不用心で胸部をぶつけ、現在胸痛脹悶、活動により悪化して、左前胸に青紫色の班が有り、拒按、脉弦。これは何証に属しますか。併せて病機を分析しなさい。

38、31歳の女性。胎児が生まれて二時間、胎盤出ず、腹痛拒按、悪露血塊が挟まり、疲乏懶言、気短声低、脈弱。この診察は何ですか？　その病機を説明しなさい。

【気血辨証：解答】

1、気虚、気陥、気不固、気脱　　　2、B　　　3、D

4、少気懶言、声音低微、呼吸気短、神疲乏力、活動後諸症　　　5、C

6、危重証候　　　7、E　　　8、A　　　9、面色淡白或萎黄、爪甲、眼花　　　10、C

11、B　　　12、D　　　13、C　　　14、A　　　15、A　　　16、E　　　17、A　　　18、B

19、D　　　20、D　　　21、気逆証　　　22、血寒証　　　23、気随血脱証　　　24、亡陽証

25、血熱証　　　26、血虚証　　　27、気虚、気陥、気脱、気不固　　血虚、血脱

28、気滞血瘀証、気虚血瘀証、気血両虚証、気不摂血証、気随血脱証

29、噦逆、嘔吐　咳嗽、気喘　　　30、外傷、気虚、気滞、血熱、寒凝、痰阻

31、心気虚　肺気虚　胃気虚　脾気虚　腎気虚　脾胃・心肺・脾腎気虚

32、血虚生風証

33、臓腑火熱熾盛、熱迫血分から、血熱妄行に至り、或いは局部血行阻滞を表現する
　　実熱証候を指します。

34、気滞証とは、人体のある一部、或いはある一部の臓腑経絡の気機阻滞、運行不暢
　　を表現する証候です。

35、離経の血、或いは血行受阻壅積により、生理機能を失った血を瘀血といいます。
　　瘀血内阻によって産生された証候を血瘀証といいます。故に二者は密接な関係に
　　あり、但しその概念は同じではありません。

36、舌質紫暗或見紫斑、紫点、或いは舌下脈絡曲張、或舌辺に青紫色の縞状の線。脉
　　象は多くは細渋、或結、代、或いは無脉。

37、気滞血瘀　打撲が原因で、脈絡受損、経気不利、故に胸痛脹悶、脉弦。血溢脉外、
　　血行不利、則ち青紫色の班塊而拒按。

38、気虚血瘀　疲乏懶言、気短声低、脉弱は気虚の表現。腹痛拒按、悪露有血塊は瘀
　　血の証。故に胎盤が出ないのは気虚瘀血の為です。

第十二節　津液辨証

津液辨証とは

　津液弁証は、疾病の分析、診断中に津液虧虚の有無、或水液停聚の証候があります。

　津液は体内各種の正常な水液の総称です。津液は血液組成の一部で、津液は陰の範疇に属します。故に津液と血、陰などの概念と密接に関係し、津液の生成、輸布と排泄、主要の臓腑の脾、肺、腎の気化作用と密接に関係します。津液は滋陰、濡養と陰陽の平衡等の功能を倶に有します。津液の病変、各種病因は、直接侵擾をもたらし、亦、間接的に臓腑機能の失常を形成します。津液の生成不足或は消失過多は、津液虧虚の証候を出現させ、滋養濡潤と陽気作用を制御不能にして、外燥病と津液虧虚病理と密接に関係します。津液の輸布、排泄障害は水液停聚をもたらし、湿、水、飲、痰等の病理変化を表し、併せて臓腑功能に影響します。

1、痰証

　「痰」は、水液内停して凝聚し形成された病理産物で、その質は粘稠。痰濁停阻は臓器組織の間、或いは幾つかの局部、或いは全身に移動する証候として表現されます。これを痰証といいます。

　痰証の臨床的表現は、咳嗽喀痰、痰湿粘稠、胸脘痞悶、悪心納呆、嘔吐痰涎、頭暈目眩。形体の多くは、肥胖。或いは神昏して喉中痰鳴、或いは神志錯乱して癲、狂、痴、癇。或いは幾つかの部位に円滑柔軟な瘰癧、瘿瘤、乳癖、核塊、

等の症状証候、舌苔膩、脈滑。

　痰の形成は、諸種の素因（外邪六淫邪気、飲食不当、情志刺激、過労体虚、過逸少動等）が、肺、脾、腎の気化効能に影響を及ぼし、水液輸布が出来ず停聚し、寒凝を被り、火煎し、凝結濃縮し痰を形成する。肺は宣降を失い、津液を敷布出来ず、水液凝滞し、或火熱煎熬を被り、則ち痰を生成する。脾は健運を失い、則ち水湿停蓄し、凝聚して散出来ず変化して痰を成す。腎陽不振は脾の運化を助けられず、或腎陰虧虚は虚火が津液を煎灼して、亦痰を生成する。

　「肺は貯痰之器」、これは痰は肺に停聚しやすく、咳嗽、胸悶、喀痰等の症は、肺に痰停した基本表現と説明しています。脘痞、納呆、泛悪嘔痰涎等は、痰濁中阻、胃の和降を失った表現です。痰質粘稠、流動性は小さく、消散し難く、故に幾つかの局部に停積し、瘰癧、瘻瘤、乳癖、核塊等の症を見ます。痰は亦気に随って全身に移動し、痰蒙清竅し、則ち頭重眩暈。痰濁は心神を蒙蔽し、則ち神昏し痰鳴する。或いは癲、狂、痴、癇等の病を発する。皮膚に痰泛すれば、形体肥胖する。苔膩、脈滑、痰濁内阻の表現です。

　痰濁病はかなり複雑で、見症が多い。故に「百病の多くは痰によって起こる」「怪病の多くは痰」等の説がある。《古今醫鑑・痰飲》に「痰は津液の化したもので、風寒湿熱を感じ、或七情飲食により傷り、以って気逆液濁し痰飲に変じる。或吐喀上に出て、或胸膈に凝滞し、或腸胃に留聚し、或四肢經絡に流注し、気に随って昇降して遍身至らざる処なし。その病は、喘、咳、悪心嘔吐を為す。痞膈壅塞し関格異病を為し、瀉痢、眩暈、嘈雑、怔忡驚悸、癲狂、寒熱、痛、胸膈にゴロゴロ音があって、背肺に常に少し冰冷の如く、或四肢麻痺不仁を為し、皆痰によって起こり、百病の多くは痰の者を兼ねる」とあります。

　痰の性状と兼証は同じでなく、痰証には寒痰、熱痰、湿痰、燥痰が有り、以って風痰、瘀痰、膿痰等に及び、併せて違う表現の特徴があります。

　臨床上、痰証は痰蒙心神証、痰熱閉神証、痰火擾神証、痰阻心脈証、痰阻胸陽証、痰濁阻肺証、痰熱壅肺証、痰熱結胸証、痰熱腑実証、燥痰結肺証、痰濁犯頭証、痰阻胞宮（或精室）証、痰湿内盛証、痰阻経絡証、痰湿凝結肌膚証、風痰閉神証、風痰阻絡証、瘀痰阻絡証、瘀痰滞膈証、痰気鬱結証、膿痰蘊肺証等がよく見られます。その証候は有痰の表現を除けば、痰が停阻した部位の症

204

状に及んだその病状を兼ねています。

2、飲証

　病理上の「飲」は、体内に水液停聚して転化して形成された病理産物です。その性質は痰より稀薄です。飲邪は胃腸、心肺、胸脇等の所に停聚した証候で、即ち飲証です。

　飲停の部位が違えば症状も違います。それは、脘腹痞脹、水声轆轆、泛悪稀涎或清水です。或いは咳嗽気喘、吐痰多而質稀色白、胸悶心悸、甚喉中に哮鳴を見ます。或いは胸脇飽満し、支掌脹痛、呼吸に随って咳嗽、轉側すれば痛みが増します。併せて眩暈、舌淡嫩、苔白滑、脉弦などの症を見ます。

　飲の形成は、直接外邪侵襲し、臓腑が水液の気化に影響し、以って水液停聚の産生に到ります。或いは中陽素虚が原因で、或いは復た飲食不慎、外邪内侵、以って水液転輪、敷布に障害が発生し、停聚の病に至ります。飲邪は局部に停まり、気機の暢通、臓腑機能の失常、故に痞脹満悶、或いは水声轆轆、或哮鳴有声等の症、飲溢して体外に排出されます。則ち咳吐稀痰、嘔吐清水涎沫等の症を見ます。

　飲停の部位は不同で、主要は寒飲停肺証、飲停心包証、飲停胸脇証、飲留胃腸証等です。

　飲邪の性質は一般に寒に偏り、故に多くは寒飲と称し、但臨床では熱証にて熱飲者もまた兼ねて見ます。

3、水停証

　病理上の「水」、或「水気」と称します。肺、脾、腎等の臓腑が水液輸布の功能を失常し、以って水液停聚して病理性産物を形成します。その性質は飲と比べて清稀で、痰と比べて更に清稀です。水は流動性が大きく、肌膚に泛溢して、体位の改変に随って変動します。

　病理上の水液停聚の主要表現は水腫の症を見ます。或いは下肢、或いは顔瞼、或いは甚しければ全身皆腫れ、按ずれば凹陥して戻りにくい。水はまた腹腔に停まり、腹満如鼓、叩之声は濁、水液停聚。多くは体位の改変に随って流動し、

第十二節　津液辨証　205

併せて往々にして小便短少、不利の症、舌苔潤沢、脉証の多くは濡緩を見ます。

　病理上の水液の形成は、既に外邪侵襲による原因、また正気虧虚を原因とします。風邪外襲して、肺気宣降を失い、上竅不開で水道不通します。或いは湿邪内侵して、脾の運化功能阻害し、以って水液停聚に到る。或いは疲労内傷、房事不節、病久正虚、過用攻伐等の原因で、脾腎陽気虧虚から水液の運化出来ず、水液泛濫に至り、皆水腫を発す。この他、瘀血等が経脉を邪阻し、また水液の正常な運行に影響し、水液停蓄して腹腔等の部位に病を為します。

　水は有形の邪で、故に病は水腫を以って主症と為します。水液内停、故に小便不利、腫を按じて凹陥してすぐに戻らずが、水の腫脹の特徴です。水は流動性が大きく、早く低い処へ、故に水腫は体位に随って改変します。脈濡、苔滑は、皆水湿の証です。

　水停を形成する機理、臓器は不同で、臨床上常に水停証は風水相搏（風襲水停）証があり、脾虚水泛証、腎虚水泛証、水気凌心証等を見ます。故に臨床上陽水、陰水に分けるといえども、但し主要は病を新旧、邪性虚実、陰陽に分類します。而して病理上の水は陰性の病理産物に属します。

　湿、水、飲、痰は皆水液を体内に貯留して形成した病理産物です。一般にその形体に差異があり理解できます。流動性の大小を基礎として、臨床表現を結合させた上で、区別します。但し、四者の病理の本質は水液の停聚に属し、相互転化や又併病があり、故に臨床上はっきりと分ける事が難しく、以って通常は、痰飲、痰湿、水飲、水湿、湿飲、湿痰等と称します。

4、津液虧虚証

　津液虧虚証は、体内の津液不足、臓腑組織官竅が津液の滋潤養和を失い、充満出来ない証候です。津液虧損の程度が比較的軽度であれば、主要は水分を失った者で、一般に傷津、津虧と称します。津液虧損の比較的重いものは、ただ水分を失っただけでなく、機体の精微栄養物質も亦受損した者で、一般に液耗、液脱と称します。但し臨床の多くの通称で厳格な区分はありません。津液不足で臓腑組織は滋潤を失い、則ち燥化し、故に津液虧損は燥（内燥）の範疇に属します。津液は体内全ての陰液の主要な組成成分です。津液不足は陰虚に

変成し、故又将に陰虚之内に帰属します。まとめて、燥（内燥）証、津液虧虚証、陰虚証の間に密接な関係があります。

　津液虧虚証の臨床表現は、主要は口燥咽乾、唇焦或裂、眼球深陥、皮膚乾燥し、甚しければ枯萎、渇欲飲水、小便短少而黄、大便干結し、難解、舌紅少津、脈細而数等症です。

　津液虧虚は高熱、大汗、大吐、大瀉、多尿、焼傷等、津液の耗損過多が原因で、以って陽気偏亢し、暗耗津液に至り、また陰水過少が原因で、臓気虚衰、津液生化不足により形成されます。

　津液虧少は、組織官竅の濡潤を充養出来ず、故に咽乾、唇焦、眼球深陥、皮膚干萎、尿少便結等の乾燥少津の症状です。陰液虧少は陽気を抑制出来ず、或尚火熱の邪の害があり、故に舌紅、脈細数等の症を見ます。

　津液虧虚は、反映される主要臓器の場所による証候の違いで、肺燥津傷証、胃燥津虧証、腸燥津虧証等に区分されます。津液虧虚は、併せて津枯血燥、津虧血瘀、気随液脱、津気虧虚等の証候を形成します。

第十二節　津液辨証　207

【津液辨証：模擬試験】

1、津液は体内各種の正常な（　　　　　　）です。津液は（　　）組成の一部で、津液は（　）の範疇に属します。

2、痰証の臨床的表現は、（　　　　）、（　　　　）、（　　　　）、（　　　　）、（　　　　）、頭暈目眩、形体多肥胖です。

3、痰証の基本表現は下記のどれですか？

A、胸悶頭暈目眩　　B、神昏或癲狂痴癇　　C、瘰癧、乳癖、癭瘤　　D、舌苔白膩或滑　　E、喀痰粘稠量多

4、水液停聚の原因でまれにある原因は何ですか？

A、風或湿邪侵襲　　B、暑熱之邪内侵　　C、脾腎気化失職

D、過食生冷油膩　　E、肺失宣降輸布

5、皮膚乾燥、瘙痒、脱屑、頭暈目花、面色萎黄、舌淡少苔、脈細無力。この弁証はどれですか？

A、外燥証　　B、陰虚証　　C、血虚証　　D、液虧証　　E、津虧証

6、飲停胸脇証の診断はどれですか？

A、咳嗽気喘　　B、胸脇脹悶　　C、心悸肢腫　　D、胸廓飽満　　E、脉弦苔滑

7、最も水腫が出現する部位はどこですか？

A、頭面目顔　　B、胸腹腔　　C、腰以下　　D、皮膚下　　E、低下部

8、飲証に最も見られる随伴症状はどれですか？

A、肢体水腫　　B、肢体沈重　　C、舌苔潤滑　　D、小便不利　　E、腹膨声濁

9、脘痞納呆、悪心欲吐、吐出痰涎、苔膩脈滑。この診断は何ですか？

A、湿痰困阻証　　B、飲留胃腸証　　C、湿阻清陽証　　D、肝胃気逆証

E、痰湿中阻証

10、下記のどれが一般的な痰濁停聚に属さない証候ですか？

A、癥積　　B、瘰癧　　C、乳癖　　D、癭瘤　　E、痰包

11、下記の飲停証はどれがまれですか？

A、飲停胸脇証　　B、飲溢四肢証　　C、飲停水包証　　D、寒飲停肺証

E、飲留胃腸証

12、下記の病理産物において、清稀から稠濁に至る順序はどれですか？

　　A、水飲痰飲　　B、痰飲水湿　　C、湿痰水飲　　D、湿水飲痰　　E、湿飲水痰

13、下記のどれが津液虧虚と内燥証を鑑別できる症状ですか？

　　A、咽干口渇　　B、眼球深陥　　C、皮膚乾燥　　D、尿少便結　　E、舌紅少津

14、津液虧虚の原因でないのはどれですか？

　　A、過食辛燥　　B、大吐大瀉　　C、高熱大汗　　D、尿多如崩

　　E、重大な焼傷

15、腹瀉二日、口渇心煩、皮膚干萎、眼球凹陥、舌紅苔薄黄、脈弱而数。この診断は何ですか？

16、痰濁病は複雑多岐にわたり、前人の説に「（　　　　　　　）、百病の多くは（　　　）によって引き起こす。」があります。

17、湿邪困阻の主要表現は、（　　　　　　　）

18、常に体位に随って改変する病理産物は（　　）です。

19、常に管腔等の部位に停積する病理産物は（　　）です。

20、痰蒙心神の常見する症状は、＿＿＿＿＿、＿＿＿＿＿、＿＿＿＿＿、＿＿＿＿＿、＿＿＿＿＿。

21、陽水と陰水の区分は何ですか？

22、臨床上最も危篤な虚証は何ですか？

23、臨床上で痰の種類はいくつに分けられますか？

24、乾燥症状は津液虧虚だけが属しますか？説明しなさい。

25、飲と水の停積の部位は違いますか？

26、膀胱湿熱、大腸湿熱、脾胃湿熱の臨床上の相違点について述べなさい。

27、40歳男性、急に起きたら嘔吐と腹瀉、3時間に嘔瀉10数回、米のとぎ汁の様な嘔瀉物、腹痛は明確でない。皮膚枯萎、眼球深陥、口渇引飲、小腿転筋、神疲気短、小便極少、血圧60/40、脈微。

　　主訴を書き、病名、証名、症状について分析せよ。

【津液辨証：解答】

1、水液の総称、血液、陰

2、咳嗽喀痰、痰湿粘稠、胸脘痞悶、悪心納呆、嘔吐痰涎

3、E　　4、B　　5、C　　6、D　　7、E　　8、D　　9、E　　10、A

11、B　　12、D　　13、B　　14、A　　15、液脱証　　16、怪病多痰、痰

17、身体沈重　　18、水　　19、飲　　20、癲、狂、痴、癇、神昏。

21、新起、体実、腫勢が急な者が一般に陽水。病久、反復発作、正虚体弱の者を一般に陰水といいます。

22、亡陽、亡陰、気脱、血脱、液脱。

23、寒痰、熱痰、湿痰、燥痰、風痰

24、乾燥症状は津液虧虚だけではありません。津液虧虚除いて、乾燥証には陰血症、外燥もあります。

25、飲は多く心肺或管腔部位に停積し、水の多くは低下部位、或いは全身に泛溢します。

26、湿熱の共通表現は、口渇不欲飲、小便短黄、頭重、身体沈重、脘腹苦悶して嘔気、舌紅、苔黄膩、脉濡数。

　　膀胱湿熱は、頻尿、尿意急迫、尿道灼熱、尿色黄量少、小腹脹満或いは発熱、腹痛を伴う、また尿血、尿管結石、舌紅、苔黄膩、脉数。

　　大腸湿熱は、腹痛、赤白混濁した粘りけのある臭味のある下痢をし、裏急後重、或いは頻回の臭い下痢をする。肛門灼熱感、尿色濃、口渇、或いは悪寒発熱を伴う。舌紅、苔黄膩、脈は濡数或いは滑数。

　　脾胃湿熱は、脘腹脹満、食少、嘔気、便溏、尿色濃、身体沈重無力、或いは黄疸而光沢有り、皮膚掻痒、或いは発熱が起伏しながら持続、舌紅、苔黄膩、脉濡数。

27、霍乱、液脱証。大量の嘔瀉により津液の重篤な消耗に故に膚萎眼陥、口渇尿少、轉筋等を起こした。液虧は気虚陽微に致り故に神疲気短、脈微、低血圧などの症状を発生させた。

方 剤 集

一あ一

安宮牛黄丸（あんぐうごおうがん）

【出典】 清《温病條辨》卷之一・上焦篇

「安宮牛黄丸方

牛黄一兩　鬱金一兩　犀角一兩　黄連一兩　朱砂一兩　梅片二錢五分　麝
香二錢五分　真珠五錢　山梔一兩　雄黄一兩　金箔衣　黄芩一兩

右極めて細末と為し、老蜜を錬り丸と為し、毎丸一錢、金箔の衣を為し、蝋護す。

脈虚の者、人参湯で下す、脈實の者、銀花、薄荷湯で下す、毎服一丸。兼ねて飛屍卒厥、五癇中悪、大人小児痙厥が因の熱の者を治す。大人病重く体実の者、日に再服す、甚だしければ日に三服に至る。小児半丸を服し、半丸の再服を知らず方論　此の芳香は穢濁を化し諸竅を利す、鹹寒が腎水を保ち、身体を安ずる、苦寒は火府を通じ瀉心に用いる方也。牛黄、日月の精を得て、心の主どる神を通じ、犀角は百毒、邪鬼瘴氣を主治する。眞珠は太陰の精を得て、而して神明に通じ、犀角と合して補水救火する。鬱金は草之香、梅片は木之香、雄黄は石之香、麝香は乃ち精血之香。四香を合わせ用い、閉固之邪、熱温毒が深在する厥陰之分の者に使い、一斉を内から透出し、邪穢を自消し、神明も復た可し。黄連心火を瀉し、梔子は心と三焦の火を瀉す、黄芩は胆と肺の火を瀉し、邪火に随い諸香を使い一斉に倶に散じる也。朱砂は心体を補い、瀉心に用い、金箔を合わせ墜痰して鎮固させ、再び真珠、犀角を合わせ督戦を為すの主帥也。」

【参考】 北京同仁堂　安宮牛黄丸

方剤集　211

成　　分：牛黄　水牛角濃縮粉　麝香　珍珠　朱砂　雄黄　黄連　黄芩　
　　　　　梔子　鬱金　冰片

功能主治：清熱解毒、鎮驚開竅、用于熱病、邪入心包、高熱驚厥、神昏譫
　　　　　語、中風昏迷及び脳炎、脳膜炎、中毒性脳病、脳出血、敗血症
　　　　　見上述証候者

安中散（あんちゅうさん）

【出典】　宋《太平惠民和剤局方》巻之三・治一切気・實慶新増方

「安中散　遠年日近の脾疼翻胃にて、口に酸水を吐し、寒邪の気が内に留
滞し停積消えず、胸膈脹満、腹脇を攻刺し、悪心嘔逆、面黄肌痩せ、四肢
倦怠するを治す。又婦人血氣刺痛し、小腹より腰に連なり攻注重痛するを
治す、並びに能く之を治す。

玄胡索去皮　良姜炒　乾姜炮　茴香炒　肉桂各伍両　牡蠣煅肆両　甘草炒
壹拾両

右を細末と爲し、毎服二錢、熱酒にて調下す、婦人は淡醋湯にて調服す、
如し酒を飲まざる者は、塩湯を用いて点じ下す、並びに時に拘わらず。、

【参考】　明治《勿誤藥室方函口訣》巻下

「此方世上には澼嚢の主薬とすれども、吐水甚しき者には効なし、痛み甚
しき者を主とす、反胃に用ゆるのも腹痛を目的とすべし、又婦人血氣刺痛
には澼嚢より反て効あり。」

【参考】《先哲医話》和田東郭

「閉経。逐瘀の諸剤を与え治せざる者は、安中散、抑肝散等を与う。是れ皆、
南風を得んと欲すれば北庸を開くの理なり。」

【参考】《先哲医話》寧固

「朝食暮吐する者は古の反胃なり。澼嚢は水飲胃中に停滞し、痛強く、水
を吐す。反胃は脈虚数、飲食化せずして吐す。澼嚢より重し。治法は同じ
からざれども、何れも減飲減食にあり。澼飲の痛みは苓桂甘棗湯或いは安
中散に宜し。」

【参考】《勿誤堂一夕話》

212

「和田東郭云う。婦人閉経などに桃仁、紅花、虎枝、蘇木を用ゆるは素人療法なり。安中散にて経を通ずることあり。其の経閉するは何故ぞと工夫して対症の薬を用ゆれば、必ずしも血薬を用いずとも通経すべし。」

遠年日近（えんねんじつきん）　永らく患った者も、近頃患った者の意
翻胃　　反胃　嘔吐を主症状とする胃の病気
血氣刺痛　瘀血により刺すように傷む
澼囊（へきのう）　胃拡張に相当する

【参考】　清《本草備要》

延胡索　宜、活血、利気

辛、苦而温。入手足太陰肺、脾。厥陰心包、肝経。能行血中気滞、気中血滞、通小便、除風痺。治気凝血結、上下内外諸痛、通則不痛。癥瘕※崩淋、月侯不調、気血不和、因而凝滞、不以時至。産后血運、暴血上衝、折傷積血、疝気危急。爲活血利気第一薬。然辛温走而不守、独用力迅、宜兼補気血薬。通経堕胎、血熱気虚者禁用。

良姜　宜、燥、暖胃散寒

辛、熱。暖胃散寒、消食醒酒。治胃脘冷痛、凡心口一点痛、俗言心気痛、非也、及胃脘有滞或有虫。及因怒、因寒而起。

霍亂瀉利、吐悪噎膈、瘴瘧※冷癖。肺胃熱者忌之。

乾姜　燥、回陽。通脈。

生用辛温、遂寒邪而発表、炮則辛苦大熱、除胃冷而守中。温経止血、定嘔消痰、去臓腑沈寒痼冷。能去悪生新、使陽生陰長、故吐衄下血、有陰無陽者宜之。亦能引血薬入気分而生血、故血虚発熱、産後大熱者宜之。引以国附、能入腎而祛寒湿、能回脈絶無陽。同五味利肺気而補心気、開五臓六腑、通四肢関節、宜諸脈絡。治冷痺寒痞、反胃下痢。多用損陰耗氣、孕婦忌之。辛熱能動血。母姜晒干者為干姜、炮黒爲黒姜。

茴香　小茴香辛、平、理気開胃、亦治寒疝。食料宜之。

肉桂　大燥、補腎命火

辛、甘、大熱、気厚純陽。入肝腎血分。補命門相火之不足、益陽少

方剤集　213

陰。治痼冷沈寒、能発汗疎通血脉、宣導百薬。祛營衛風寒、表虚自汗、腹中冷痛、咳逆結氣。木得桂而枯。又能抑肝風而扶脾土。従治目赤腫痛。及脾虚悪食。湿盛泄瀉。補労明目、通経堕胎。

牡蠣　渋腸、補水、軟堅

鹹以軟堅、化痰、消瘰癧※結核、老血届瘕疝※。渋以収脱、治遺精崩帶、止嗽斂汗。固大小腸。微寒以清熱補水、治虚労煩熱、温瘧赤痢、利湿止渇、爲肝腎血分之薬。

塩水煮一伏時、煅粉用。亦有生用者。貝母為使、悪麻黄、辛夷、呉茱萸、得甘草、牛膝、遠志、蛇床子良。

甘草　有補有瀉、能表能裏、可升可降

味甘。生用氣平、補脾胃不足而瀉心火。炙用氣温、補三焦元気而散表寒。入和剤則補益、入汗剤則解肌、入凉剤則瀉邪熱、入俊剤則暖正気、入潤剤則養陰血。能協和諸薬、使之不争。生肌止痛。通行十二経、解百薬毒、故有国老之称。中満症忌之。大而結者良。補中炙用、瀉火生用。

【参考】

癥瘕　腹中積塊也。堅者曰癥。有物形者曰瘕。

腹腔内の腫塊をいう。有形の硬く移動性が無く疼痛部位が固定しているものを癥といい、形状が明らかでなく触れても所在を確定できず疼痛部が游走性であるものを瘕という。積聚と同じ意味で積と癥、聚と瘕は同義である。

瘰癧　頸部リンパ節結核

瘕疝　腹中気乍満。心下盡痛。気積如臂也。参看疝條。

腹中に急に気満が起こり心下が疼痛し、気が結んで手のような形の塊をつくるものを瘕疝という。

瘴瘧　マラリアのように悪寒と発熱を繰り返す

【参考】

六気六淫　寒

自然界の「寒」の現象を人体の発病状態に比較して特徴パターンを現した。

１）寒は陰邪であり、陽気を傷り易い。

　人体を正常な温度に保つための温煦気化作用を有する陽気は、寒邪の侵襲によって衰退する。寒邪が肌表に侵襲すると「悪寒・手足厥冷」を発生し、脾胃に直接侵入（直中）すると「脘腹冷痛・嘔吐・小便清長」を呈する。

２）寒には凝滞という性質がある。凝滞は、凝結、阻滞不通の意味がある。

　寒邪が体表より侵入すると、脈外の気は不足し脈中の気も不通となり、疼痛を発生する。

「痛者、寒邪多也、有寒故痛也」《素問・痺論》

３）寒には収引の性質がある。

　収引とは収縮牽引の意味である。寒邪が侵襲すると、腠理・経絡・筋脉を収縮攣急させる。無汗、気血凝滞、身体疼痛、筋脉拘攣、肢体屈伸不利など。

安理湯（あんりとう）

【出典】　平成《中医方剤輯要》

「安理湯　素体陽虚、而して寒邪を感受し、畏寒肢冷、面色皎白、精神萎靡、或いは頭目冷痛、耳鼻牙関疼痛、或いは日晡目花、或いは頭暈目眩、或いは鼻流清涕、或いは喜唾流出、或いは肩背拘急、背部冰冷、或いは心下痞痞鞕、悪心嘔吐、嘈雑呑酸、脘腹疼痛、或いは宿酔車暈、幷びに婦人経行疼痛を治す、流出帯下、或いは小児遺溺或いは小便頻数淋の如く、或いは肢体疼痛、皆此湯を服すに宜し

　　延胡索去皮　良姜炒　乾薑炮　茴香炒　肉桂　白朮炒　人参　牡蠣　炙甘草

右㕮咀し、水三升、煎じ一升五合に至り、滓を去り、日に三服す、時候に計らず、熱服す」

毓麟珠（いくりんしゅ）

【出典】　明《景岳全書》巻之五十一徳集・新方八陣・因陣

「毓麟珠　婦人気血倶に虚し、経脉不調し、或いは断続し、或いは帯濁し、

或いは腹痛し、或いは腰痿し、或いは飲食不甘、瘦弱不孕し、一二斤を服し即受胎するべし、凡そ種子諸方、此に加えるを以って無し。

人参　白朮　茯苓　芍薬酒炒、各二両　川芎　炙甘草各一両　當歸　熟地蒸搗、各四両　兔絲子製、四両　杜仲酒炒　鹿角霜　川椒各二両

右末を為し、練り蜜丸、弾子大、空心毎に一二丸を嚼服し、酒を用い或いは白湯にて送下する、或いは小丸を為し亦呑服すべし、男子が製し服す如きは、枸杞、胡桃肉、鹿角膠、山薬、山茱萸、巴戟肉各二両を加えて宜しい。女人の経遅く腹痛する如きは、酒炒破故、肉桂各一両を加えて宜しい、甚だしき者は再び呉茱萸五錢を加え、一宿湯泡し炒めて用ゆ、帯多く腹痛の如きは、破故一両、北五味五錢を加え或いは龍骨一両を加う、醋煅にて用ゆ、子宮寒甚だしく、或いは泄し、或いは痛む如きは、製附子、炮乾薑を加えるに随いて宜し、鬱怒多い如きは、気に不順有りて、滞を為す者脹を為す、酒炒香附二両を加えて宜し、或いは甚だしき者、再び沈香五錢を加ゆ、血熱し火多き如きは、内熱し経早の者、川続斷、地骨皮各二両を加え、或いは別の湯剤暫らく其火を清し、後に此を服す、或いは酌を引いた湯を以って亦た送下すべし。」

葦茎湯 （いけいとう）

【出典】 後漢《金匱要略》巻上・肺痿肺癰咳嗽上氣病脉證治第七附

「《千金》葦茎湯　欬して微熱有り、煩満し、体中甲錯す、是肺癰と為すを治す、

葦茎二升　薏苡仁半升　桃仁五十粒　瓜瓣半升

右四味、水一斗を以って、先に葦茎を煑取り五升を得て、滓を去り、諸薬を納め、二升を煑取り、一升を服し、再服し、當に膿の如きを吐す」

【参考】 明治《勿誤薬室方函口訣》巻上

「此方は平淡にして思いの外効あるものなり、微熱と胸中甲錯とを目的とすべし、胸に甲錯あるは蓄血あるが故なり、蓄血なくとも咳血のあるに宜し、若し咳嗽甚だしきものは四順散を合して効あり、福井楓亭は肺癰に先ず《準縄》の瀉白散を用い、効なきときは此方を用ゆと云う」

一貫煎（いっかんせん）

【出典】　淸《續名醫類案》卷十八・胃痛病

「高鼓峰一婦人を治す、胃痛し水勺も入らず、寒熱往来し、或は火に從いて治す、芩連梔柏を用い、或は寒に從して治す、薑桂茱萸を用い、輾轉し月に餘り、形體消瘦し、六脈弦數し、幾して斃れる、高曰く、此は肝の痛み也、胃脘非ず也、其病は鬱に於いて起こり結んで火を生み、陰血は傷を受け、肝腎枯乾し、燥迫し痛を成す、色欲之人、尤も此病多く、醫復は苦寒辛温之劑を以って投じ、胃脘重く傷り、其能く重く傷り、其能く疼を乎び、急は以って滋陰し、生肝飮之を與え、一晝夜に盡三大劑、五鼓に熟寐し、次日痛は定む、再に加味帰脾湯を用い、麥門五味を加え、十餘劑にて愈ゆ、按ずるに此病、外間に四磨五香五鬱消遥を多く用い、新病は亦た效く、久病は則ち殺人す、又肉桂を用い亦效く、木は以って桂を得て枯す也、屢發し屢服し則ち肝血は燥竭し、少壯の者多く勞を成す、衰弱者は多く厥を發し死す、知らず可からず、呂東莊が呉維師を治す、内に胃脘痛を患い、叫號幾絶し、體中に熱勿れ寒勿れを覺えず左脇に気逆有りて上る、嘔吐酸水し、飲食倶に出で、或いは停滞を疑い、或いは感邪を疑い、或いは寒凝を疑い、或いは痰積を疑い、脈之弦數、重く按じれば濡、火で蓋い鬱肝血燥するのみ、当帰芍薬地黄柴胡棗仁山薬山萸丹皮山梔茯苓澤瀉を以って與え、頓にて安じ、唯だ胃口猶稍劣を覺え、加味歸脾及び滋肝補陰丸を用い愈ゆ、高、呂の二案、持論は畧同じ、倶に滋水生肝飮を用い、子早年亦た嘗て此を用い、却って甚だしく應ぜず、乃ち一方を自から創り、一貫煎と名ずく、北沙參、麦冬、地黄、當歸、杞子、川楝六味を用い、出入加減し、之に應じ桴鼓の如く投じ、口苦燥の者、酒連を加え尤も捷い、脇痛吞酸吐酸疝瘕、一切の肝病を統じて治すべし。」

【参考】　中華民国《沈氏女科輯要箋正》

「柳州のこの方は、原は肝腎の陰虚し、津液枯涸し、血燥き気滞し、諸症は變生するもののために設けし法なり、およそ脇肋脹痛し、脘腹耆掌するは、純にこれ肝気疏さず、剛木は恣肆して瘕をなす、治標の剤は、つねに香燥破気を用い、軽病これを得れば、往々にして効あり、ただし気の滞る

方剤集　217

ゆえんは、もと液の充つることあたわざるによる、芳香の気薬は、もって運行を助けるべくして、血液を滋することあたわず、かつ香は必ず燥かし、燥けば更に陰を傷る、頻頻とこれを投ずれば、液はことに耗して気はことに滞り、頻頻と発作せざるものなく、日をもってますます甚だしくして、香薬気薬は、恃むに足らず、馴れて脈反って細弱、舌紅光燥を致せば、すなわち行気の諸物は、まさに鴆毒と同じ、柳州のこの方、固本丸・集霊膏の二方より脱化して来るといえども、ただ一味川棟子を加え、以って肝木の横逆を調え、よくその条達の性を順にす、これ涵養肝陰の無上の良薬たり、その余はみな柔潤をもってその剛悍の気を馴らす、いやしくも停痰積飲なれば。この方最も奇効あり」

【功用】　養肝益胃、疏肝理気。

【主効】　肝陰不足、胃液虧耗、肝気不舒所致的脇肋攻痛、脇腹膜脹、口干咽燥、或呑酸吐酸、舌紅少津、脈細数或虚弦。

【方剤輯要分量】　生地黄6.0　北沙参　當歸　麥門　枸杞子各3.0　川棟子1.5

【参考】《上海中醫薬大学・方剤學教学書》

　　［組成］　北沙参10g　麥門10g　當歸10g　乾地黄30g　枸杞子12g　川棟子5g

　　［効能］　滋陰疏肝

　　［主治］　肝腎陰虚、血燥気鬱。胸脘脇痛、呑酸吐苦、咽乾口燥、舌紅少津、脈細弱或いは虚弦及び疝気瘕聚

　　［方解］　本方は肝腎陰虚、肝気横逆によるものを治す。肝は疏泄を主として、通暢を好む。陰虚血燥であれば、肝の滋養は失い横逆して胸脇痛を起こし、胃を犯したら、呑酸吐苦を起こす。肝腎陰虚であれば、津液不足になり、咽乾口燥、舌紅少津を現す。陰虚肝気不暢になると、肝脈に沿って疝気瘕聚の証を起こす。方中は乾地黄を君とし、滋陰養血を通して肝腎を補う。北沙参、麥門、當歸、枸杞を君とし、君薬と配伍して滋陰養血、生津柔肝を果たす。さらに少量の川棟子を佐・使とし疏池肝気する。諸薬は協力して滋陰柔肝を通して疏肝の効を果たす。川棟子の性味は苦寒であるが苦燥傷陰という説がある。しかし、滋陰養血の薬に配

伍されたら、傷陰の弊を防ぐ。これは本方と他の理気方剤の違いである。本方と逍遥散は共に肝鬱脇痛を治すが証候が違う。逍遥散は情志不遂の肝気鬱滞による脇痛を治す。さらに肝逆乗脾の神倦食少を起こし、治療は疏肝解鬱、健脾養血である。一貫煎は肝陰不足、気鬱生熱による脇痛を治す。さらに鬱熱が胃を犯し、呑酸吐苦を起こし、治療は滋養肝腎、疏泄理気である。

本方は応用時に加減法を提案している。大便秘結には栝樓仁を加え、虚熱或いは多汗には地骨皮を加え、多痰には貝母を加え、舌紅乾燥、陰虧酷い場合には石斛を加え、脇脹痛、押すと硬い感じがある場合には鼈甲を加え、煩熱、渇には知母、石膏を加え、腹痛には芍薬、甘草を加え、脚弱には牛膝、薏苡仁を加え、不眠には酸棗仁を加え、口苦燥には黄連を加える。

胃苓湯 (いれいとう)

【出典】 明《増補内經拾遺方論》卷之三・洞泄第一・主風傷肝引

「《和剤局方》胃苓湯方用平胃散以安胃、五苓散胃止瀉、故云二方合用偶方之製也

利水止瀉、蒼朮泔浸八錢　陳皮　厚朴薑製五錢　甘草蜜炙三錢　澤瀉二錢五

分　猪苓　赤茯去皮　白朮各壹錢半　肉桂一錢、口渇者不用

右粗末を為し、一兩を毎服する、水二鍾、薑三片、棗二枚、一捻の鹽を炒り、八分に煎じ、食前に温服する。」

【出典】 明《増補内經拾遺方論》卷之二・腸痹第四十六・主小腸

「胃苓湯　小便癃閉し、大便飧泄する、

蒼朮　陳皮　厚朴　甘草　猪苓　澤瀉　白朮　赤茯　官桂

右水二鍾、薑三片、紅棗二枚、八分に煎じ、一捻の鹽を炒り入れ、食前に服す」

【出典】 明《増補内經拾遺方論》卷之二・濡瀉第五十六・主脾濕

「《衆黄子》胃苓湯　濡瀉、

蒼朮二錢　陳皮　厚朴製各一錢　甘草炙七分　白朮炒一錢二分　猪苓　赤

茯各一錢二分　澤瀉錢半　肉桂五分

右水二鍾、薑三片、棗二枚、八分に煎じ、食前に服す。」

【出典】　元《丹溪心法》巻二・泄瀉

「夏秋之間、脾胃傷冷し、水穀分けず、泄瀉止らず、

　　五苓散、平胃散

右合せ和し薑棗にて煎ず、空心に服す。」

【出典】　明《證治準繩・雜病證治類方》巻之二・水腫

「胃苓湯

　　蒼朮　厚朴薑汁炒　陳皮　白朮　茯苓各壹錢半　澤瀉　猪苓各壹錢　甘艸

　　陸分　官桂伍分

右生姜加え水にて煎じ服す。」

茵陳蒿湯（いんちんこうとう）

【出典】　後漢《傷寒論》辨陽明病脉證幷治

「陽明病、発熱、汗出の者、此熱越すと為す、黄を発すること能わず也、
但頭に汗出で、身に汗無く、剤は頸に還り、小便不利し、喝して水漿を引
く者は、此は瘀熱裏に在ると為す、身必ず黄を発す、茵陳蒿湯之を主どる、

　　茵陳蒿六両　梔子十四枚、擘　大黄二兩、去皮

右三味、水一斗二升を以って、先に茵陳を煮て、六升に減じ、二味を内め、
三升を煮取り、滓を去り、分け三服す、小便當に利す、尿皂莢汁状の如く、
色は正赤なり、一宿にて腹減じ、黄小便に従い去る也。」

「傷寒七八日、身黄橘子色の如く、小便不利し、腹微満する者、茵陳蒿湯
之を主どる。」

【出典】　後漢《金匱要略》巻中・黄疸病脉證幷治第十五

「穀疸之為病、寒熱し食せず、食すれば頭暈し、心胸不安し、久久として
發黄するは穀疸と為す、茵陳蒿湯之を主どる、

　　茵陳蒿湯方

　　茵陳蒿六両　梔子十四枚　大黄二兩

右三味、水一斗を以って、先に茵陳を煮て、六升に減じ、二味を内め、三
升を煮取り、滓を去り、分け温め三服す、小便當に利す、尿皂角汁状の如

220

く、色は正赤なり、一宿にて腹減じ、黄は小便に従い去る也。」

【参考】 明治《勿誤藥室方函口訣》

「此方發黄を治する聖藥なり、世医は黄疸初発に茵陳五苓散を用ゆれども非なり、先此方を用て下を取て後茵陳五苓散を與ふべし、二方の別は五苓の條に詳にす、茵陳は發黄を治するを専長とす、蓋し湿熱を解し利水の効あり、故に《蘭室祕藏》の拈痛湯、《醫學綱目》の犀角湯にも此品を用て發黄のみには拘わらぬなり、梔子、大黄と伍するときは利水の効あり、後方に云つ尿如皂角汁と、これなり、後世にても加味逍遙散、龍膽瀉肝湯等の梔子は皆清熱利水を主するなり、但し此方發黄に用るは、陽明部位の腹満小便不利を主として用ゆべし、若し心下に鬱結ある者は大柴胡湯加茵陳反つて効あり、若し虚候ある者は《千金》茵陳湯に宜し。」

茵蔯五苓散 (いんちんごれいさん)

【出典】 後漢《金匱要略》黄疸病脉證幷治第十五

「黄疸病、茵蔯蒿湯之を主る、

　茵蔯五苓散方

　　茵蔯蒿末十分　五苓散五分、方見痰飲中

右二味和し、食に先だち方寸匕を飲み、日に三服す」

【参考】 明治《勿誤藥室方函口訣》巻上

「此方は発黄の軽症の用ゆ、小便不利を主とするなり、故に《聖済総録》に此方陰黄身如橘色小便不利を治すと云う、陰黄の症、《巣源》に詳らかに見えて陰症のことには非ず、唯熱状なき者を云う、若し此方の證にして熱状ある者は、梔子柏皮湯及び茵蔯蒿湯を撰用すべし、又黄胖には鉄砂散を兼用すべし、東垣、酒客病を治するに此方を用ゆること最も得たりとす、平日酒に酔ひ煩悶止まざる者に与へて汗を発して小便を利する老手段なり。」

右帰飲 (うきいん)

【出典】 明《景岳全書》卷之五十一徳集・新方八陣・補陣

方剤集　221

「右帰飲　此益火の剤也、凡そ命門の陽衰陰勝の者、此方加減して之を主るに宜し、此方と大補元煎の出入互いに用い、陰盛格陽、真寒假熱等の証、澤瀉二錢加えて宜し、煎じを成し涼水に浸し之を冷服するは尤も妙なり

　　　熟地二三錢、或一二両に至るまで加う　山薬炒二錢　山茱萸一錢　枸杞二錢

　　　甘草炙一二錢　杜仲姜製二錢　肉桂一二錢　製附子一二三錢

水二鍾、七分に煎じ、食遠に温服す、気虚血脱の如き、或厥或昏、或汗或運、或虚狂、或短気者、必ず大く人参、白朮を加え随って之を用いるに宜し、火衰して生土不能で嘔噦呑酸の者の如きは、炮乾姜二三錢を加う、陽衰中寒で、泄瀉腹痛の如きは、人参、肉豆蔲を加え随って之を用いるに宜し、小腹多痛の者、呉茱萸五七分を加う、淋帯不止の如きは、破故紙一錢を加う、血少血滯の如きは、腰膝軟痛者、當歸二三錢を加う。」

右帰丸（うきがん）

【出典】　明《景岳全書》卷之五十一─德集・新方八陣・補陣

「右帰丸　元陽不足、或先天稟衰、或労傷過度を治す、以って命門火衰、生土不能に致り、而して脾胃虚寒、飲食少進を為し、或嘔悪膨張、或翻胃噎膈、或怯寒畏冷、或臍腹多痛、或大便不實、瀉痢頻数、或小水自遺、虚淋寒疝、或谿谷に寒侵して肢節痺痛、或下焦に寒在りて水邪浮腫、之を總じて、眞陽不足の者、必ず神疲気怯す、或心跳不寧、或四體不收、或眼見邪祟、或陽衰無子等の証、倶に速く火之原を益すに宜しい、右腎の元陽を培い、而して腎気自ら強める、此方之を主る、

　　　大懷熟八両　山薬炒四両　山茱萸微炒三両　枸杞微炒四両　鹿角膠炒珠四両
　　　兔絲子製四両

　　　杜仲薑湯炒四両　當歸三両便溏勿用　肉桂二両、漸可加至四両　製附子自二両
　　　漸可加至五、六両

右丸法前の如し、或丸如弾子大、毎嚼服二三丸、滾白湯をもって送下し、其効尤も速し、陽衰気虚の如きは、必ず加人参を以って之を主と為す、或二三両、或五六両、人の虚實に従って、以って増減を為す、蓋し人参の功、陽薬に従いて則ち陽分に入り、陰薬に従いて則ち陰分に入り、命門の陽を

補うを欲し、人参を加えず捷い効は得られない。陽虚精滑の如く、或帯濁便溏は、補骨脂酒炙三両を加う、飧泄腎泄不止は、北五味子三両、肉豆蔲三両麩炒去油用い加う、飲食減少の如く、或化易からず、或嘔悪呑酸は、皆脾胃虚寒の証は、乾姜三四両、黄に炒りて用い加う、腹痛不止の如くは、呉茱萸二両、半日湯に泡ぜ、炒りて用ゆ、腰膝酸痛の如きは、胡桃肉連皮四両を加え、陰虚陽萎の如きは、巴戟肉四両、肉蓯蓉三両を加え、或黄狗外腎一二寸、之を入れ酒で煮て爛搗く。」

烏薬順氣散（うやくじゅんきさん）

【出典】 宋《三因極一病證方論》巻之二・中風治法

「烏薬順氣散　風気不順にて、手脚偏枯し、経絡に流注し、幷せて濕毒進襲し、腿膝攣痹し、筋骨疼痛するを治す、

　　烏薬去木　麻黄去節　橘皮各二両　甘草炒　川芎　枳殻麩炒去穣　桔梗

　　白僵蚕炒去絲觜　白芷各一両　白薑炮半両

右細末を為し、毎服二銭匕、水一盞、薑三片、薄荷七枚、煎じて七分に至り、空　心に服す。気を治すは、薄荷を去り、棗子二枚を同服す。」

【参考】 宋《太平惠民和劑局方》巻之一　諸風附脚気

「烏薬順氣散　男子・婦人一切の風気攻注、四肢骨節疼痛、遍身頑麻、頭目旋暈するを治す、及び癰瘓にて語言蹇渋、筋脈拘攣するを療す、又脚気にて歩履艱難、脚膝軟弱、婦人の血風、老人の冷気上攻、胸臆両脇刺痛、心腹膨張、吐瀉腸鳴するを治す、

　　麻黄根去節　陳皮去白　烏薬去木各二両　川芎　白僵蚕去絲去觜炒

　　枳殻去穣麩炒　白芷　甘草炒　桔梗各一兩　乾姜炮半両

右細末を為し、毎服三銭、水一盞、薑銭三片、大棗一枚、煎じて七分に至り、温服する。如し四時の傷寒にて、憎寒壮熱、頭痛肢体倦怠には、葱白三寸を加えて、同じく煎じ併服して汗を出して差ゆ、如し閃挫して身体疼痛するには、温酒にて調服す、遍身掻痒し、之を抓けば瘖と成るには、薄荷三枚を用い煎じ服す、常に服すれば風を疏し気を順らす、孕婦は服すべからず。」

方剤集　223

烏薬湯（うやくとう）

【出典】　金《蘭室祕藏》巻中・婦人門

「烏薬湯　婦人血海疼痛を治す、

　　當歸　甘草　木香各五錢　烏薬一両　香附子二両、炒

　右咬咀し、五錢を毎服す、水二大盞、粗を去り、食前に毎服する。」

【参考】　明《濟陰綱目》巻之一・治經病疼痛

「烏薬湯　血海疼痛を治す、

　　烏薬二錢半　香附子二錢　當歸一錢　木香　甘草炙、各五分

　右坐し、水で煎じ服す。」

温経湯（うんけいとう）

【出典】　後漢《金匱要略》婦人雜病脉証幷治第二十二

「問いて曰く、婦人年五十所（ばかり）、下利を病みて数十日止らず、暮れば即ち発
熱し、少腹裏急し、腹満し、手掌煩熱し、唇口乾燥する、何也、師曰く、
此病、帯下に属す、何を以って故か、嘗（かつて）半産を経て、瘀血が少腹に在り去
らず、何を以って其の之を知るか、其証は唇口乾燥、故に之を知るなり、
当に以って温経湯之を主どる、

　　温経湯方

　　呉茱萸三両　当帰　芎藭　芍薬各二両　人参　阿膠　牡丹皮去心　生薑
　　甘草各二両

　　半夏半升　麥門冬一升去心

　右十二味、水一斗を以って、三升を煮取り分け温め三服す、亦婦人、少腹
寒久し、受胎せずを主どる、兼ねて崩中に血去らず、或は月水来ること過
多、及び期に至りて来らざるを取る。」

【参考】　明治《勿誤藥室方函口訣》巻上

「此方は胞門虚寒と云うが目的にて、凡そ婦人血室虚弱にして月水不調、
腰冷、腹痛、頭疼、下血、種種虚寒ノ候ある者に用ゆ。年五十云云に拘わ
るべからず。反って方後の主治に拠（よ）るべし。又下血の証、唇口乾燥、手掌
煩熱、上熱下寒、腹塊なき者を適証として用ゆ。若し癥塊あり快く血下ざ

224

る者は桂枝茯苓丸に宜し。其の又一等重き者は桃核承気湯とするなり。」

温腎丸（うんじんがん）

【出典】　明《醫學入門》卷之七・雑病用藥賦

「温腎丸　巴戟二両　當歸　鹿茸　益智　杜仲　生地　茯神　山薬　兔絲
子　遠志　蛇床子　続斷各一両　山茱萸　熟地各三両

末を為し、蜜丸梧子大、毎三五十丸、空心に温酒で下す、精虚鐘乳粉、五
味子を加え、腸道衰えるは続斷を倍し、不固は龍骨、牡蠣を加え、鹿茸を
倍する。」

温清飲（うんせいいん）

【別名】　解毒四物湯

【出典】　明《丹渓心法附餘》卷之二十・婦人門・崩漏九十三・諸附方

「解毒四物湯　婦人経脉浮住し、或いは豆汁の如く、五色相雑り、面色萎
黄、臍腹刺痛し、寒熱往来、崩漏止まらずを治す、並びに宜しく之を服す、
黄連　黄栢　黄芩　山梔子　當歸　川芎　白芍薬　熟地黄各一錢

水二鐘を用い、煎じ一錢に至り、滓を去り、食前に温服する。」

【参考】　明《萬病囬春》卷之六・血崩

「稍久しく虚熱に属する者は宜しく血を養いて火を清くす。

温清飲　婦人経脉住まらず、或いは豆汁の如く、五色相雑り、面色萎黄、
臍腹刺痛し、寒熱往来、崩漏止まらずを治す、
黄連　黄栢　黄芩　山梔子　當歸　川芎　白芍薬　熟地黄各一錢

右を剉み一剤とし、水で煎じ空心に服す。」

【参考】　明治《勿誤藥室方函口訣》卷上

「此方は、温と清と相合する処に妙ありて、婦人漏下、或いは帯下、或い
は男子下血止まらざる者に用ひて驗あり、小栗豊後の室、下血止まらず十
餘年、面色萎黄、腰痛折れるが如く、両脚微腫ありて、衆醫手を束ぬ、余
此方を與えて全癒す。」

温胆湯（うんたんとう）

【出典】 唐《外臺祕要》卷第十七・虚労下・病後不得眠方二首引《集驗方》

「《集驗》温膽湯、大病療えた後、虚煩し眠を得ず、此は膽寒える故也、宜しく此湯方を服す、

　　生薑四兩　半夏二兩洗　橘皮三兩　竹茹二兩　枳實二枚炙　甘草一両炙

右六味、切り、水八升を以って、二升を煮取り、分け三服する」

【参考】 明治《勿誤藥室方函》卷上

「温膽湯千金　大病後、虚煩し眠るを得ざるを治す、此れ膽寒の故なり、

　　半夏　枳實　甘草　竹茹　生薑　橘皮　茯苓

右七味、本、茯苓無し、今《三因》に従う、或は麥門、人参を加え、或は黄連、酸棗を加う。」

【参考】 明治《勿誤藥室方函口訣》卷上

「温膽湯　此方は駆痰の剤なり、古人淡飲のことを膽寒と云う、温膽は淡飲を温散する也。此方は《霊枢》流水湯に根底して其の力一層優とす。後世の竹茹温膽、清心温膽等の祖方也。」

温胆湯（うんたんとう）

【出典】 宋《三因極一病證方論》卷之九・虚煩證治

「温膽湯　大病治した後、虚煩し眠を得ず、此は膽寒える故也、此藥は之を主どる、又驚悸を治す、

　　半夏湯洗七次　竹茹　枳実麩炒去瓤各二両　陳皮三両　甘草一両炙　茯苓一両半

右剉散と為し、毎服は四大錢を、水一盞半にて、薑五片、棗一枚、七分に煎じ、滓を去り、食前に服す」

【出典】 宋《三因極一病證方論》卷之十・驚悸證治

「温膽湯　心膽虚怯し、事に觸れば驚き易く、或は夢寐不詳、或は異象を惑し、遂に心驚膽攝に致り、気鬱清涎し、涎を與え気搏し、諸證を變成し、或は短気悸乏し、或いは復自汗し、四肢浮腫し、飲食無味し、心虚煩悶し、座臥不安するを治す。

半夏湯洗七次　竹茹　枳実麩炒去瓤各二両　陳皮三両　甘草一両炙　茯苓一両半

右剉散を為し、毎服は四大錢を、水一盞半にて、薑五片、棗一枚、七分に煎じ、滓を去り、食前に服す。」

【参考】　江戸《蕉窓方意鮮》巻之上

「温膽湯三因　此方は外邪解して後胸中飲を蓄え、或短気、或心悸、或頭汗、或嘔噦、或不食などして驚き易く臥寐し難くの症に用いて軽く飲を疎通するの剤也、故に枳實半夏茯苓陳皮を主薬にして胸中を推し開き、竹茹生薑にて咽喉より背部迄の飲をすかし、甘草にて右の六味にむつくりをつけてほどよくする意也。案ずるに三因方主治中、心膽虚怯觸事易驚の辭あり、今少し病症を徹知せざる趣に似たり、事に觸れて驚き易きは、即ち短気同類にて心胸中畜飲の所為也、其畜飲を除き去る寸は右等の症必愈ゆ、是を以って心膽虚怯と心得れば大なる僻事と知るべし。」

温胞飲（うんほういん）

【出典】　清《傳靑主女科》上巻・下部冰冷不孕・三十一

「婦人下身に冰冷有り、火に暖まらずに非ず、交感（性交）の際、陰中絶え温熱之気無く、人は天分の薄（先天不足）と為すを以って也、誰も胞胎の寒の極みと知らず、夫れ寒冰之地、草木生えず、重陰の淵、魚龍長ぜず、今胞胎既に寒、何ぜ受孕能うか、男子の力鼓勇と雖も、其の精甚だ熱し、子宮之内に直射し、而して寒冰之気相い逼り、亦暫く過に茹だらず、而して久しく之嘔せずを能わず也、夫れ猶人也、此婦之胞胎、何を以って此に至る、どうして天分の薄に非ずといえようか非ざる也、蓋し胞胎は心腎の間に居て、上は心に系わり下は腎に系わる、胞胎の寒涼、乃ち心腎二火の衰微也、故に胞胎を治す者、心腎二火を補うは必須にして后すべし、方は温胞飲を用ゆ。

白朮一両、土炒　巴戟一両、鹽水浸　人参三錢　杜仲三錢、炙黒

兎絲子三錢、酒浸、炒　山薬三錢、炒　芡実三錢、炒　肉桂三錢、去粗、研

附子二分、制　補骨脂二錢

水にて煎じ服す、一月而して胞胎熱し、此方の妙、補心して即ち補腎、温腎即ち心を温む、心腎之気旺し、則ち心腎の火自生する、心腎之火生み、則ち胞胎之寒自ら散る、胞胎之寒の原因は、茹でるに至るを以って即吐する、而して今胞胎既に熱なり、尚施し有り受せず者か、若し湯を改え丸を為し、朝夕呑んで服す、尤も精を攝す能う、伯道有り无兒之嘆<ruby>嘆<rt>たん</rt></ruby>至らずを断つ也、今之種子之者多く喜びに熱薬を服す、此方特は胞胎の寒の者に設けるを知らず、若し胞胎熱有り則ち服すに宜しからず、之審びらかにする。」

益胃湯（えきいとう）

【出典】 清《温病條辨》卷之二・中焦篇・風温　温熱　温疫　温毒　冬温。

「十二、陽明温病、下した後汗出で、當に其の陰を、益胃湯之を主どる、

　　益胃湯甘涼法

　　沙参三錢　麦冬五錢　冰糖一錢　細生地五錢　玉竹炒香、一杯一錢五分

水五杯、二杯を煮取り、分け二次に服す、渣は再煎し一杯を服す。」

【出典】 清《温病條辨》卷之三・下焦篇・風温　温熱　温疫　温毒　冬温。

「三十五、温病愈えた後、或は一月から一年に至り、面は微赤、脉数、暮に熱し、常に飲を思い食を欲せずの者、五汁飲之を主どる、牛乳飲亦之を主どる、病後肌膚乾燥し、小便溺管痛み、或は微燥咳し、或は食を思わざる、皆胃陰虚也、益胃五汁輩を與う。」

越婢湯（えっぴとう）

【出典】 後漢《金匱要略》水気病脉證并治第十四

「風水、悪風し、一身<ruby>悉<rt>ことごとく</rt></ruby>腫れ、脉浮にして渇せず、続して自汗出で、大熱無きは、越婢湯之を主どる、

　　越婢湯方

　　麻黄六両　石膏半斤　生薑三両　甘草二兩　大棗十五枚

右五味、以水六升を以って、先ず麻黄を煮て、上沫を去り、諸薬を内れ、三升を煮取り、分け三服す、悪風者は附子一枚炮じて加う、風水は朮四両を加う《古今録驗》に記載す。」

【参考】 明治《勿誤藥室方函口訣》

「此方は脾気を発越すと云ふが本義にて、同じ麻黄剤なれども、麻黄湯、大青龍湯とは趣を異にして、大熱無く汗出づと云ふが目的なり。故に肺脹、皮水等に用ひて、傷寒、溢飲には用いず、又論中の麻杏甘石湯も此の方と一類の者なり」

【参考】 明治《先哲医話・青洲》

「傷寒、汗出で悪寒す。衣を近づければ則ち汗益多く、之を去れば悪寒反って甚だし。数日差えず。柴胡桂枝乾薑湯、桂枝加黄耆湯等を与えて効無し。或いは譫語し、食せず、終に危篤に至る者、蓋し二道有り。一は則ち内熱熾盛、津液表に溢れる者にして、越婢湯と為す。一は則ち表虚して多汗なる者にして、温経益元湯と為す。」

越婢加朮湯（えっぴかじゅつとう）

【出典】 後漢《金匱要略》中風歴節病脉證并治第五

「千金方越婢湯加朮湯　肉極、熱すれば則ち身体津脱し、膝理開き、汗大いに泄れ、厲風気、下焦脚弱なるを治す、

　　麻黄六両　石膏半斤　生薑三両　甘草二兩　白朮四両　大棗十五枚

右六味、水六升を以って先に麻黄を煮て、上沫を去り、諸薬を内れ、三升を煮取り、分け三服し、悪風するは附子一枚炮を加う。」

【参考】 後漢《金匱要略》水気病脉證并治第十四

「裏水者は、一身面目洪に腫れ、其の脉沉なり、小便不利し、故に水を病ましむ、仮に小便自利すれば、此れ津液を亡う、故に渇せしむ也、越婢加朮湯之を主どる。」

「裏水、越婢加朮湯之を主る、甘草麻黄湯之を主る。」

【参考】 明治《勿誤藥室方函口訣》巻下

「此方は裏水とあれども、越婢湯方後に風水加朮四両とあれば、風水の誤りと知るべし。朮を加ふるものは湿邪に麻黄加朮湯を与ふと同手段なり。《千金》に附子を加えて脚弱を治するも、風湿の邪の為に脚弱する者にて、則ち今の脚気痿弱なり。」

越婢加半夏湯（えっぴかはんげとう）

【出典】　後漢《金匱要略》肺痿肺癰欬嗽上気病脉証幷治第七

「欬して上気するは、此肺脹と為す、其人喘し、目脱状の如し、脉浮大者、越婢加半夏湯之を主どる、

　　　越婢加半夏湯方　麻黄六両　石膏半斤　生姜三両　大棗十五枚　甘草二両
　　半夏半升

右六味、以水六升を以って先ず麻黄を煮て上沫を去き諸薬を内れ、三升を煮取り分け温め三服す。」

【参考】　明治《勿誤藥室方函口訣》巻下

「此の方は肺脹を主とす。其の症、咳して上気、喘ありて気急し、甚た支飲に似たり。然ども支飲の喘は始め胸痛或は手足厥冷して気急し、側臥すること能わず、肺脹の上気は熱盛つよく、卒に発して目脱するが如き状あり、然れども側臥しかたきに非す。半夏と石膏と伍するときは破飲鎭墜の効あり。小青龍加石、厚朴麻黄湯も同じことあり。又心下に水気あり、或は脇下痛み欠盆に引く者は、小青龍加石膏に宜しきなり。」

黄耆桂枝五物湯（おうぎけいしごもつとう）

【出典】　後漢《傷寒論》巻下・血痺虚勞病脉證幷治第六

「血痺、陰陽倶に微、寸口、關上は微、尺中は小緊、外證身體不仁し風痺の状の如きは、黄耆桂枝五物湯之を主どる、

　　　黄耆三両　芍薬三両　桂枝三両　生薑六両　大棗十二枚
右五味、水六升を以って二升を煑取り、七合を温服し、日に三服す、」

【参考】　《黄帝内經素問》逆調論

「営気虚すれば則ち不仁し、衛気虚すれば則ち用いられず、営衛倶に虚すれば則ち不仁して且つ用いられず、肉は故の如きなり」

黄耆建中湯（おうぎけんちゅうとう）

【出典】　後漢《金匱要略》巻上・血痺虚勞病脈證幷治第六

「虚勞裏急し、諸もろの不足は、黄耆建中湯之を主どる、

黄耆建中湯方

小建中湯に於いて内に黄耆一兩半を加え、餘は上方に依、気短し、胸滿の者、加生薑、腹滿の者、去棗、加茯苓一兩半、及び肺虚損不足を療し、気を補うは半夏三兩を加う」

【参考】 明治《勿誤藥室方函》巻上

「此方は小建中湯の中気不足、腹裏拘急を主として、諸虚を帯る故黄耆を加うる也、仲景の黄耆は大抵、表托、止汗、祛水の用とす、此方も外體の不足を目的とする者と知るべし、此方は虚勞の症、腹皮背に貼す、熱なく咳する者に用と雖も、或は微熱ある者は或汗出る者、汗無き者、倶に用ゆべし、《外臺》黄耆湯の二方、主治藥味各少し異なりと雖も、亦皆此方に隷属す。」

黄連阿膠湯 (おうれんあきょうとう)

【出典】 後漢《傷寒論》辨少陰病脉證并治第十一

「少陰病、之を得て二三日以上、心中煩し臥を得ざる者、黄連阿膠湯之を主どる

黄連阿膠湯方

黄連四両　黄芩一両　芍薬二両　鶏子黄二枚　阿膠三両

右五味、水五升を以って、先に三物を煮て、二升を取り、滓を去り、膠を内れ烊尽し、少し冷し、鶏子黄を内れ、攪ぜて相得令しむ、七合を温服し日に三服す。」

【参考】 明治《勿誤藥室方函口訣》巻上

「此方は柯韻伯の所謂少陰の瀉心湯にて、病、陰分に陥つて、上熱猶去らず、心煩或虚躁するものを治す。故に吐血、咳血、心煩して眠らず、五心熱して漸漸肉脱する者、凡そ諸病日久しく熱気血分に浸淫して諸症をなす者、毒痢、腹痛、膿血止まず、口舌乾く者を治して験あり。又少陰の下利膿血に用ゆることもあり、併し桃花湯とは上下の弁別あり。又痔瀉止ざる者と痘瘡煩渇寐ざる者に活用して特効あり。」

方剤集　231

黄連溫膽湯（おうれんうんたんとう）

【出典】　清《六因條辨》卷上・春温辯論・傷暑條辨第四

「暑を傷り汗出で、身は不大熱せず、舌黄膩、煩悶し嘔を欲し、此邪肺胃に踞す、留恋して解せず、宜しく黄連溫膽湯を服す、苦降辛通し、流動之品を為し、仍冀汗にて解す也、

此條汗出而不大熱、是衛分之邪既、但舌黄欲嘔、又為邪阻肺胃、気分未清、用溫膽湯辛以通陽、加黄連苦以降逆、不用甘酸膩濁、恐留恋不楚耳

黄連溫膽湯　半夏　陳皮　竹茹　枳實　茯苓　炙甘草　大棗　黄連」

【出典】　清《六因條辨》卷上・中暑條辨第三

「暑に中り吐瀉を并せて作り、吐既ち止り瀉止ざる者、宜しく胃苓湯にて之を泄す、若し瀉止り吐止ざる者、宜しく黄連溫膽湯にて之を和す、既吐且瀉、邪已分布、今吐止而瀉不止者、為上焦既清、而邪趨於下、用五苓以分泄、合平胃以駆湿、若瀉止而吐猶未止、乃邪在中焦、用黄連溫膽湯、苦降辛通、勿使邪結中焦、而成痞脹為要」

― か ―

開鬱種玉湯（かいうつしゅぎょくとう）

【出典】　清《傳靑主女科》上巻・種子・嫉妬不孕

「嫉妬不孕三十四

婦人懐抱素悪く、生子能わざる者、人は天心之を厭う也と為すを以って、誰も是肝気鬱結と知らず、夫婦人の子有る也、必然に心脉流利して滑、脾脈舒徐にして和し、腎脈旺大にて鼓指、始め喜脈と稱え、未だ三部脈は鬱有り、而して生子能う者也、若し三部脈鬱なら、肝気必ずこの因にて更に鬱、肝鬱なく則ち心腎の脈、必ず鬱の極みに致り而して解す莫く、蓋し子母相い依り、鬱必ず喜ばず、喜べば必ず鬱せず也、其の鬱して成胎の者能わず、肝木の不舒を以って、必ず脾土は下に剋ち、而して脾土の気塞ぐに致る、塞ぐ則ち腰臍の気必ず不利し、必ず衝任を通ず能わず、而して帯脈

に達し、則ち帯脈に気亦塞ぐ也、帯脈の気既に塞ぎ、則ち胞胎の門必ず閉
じ、精既ち門に致り、亦其の門を得ずして入る、其奈之何哉、治法は必ず
四経の鬱を解す、胞胎の門を開けるを以って、則ち幾くなり、方は開鬱種
玉湯を用ゆ、

> 白芍一両、酒炒 香附三銭、酒炒 當歸五銭、酒洗 白朮五銭、土炒 丹皮
> 三銭、酒洗 茯苓三銭、去皮 花粉二銭

水煎し、一月服し則ち鬱結の気開き、鬱開けば則ち喜気の腹に盈る非ざる
ことなし、而して嫉妬の心、亦一易以って可し、自然に兩相合好し、頃刻
の間に於いて胎を結ぶ、此方の妙、肝気の鬱を解し、脾気の困を宣じ、而
して心腎の気亦因倶に舒べ、腰臍利し任帯通達し、胞胎の門を必ず啓かず、
而して胞胎自ら開く、特に嫉妬の者を治さず。」

槐角丸（かいかくがん）

【出典】 宋《太平惠民和劑局方》卷之八雑病

「五種の腸風瀉血を治す。糞前に血有るを外痔と名付け、糞后に血有るを
内痔と名付け、大腸収まらざるを脱肛と名付け、殻道四面餐肉が奶の如く
なるを挙痔と名付け、頭上に孔有るは瘻と名付く、並に皆之を治す

> 槐角枝・梗を去り、炒る一兩 枳殻穣を去り、麸炒 黄芩
> 当帰蘆を去り、酒に一宿浸し、焙る 防風蘆を去る 地楡各八両

右を末と為し、酒糊にて圓とし、梧桐子大の如くす。毎服三十圓、米飲に
て下し、時候に拘わらず。比の薬は腸風瘡内に小虫有り、裏急して膿血を
下し、痒痛を止め、腫聚を消し、湿毒を駆い、久しく服せば永く病源を除
く。」

艾附暖宮丸（がいぶだんきゅうがん）

【出典】 宋《仁齋直指附遺方論》卷之二十六・子嗣方論

「艾附暖宮丸 婦人子宮虚冷し、帯下白淫し、面色萎黄、四肢痠痛し、倦
怠無力、飲食減少し、経脉不調、顔色に血無く、肚腹時に痛み、久しく子
息無く、服薬は更に宜しい、惱怒、生冷を戒しめ、累ねて経験を用ゆ、

艾葉大葉者、去枝梗、三両　香附去毛、六両、倶要合時採、用醋五升、以瓦罐煮

一晝夜、搗爛分餅、慢火焙乾　呉茱萸去枝梗　大川芎雀胎者　白芍薬用酒炒

黄耆取黄色、白色軟者、各二両　川椒酒洗、三両　続斷去蘆、一両五錢

生地黄生用、一両、酒洗、焙乾　官桂五錢

右細末と為し、上好米醋にて糊に打ち丸を為し、梧桐子大の如く、五七十丸を毎服する、淡醋湯にて食に遠くし送下する、修合日、宜しく天徳合月合徳合日壬子日、精選した薬材妙を為す耳(のみ)。」

加減一陰煎 (かげんいちいんせん)

【出典】　明《景岳全書》巻之五十一徳集

「加減一陰煎　前の證の如き火の甚だしき者を治す、此の方を宜しく用ゆ、

　　生地　芍薬　麦冬各二錢　熟地三五錢　炙甘草五七分　知母

　　地骨皮各一錢

水二錢、煎じ服す、煩躁し熱甚だしく便結の者、石膏二三錢を加え、小水熱し澀の如き者、梔子一二錢を加え、火浮き上の者、澤瀉一二錢を加え、或いは黄芩一錢、血燥し血少の如き者、当帰一二錢を加える。」

【参考】　一陰煎《景岳全書》巻之五十一徳集

「一陰煎　此治すは水虧火勝之剤、故に曰く一陰、凡そ腎水眞陰虚損し、脉證は陽多く、陰火発熱し、陰虚動血等の證に及ぶ、或いは瘧疾傷寒屢散之後、汗を取り既多く、脉虚気弱し、煩渇して止まらず、潮熱退かざる者、此汗多くを以って傷陰し、水虧然る也、皆此加減を宜しく用い之を主どる、

　　生地二錢　熟地三五錢　芍薬二錢　麦冬二錢　甘草一錢　牛膝一錢半

　　丹参二錢

水二鐘、七分に煎じ、食に遠くし温服し、火盛り煩躁の如き者、眞龜膠二三錢化し服し、気虚の如き者、間に人参一二錢を用い、心虚し眠れず多汗の者、棗仁當歸各一二錢を加え、汗多く煩躁の如き者、五味子十粒を加え、或いは山薬山茱萸を加え、微火を見る如き者は女貞子一二錢を加え、虚火上浮の如き、或いは吐血、或いは衄血止まらぬ者は、澤瀉一二錢を加え、茜根二錢、或いは川続斷一二錢加え澀之亦妙。」

膈下逐瘀湯（かっかちくおとう）

【出典】　清《醫林改錯》上巻・膈下逐瘀湯所治之症目

「膈下逐瘀湯所治之症、後に開列する、

　積塊

積塊の一症、古人の立てた五積、六聚、七癥、八瘕之名を必ず論ぜず、亦
議駁なく其を錯る、駁之未免過煩、今請問うに肚腸に在り能く血塊するは
何物か、若し胃に有りて結する者必ず食也、腸に在り結する者燥糞也、積
塊日に久しく、飲食仍然と故の如し、自然と腸胃之内に在らず、必ず腸胃
之外に在る、腸胃之外、無論何處にも、皆氣血有り、気は氣管に有り、血
は血管に有り、氣形無く結塊能わず、結塊の者、必有形之血也、血は寒を
受け、則ち凝結塊を成し、血は熱を受け、則ち煎熬し塊を成す、豎血管の
に凝結し、則ち豎條を成す、横血管凝結し、則ち横條を成す、横豎血管皆
凝結し、必ず接連し片を成す、片の日久しければ凝し、濃にして塊を成す、
既に血塊、當に發燒する、血府の血瘀必ず發燒するを知る要。血府、血之
根本、瘀則ち命殞ちる。肚腹血瘀、發燒せず、肚腹、血之末梢、瘀と雖も
生傷に致らず、積聚し塊を成すは論無く、左肋、右肋、臍左、臍右、臍上、
臍下に在り、或いは之を按ずれば跳動し、皆此方を以って之を治す、効を
取り手に応じずことなく、病輕者は少なく服し、病重き者は多く服す、總
じて病去れば藥を止む、多服する可からず、倘病人氣弱、克消すること任
ぜざれば、原方に黨參三五錢を皆加う可し、必ず拘泥せず、

　小兒痞塊

小兒痞塊、肚に大青筋、始終總じて是血瘀の患と為す、此方の前に通竅活
血湯、血府逐瘀湯を與え、三方を輪轉して之を服し、月餘、未だ成功なき
者有り、

　痛不移處

凡そ肚腹疼痛し、總じて移動せず、是血瘀なり、此方を用いて之を治す極
めて効あり、

　臥則腹墜

病人夜臥し、腹中に物有る似し、左に臥せば左向きに邊墜し、右に臥せば

右向きに邊墜し、此れ内に血瘀有り、此方を以って主と為す、雑症有り、兼ねて他薬以ってす、

　腎瀉

天の五更、瀉は三兩次、古人名ずけて腎泄と曰う、言うに腎虚に、二神丸、四神丸等の薬を用うという、之の治効なく、常に三五年愈ざる者有り、病の源を知らず、是難事也、總じて上に瘀血を提すを知らず、臥して則ち将に津門擋嚴する、水は津門から出る能わず、幽門から小腸へ入り、糞與一處に合成し、糞は稀溏し、故に清晨三五次瀉す、此方逐に總じて提上之瘀血に用ゆ、血活し、津門擋無く、水出で瀉止む、三五寸可すれば痊愈ゆ。

　久瀉

肚瀉して日に久しく、百方効なく、是總じて瘀血過多と提す、亦此方を用ゆ、

　膈下逐瘀湯方

　靈脂二錢、炒　當歸三錢　川芎二錢　桃仁三錢、研泥　丹皮二錢　赤芍二錢

　烏薬二錢　元胡一錢　甘草三錢　香附錢半　紅花三錢　枳殻錢半

水にて煎じ服す。」

藿香正気散（かっこうしょうきさん）

【出典】　宋《太平惠民和劑局方》卷之二・續添諸局経験祕方

「傷寒頭疼き、憎寒壮熱、上喘欬嗽し、五勞七傷、八般の風痰、五般の膈気、心腹冷痛、犯胃嘔悪、気瀉霍亂、臟腑虚鳴し、山嵐瘴瘧にて、遍身虚腫、婦人産前産後の気血刺痛するを治す、小兒疳傷も幷に皆之を治す、

　大腹皮　茯苓去皮　白芷　紫蘇去土各一両　陳橘皮去白　苦梗　白朮　厚朴去粗皮、製薑汁　甘草炙各二両　藿香去土三両

右を細末と為し、毎服二錢、水一盞、生薑錢三片、大棗一枚、同に煎じて七分に至り熱し服す、汗を出す如しを要すれば、衣被を蓋(おお)いて、再煎して併せ服す」

【参考】　明治《勿誤薬室方函口訣》卷上

「此方は、元《嶺南方》にて、山嵐瘴氣を去るが主意なり、夫れより夏月、

脾胃に水湿の気を蓄へ、腹痛下利して頭痛悪寒等の外症を顕す者を治す、世に不換金正気散と同じく夏の感冒薬とすれども方意大いに異なる」

葛根湯（かっこんとう）

【出典】 後漢《傷寒論》辨太陽病脈證并治中第六

「太陽病、項背強こと几几、汗無く悪風する、葛根湯之を主どる、

　　葛根湯方

　　葛根四両　麻黄三両去節　桂枝二兩去皮　芍薬二兩切　甘草二兩炙　生姜三両切　大棗十二枚擘

右七味、咬咀し水一斗を以って先に麻黄葛根を煮て二升を減じ、白沫を去り、諸薬を内れ、三升を煑取り、滓を去り、温め一升服す。覆いて微似汗を取り、餘は桂枝の法のごとく將息及禁忌す。」

【出典】 後漢《傷寒論》

「太陽と陽明の合病の者必ず、自から下利する、葛根湯」

【出典】 後漢《金匱要略》痙湿暍病脉證治第二　方十一首

「太陽病、汗無く、小便反て少く、気上りて胸に衝き、口噤して語を得ず、剛痙を作さんと欲すは、葛根湯之を主どる、

　　葛根湯方

　　葛根四両　麻黄三両去節　桂枝二兩去皮　芍薬二兩　甘草二兩炙　生薑三両　大棗十二枚

右七味、咬咀し、水一斗を以って先に麻黄葛根を煮て、二升に減じ、沫を去り、諸薬を内れ、三升を煑取り、滓を去り、一升を温服し、覆いて微似汗を取り、粥を啜るを須いず、餘は桂枝湯の法の如く將息及禁忌す。」

【参考】《勿誤藥室方函口訣》巻上

「此の方、外感の項背強急に用ゆることは五尺の童子も知ることなれども、古方の妙用種々ありて思議すべからず。譬ば積年肩背に凝結ありて其の痛時々心下にさしこむ者、此方にて一汗すれば忘るるが如し。又独活、地黄を加えて産後柔中風を治し、又蒼朮、附子を加えて肩痛、臂痛を治し、川芎、大黄を加えて脳漏及び眼耳痛を治し、荊芥、大黄を加えて疔瘡、黴毒

を治すが如き、其の効用僂指しがたし。宛も論中、合病下利に用い、痙病
に用ゆるが如し。」

藿朴夏苓湯（かつぼくかごんとう）

【出典】　清《醫源》巻下、湿気論

「治法、總は肺気を軽開するを主と為す、肺は一身の気を主どり、気化則
ち湿自ら化し、即ち兼邪を有す、亦之を與え倶に化し、湿気彌漫し、本は
形質無く、宜しく體軽く味辛淡の者之を治す、辛は杏仁、蔻仁、半夏、厚
樸、藿梗の如く、淡は苡仁、通草、茯苓、猪苓、澤瀉の類の如く、上閘を
啓き、支河を開き、湿を下行し出路を為すを以って導く、湿は気の通りを
失い、外に於いて津を布し、自然に汗にて解す、」

【出典】　中華民国《湿温時疫治療法》巻下・選録慢性時疫方引《醫原》

「藿朴夏苓湯方　見石芾南先生《醫原》

　　朴藿香錢半至二錢　真川撲八部至一錢　薑半夏二錢至三錢　光杏仁二錢至三
　　錢　白蔻仁八部沖　生米仁四錢至五錢　帯皮苓三錢至四錢　猪苓錢半至二錢
　　建澤瀉錢半至二錢

先に絲通草三錢或いは五錢を用い、水に代えて湯にて煎じる、

附加減法　風を兼ねる者、汗出悪風す、寒を兼ねる者、悪寒し無汗、前法
に蘇梗、桔梗、豆豉、葱白、生薑の類を酌加す、邪經絡に在りて、一身掣
痛すれば、桂枝、酒炒防已、秦芁の類を酌加し、經絡の毛竅の壅を開くを
以ってす、暑を兼ねる者、面赤口渇心煩す、前法の蔻仁、半夏、厚樸を去
り、青蒿脳、鮮荷葉、清香辟穢、連翹、山梔、滑石を酌加し、解暑湿熱之
結を以って輕清微苦淡滲す」

【参考文献】　清《温病條辨》三仁湯

「四三、頭痛み悪寒し、身重く疼痛し、舌白く渇せず、脈弦数にして濡、
面色淡黄、胸悶し飢えず、午後に身熱し、狀は陰虚の如く、病速やかに已
み難きは、名付けて温湿という。これを汗すればすなわち神昏耳聾し、甚
だしければすなわち目眩し言うを欲せず、これを下せば洞泄し、これを潤
せば病深まり解せず、長夏・深秋・冬日も同法、三仁湯之を主どる。

頭痛悪寒、身重疼痛は、傷寒に似て、脈弦濡は傷寒に非ず。舌白不渇、面色淡黄は、則ち傷暑の偏による火邪に非ず。胸悶不飢は、清陽の湿閉の道路也。午後身熱、狀が陰虚の者は、湿は陰邪の為に、陰邪は陰分にて自ら旺ん、故に陰虚と同じく午後身熱也。湿は陰邪となし、長夏より来て、その来るに漸あり、かつ其の性は氤氳粘膩、寒邪の一汗にして解し、温熱の一凉にして退くごときに非ず、故に速やかに已り難し。世医それ湿温たるを知らず、その頭痛悪寒、身重疼痛するを見るや、以って傷寒となして之を汗すれば、汗は心陽を傷り、湿は辛温発表の薬に随いて蒸騰上逆し、心竅を内蒙すれば則ち神昏し、清竅を上蒙すれば則ち耳聾、目瞑不言す。其の中満し飢えざるを見て、以って停滞を為し大いに之を下せば、誤下は傷陰し、重ねて脾陽の升を抑え、脾気は陥に転じ、湿邪は勢いに乗じて内漬す、故に洞泄す。其の午后身熱を見て、以って陰虚と為して柔薬を用いこれを潤せば、湿は膠滞の陰邪たりて、さらに柔潤の陰薬を加え、二陰は相い合し、同気は相い求め、遂に錮結して解す可からずの勢いを有す。惟、三仁湯を以って上焦肺気を軽開す、蓋し肺は一身の気を主どり、気化せば則ち湿も亦化するなり。湿気は弥慢、本は形質はなく、重濁滋味の薬を以って之を治せば、治癒したり治癒しなかったりする。伏暑、湿温を私の故郷では、秋呆子という俗名がある。悉く陶華氏の《傷寒六書》の法を以って之を治療し、何処の学説なのか知らない無知な医者は、分からない病気だとか言って、どうしようもない！！

さらに照らし合わせて、湿温は諸温と比較して、病勢はたとえ緩でも実際は重い。上焦の症状は少ないので病勢は表現しがたい。中焦は病が最も多く、中焦篇に詳しく見る事が出来る。湿を以って陰邪と為す故也は、当に中焦に之を求む、

　三仁湯方

　杏仁五銭　飛滑石六銭　白通草二銭　白蔲仁二銭　竹葉二銭　厚朴二銭
　生薏苡六銭　半夏五銭

　甘蘭水八碗を三碗に煮取り、毎服一碗、日に三服する。」

加味帰脾湯（かみきひとう）

【出典】　明《内科摘要》巻上・十二・各症方薬。

「帰脾湯　思慮脾傷、摂血能わず、血妄行に到り、或いは健忘怔忡、驚悸盗汗、心脾作痛、嗜臥少食、大便不調、或いは肢體重痛、月経不調、赤白帯下、或いは思慮脾傷して瘰癧を患う、

　　人参　白朮　白茯苓　黄耆　龍眼肉　酸棗仁各二錢　遠志一錢　木香
　甘草炙、各五分　當歸一錢

右薑棗にて水煎し服す、加味歸脾湯、即ち前方に柴胡、山梔を加ゆ。」

【参考】　明《正體類要》下巻・方薬

「帰脾湯　跌撲等の症を治す、気血損傷し、或いは思慮脾傷し、血虚火動、寤めて寐れず、心脾作痛し、怠惰嗜臥、怔忡驚悸、自汗盗汗、大便不調、或血上下妄行し、其の攻甚だしく捷し。

　　白朮　當歸　白茯苓　黄耆炒　龍眼肉　遠志　酸棗仁炒、各一錢　木香五
　分　甘草炙、三分　人参一錢

右薑棗にて水煎服し、柴胡、山梔子を加え、即ち加味帰脾湯。」

加味逍遙散（かみしょうようさん）

【出典】　清《医学心悟》巻三・類中風

「加味逍遙散　肝經鬱火、胸脇脹満、或いは寒熱を作し、甚だしければ肝木生風に至り、眩暈振搖し、或いは咬牙發痙し、一目斜視、一手一足抽搐し、此皆肝風不和之證、經に曰く、木鬱達之是已、

　　柴胡　甘草　茯苓　白朮　當歸　白芍　丹皮　黒山梔各一錢　薄荷五分
水にて煎じ服す」

【参考】　明治《勿誤薬室方函口訣》巻上

「此方は清熱を主として上部の血症に効あり。故に逍遙散の症にして、頭痛面熱、項背強ばり、鼻衄などあるに佳なり、又下部の濕熱を解す、婦人淋疾、龍胆瀉肝湯などより一等虚候の者に用いて効あり、凡て此方の症にして寒熱甚だしく胸脇に迫り、嘔氣等ある者は、小柴胡湯に梔丹を加うべし、又男子婦人遍身に疥癬の如き者を発し甚だ痒く、諸治効なき者、此方

に四物湯を合して験あり、華岡氏は此方に地骨皮、荊芥を加えて鷲掌風に用ゆ、又老医の傳に、大便秘結して朝夕快く通ぜぬと云う者、何病に限らず此方を用ゆれば大便快通して諸病も治すと云ふ、即ち小柴胡湯を用ひて津液通ずると同旨なり。」

加味逍遙散（かみしょうようさん）

【出典】 清《古今圖書集成醫部全錄》卷三百八十二・婦人経脉門方引《醫統》

「加味逍遙散　肝脾血虚有熱を治す、

柴胡　丹皮　梔子炒各五分　甘草炙　当帰炒　芍薬酒炙　茯苓　白朮炒各一錢

右、水煎して服す。」

【参考】 明《校註婦人良方》卷之二十四・瘡瘍門・婦人結核方論第四。

「加味逍遙散　肝脾血虚有熱し、遍身瘙痒し、或は口燥咽乾し、發熱盗汗し、食少嗜臥、小便澀滯等症を治す、又は癧癧、流注、煩熱等瘡を治す、

甘草炙　当帰炒　芍薬酒炙　茯苓　白朮炒各一錢　柴胡　牡丹皮　山梔子炒五分

右水煎して服す。」

【参考】 明《内科摘要》卷下・各症方薬

「加味逍遙散　肝脾血虚発熱し、或は潮熱晡熱し、或は自汗盗汗し、或は頭痛目澀し、或は怔忡不寧し、或は頰赤口乾し、或は月經不調し、或は肚腹作痛し、或は小腹重墜し、水道澀痛し、或は腫痛出膿し、内熱作渴等症を治す、

当帰　芍薬　茯苓　白朮炒　柴胡各一錢　牡丹皮　山梔炒　甘草炙各五分

右水煎し服す。」

【参考】 明《女科撮要》卷下・附方幷注

「加味逍遙散　血虚有熱し、遍身瘙痒し、或は口燥咽乾し、發熱盗汗し、食少嗜臥し、小便澀滯等症を治す、

甘草炙　当帰炒　芍薬酒炙　茯苓　白朮炒　柴胡各一錢　牡丹皮　山梔炒、各五分

右水煎し服す。」

【参考】　明《審視瑤函》巻五・運気原證・暴盲症。

「加味逍遙散　怒気肝を傷り、幷じて脾虚血少し、目暗不明に致り、頭目
澁痛し、婦女経水不調等症を治す、

　　当帰身酒炙　　白朮土炒　　白茯神　　甘草稍生用　　白芍薬酒炙　　柴胡各一銭

　　炒梔子　　丹皮各七分

右剉剤、白水二鍾にて、煎し八分に至り、滓を去り、食遠にして服す。」

【主治】　肝脾血虚、内有鬱熱、潮熱晡熱、自汗盗汗、胸脇作痛、頭昏目暗、
怔忡不寧、頬赤口干。婦人経行不暢、發熱咳嗽。或陰中作痛、或陰門腫痛。
小児口舌生瘡、胸乳膨脹。外証遍身瘙痒、或虚熱生瘡。

加味補中益気湯（かみほちゅうえっきとう）

【出典】　清《傅青主女科》

「肥胖不孕三十五

婦人身體肥胖有り、痰涎甚だしく多く、受孕能わずの者、人は気虚の故と
為すを以って、誰も濕盛の故と知らず、夫れ濕は従いて下に受け、乃ち言
う外邪の濕也、而して肥胖の濕、實は外邪に非ず、乃ち脾土の内病也、然
るに脾土は既に病む、水穀の分化能わず、以って四肢を養い、宜しく其の
身體瘦弱、何を以って肥胖能う、濕盛の者肥胖多くを知らず、肥胖の者気
虚多く、気虚の者、痰涎多く、外は健壯に似て、而して内實虚損也、内虚
則ち気必ず衰え、気衰えば則ち水行る能わず、而して濕は腸胃の間に停ま
り、化精能わず而して化涎能わず、夫脾の本は湿土、又痰多が因で、愈よ
其の濕加わり、脾は受納能わず、必ず津は胞胎を潤し、日が積み月に累ね、
則ち胞胎汪洋の水窟を為し竟變し、且肥胖の婦、内肉必ず満たり、子宮を
遮膈し、受納能わず、此必然の勢也、況して又水湿の盛を以って加わり、
卽ち男子甚だしく健らかで、陽精は子宮に直達し、而して其の水勢滔滔、
泛濫し畏れるを能う、亦遂に精化は水を成し、又何ぜ妊むを成す哉、治法
は洩水化痰を主と為す以って必須とす、然るに徒ずらに洩水化痰し、而し
て脾胃の気を急いで補わず、則ち陽気旺せず、濕痰去らず、人は先に病む、

烏望其茹して吐せず、方は加味補中益気湯を用ゆ、

　　人参三錢　　黄耆三錢、生用　　柴胡一錢　　甘草一錢　　當歸三錢、酒洗　　白朮一
兩、土炒　　升麻四分　　陳皮五分　　茯苓五錢　　半夏三錢、製

水煎し、八剤を服す、痰涎盡(ことごと)く消え、更に十剤、水濕利し、子宮涸出し、
受精に於いて易く而して妊むを成す、其昔に於いて在り、則ち望洋観海の
如く、而して今に於いて至り、則ち是馬致成功也、快哉、此の方の妙、妙
は脾気を提し上に升げ、雲を作し雨を作し、則ち水湿反って下行し利す、
胃気を助け而して下に消え、液と為し津と為す、則ち痰涎は上化し轉じ易
し、其の肥を損じるを以って消化の品を必要とせず、而して肥自ら碍げず、
其の竅を開くを以って峻決の味を必用とせず、而して竅は自ら通ずると能(さまた)
う、陽気充足し、自ら精を撮り、濕邪散徐し、自ら種を受ける可し、何故
肥胖不孕の慮るに足らんや、再に十剤、后に杜仲一錢半、炒断絲、続斷錢
半炒、必ず受孕する。」

栝樓薤白白酒湯（かろがいはくはくしゅとう）

【出典】　後漢《金匱要略》巻上・胸痺心痛短気病脉證治第九。

「胸痺之病、喘息咳唾(がいだ)し、胸背痛み、短気し、寸口脈沈而遅、關上小緊数、
栝樓薤白白酒湯之を主どる、

　　栝樓薤白白酒湯方

　　栝蔞實一枚、搗　　薤白半升　　白酒七升

右三味、同じに煮て、二升を取り、分け温め再服す。」

栝樓薤白半夏湯（かろがいはくはんげとう）

【出典】　後漢《金匱要略》巻上・胸痺心痛短気病脉證治第九。

「胸痺臥を得ず、心痛背に徹する者、栝樓薤白半夏湯之を主どる、

　　栝樓薤白半夏湯方

　　栝蔞實一枚、搗　　薤白三両　　半夏半升　　白酒一斗

右四味、同じく煮て、四升を取り、温め一升を服す、日に三服す。」

方剤集　243

乾薑人参半夏丸（かんきょうにんじんはんげがん）

【出典】　後漢《金匱要略》巻下・婦人妊娠病脈證治第二十

「妊娠嘔吐止まらず、乾薑人参半夏丸之を主どる、

乾薑人参半夏丸方

乾薑　人参各一両　半夏二両

右三味之末とし、生薑汁糊を以って丸を為し、梧子大、十丸を飲服す、日に三服する。」

【参考】　明治《勿誤藥室方函口訣》巻上

「此方は本悪阻を治する丸なれど、今料となして、諸嘔吐止まず、胃気虚する者に用ひて捷攻_{しょうこう}あり。」

甘草乾姜湯（かんぞうかんきょうとう）

【出典】　後漢《金匱要略》肺痿肺癰欬嗽上氣病脈證治第七

「肺痿、涎末を吐して欬せざる者は、其人渇せず、必ず遺尿し、小便数なり、然る所以の者は、上虚して下を制すること能わざるを以っての故也、此を肺中冷と為す、必ず眩し、涎唾多し、甘草乾姜湯を以って之を温む、若し湯を服し已りて渇する者は、消渇に属す、

甘草乾姜湯方

甘草四両、炙　乾薑二両、炮

右㕮咀し、水三升を以って、煮て一升五合を取り、滓を去り、分かち温め再服す」

【出典】　後漢《傷寒論》辨太陽病脈證并治上第五

「傷寒脈浮、自汗出で、小便数、心煩、微悪寒し、脚攣急するに、反って桂枝を與えて、其の表を攻めんと欲すは、此誤なり、之を得て便ち厥し、咽中乾き、煩躁、吐逆する者は、甘草乾姜湯を作り之を與え、以って其の陽を服す、若し厥愈え、足温かなる者は、更に芍薬甘草湯を作り之に與うれば、其の脚即ち伸ぶ、若し讝語する者は、少しく調胃承気湯を與う、若し重ねて汗を発し、復た焼鍼を加うる者は、四逆湯を主どる、

甘草乾姜湯方

甘草四両、炙　乾薑二両、炮

右二味、水三升を以って、一升五合を煑取り、滓を去り、分け温め再服す、

　四逆湯方

甘草二両、炙　乾薑一兩半　附子一枚、生を用い、皮を去り八片に破る

右三味、水三升を以って、一升二合を渇取、滓を去り、分け温め再服す」

【参考】　明治《勿誤藥室方函口訣》巻上

「此方は簡にして其の用広し、傷寒の煩躁吐逆に用い、肺痿の吐涎沫に用い、傷胃の吐血に用い、又虚候の喘息に此の方にて黒錫丹を送下す。凡そ肺痿の冷症は、其人、肺中冷、気虚し、津液を温布すること能わず、津液聚まって涎沫に化す、故に唾多く出ず、然れども熱症の者の唾凝って重濁なるが如きに非ず、又咳なく咽渇せず、彼は必ず遺尿小便数なり、此の症に此方を與えて甚だ奇効あり、又病人、此方を服することを嫌い、欬なく只多く涎沫を吐して、唾に非ざる者は桂枝去芍薬加皂莢湯を用いて奇効あり、又煩躁なくても但吐逆して苦味の薬用い難き者、此方を用いて弛むるときは速効あり」

甘草乾姜茯苓白朮湯（かんぞうかんきょうぶくりょうびゃくじゅつとう）
別名：苓姜朮甘湯

【出典】　後漢《金匱要略》巻中・五臟風寒積聚病脉證幷治第十一

「腎着の病は、其の人身體重く、腰中冷え、水中に坐するが如く、形水狀の如くして、反って渇せず、小便自利し、飲食故の如きは、病下焦に属す、身労して汗出で、衣裏冷濕し、久久にして之を得、腰以下冷痛し、腹重きこと五千錢を帶ぶるが如きは、甘姜苓朮湯之を主どる

　甘草二両　白朮二両　乾薑四両　茯苓四両

右四味、水五升を以って、三升を煑取り、分かち温め三服す、腰中、即ち温かなり」

【参考】　明治《勿誤藥室方函口訣》

「此方は、一名に腎着湯と云いて、下部腰間の水気に用いて効あり、婦人久年腰冷帯下等ある者、紅花を加えて與ふれば更に佳なり」

甘草瀉心湯（かんぞうしゃしんとう）

【出典】 後漢《傷寒論》辨太陽病脈證并治下第七

「傷寒、中風、医反って之を下し、其人、下痢日に数十行、穀化せず、腹中雷鳴し、心下痞硬して満、乾嘔し、心煩安を得ず。医心下痞を見て、病尽きずと謂い、復た之を下し、其痞益甚し、此れ結熱に非らず、但だ胃中虚を以って、客気上逆し、故に硬使しむ也、甘草瀉心湯之を主どる。

　甘草瀉心湯方

　甘草四両　黄芩三両　乾姜三両　黄連一両　大棗十二枚　半夏半升

右六味、水一升、六升を煑取り、滓を袪り、再煎し一升を温服す、日に三服す。」

【参考】 後漢《金匱要略》百合狐惑陰陽毒病證治第三

「狐惑之病為る、状傷寒の如く、黙黙として眠を欲し、目閉じること得ず、臥起不安。喉蝕するを惑と為し、陰於蝕するを狐と為す。飲食欲せず、食臭を聞くを悪む、其面目乍赤く、乍黒、乍白い。上部に蝕すれば則聲喝す、甘草瀉心湯之を主どる。

　甘草瀉心湯方

　甘草四両　黄芩三両　人参三両　乾姜三両　黄連一兩　大棗十二枚　半夏半升

右七味、水一升、六升を煑取り、滓を袪り、再煎し一升を温服す、日に三服す。」

【参考】 明治《勿誤薬室方函口訣》巻上

「此方は胃中不和の下利を主とす。故に穀不化、雷鳴下利が目的なり。若し穀不化して雷鳴なく下利する者ならば、理中、四逆の之く処なり。《外臺》水穀不化に作りて清穀と文を異にす。従ふべし。又産後の口糜瀉に用ひ奇効あり。此等の黄連は反つて健胃の効ありと云うべし。」

甘草小麦大棗湯（かんぞうしょうばくたいそうとう）
別名：甘麦大棗湯

【出典】 後漢《金匱要略》婦人雜病脉証并治第二十二後漢

「婦人臓躁、喜悲傷し、哭せんと欲し、象神霊の作す所の如く、数欠伸するは、甘麦大棗湯之を主どる、

甘草小麦大棗湯方

甘草三両　小麦一升　大棗十枚

右三味、水六升を以って、三升を煑取り、温め分け三服し、亦脾気を補う。」

【参考】　明治《勿誤薬室方函口訣》巻上

「此の方は婦人臓躁を主とする薬なれども、凡て右の腋下臍傍の辺に拘攣や結塊のある所へ用ゆると効あるものなり。又小児啼泣止まさる者に用ひて速効あり。又大人の癇に用ゆること有り。病急者は甘を食し之を緩むの意を旨とすべし。先哲は夜啼客忤、左に拘攣する者を柴胡とし、右に拘攣する者を此の方とすれども、泥むべからず。客忤は大抵此の方にて治するなり。」

（客忤：モノにおびえる、胸騒ぎ）

完帯湯（かんたいとう）

【出典】　清《傅靑主女科》上巻・帯下

「夫れ白帯乃ち湿盛して火衰す、肝鬱して気弱、則ち脾土が傷を受け、湿土之気下陥し、是脾精を以って守れず、經水を為すを以って榮血化す能わざる、反って白滑之物に變生し、陰門直下由り、自ら禁ずを欲し得らざるなり、治法は宜しく脾胃之気を大いに補い、稍佐は舒肝之品を以って、地中に於いて風木を使い閉塞せず、則ち地気は自ら天上に於いて升騰し、脾気健やかにして湿気消ゆ、自ら白帯の患無くす、方は完帯湯を用ゆ、

白朮一両、土炒　山薬一両、炒　人参二両　白芍五錢、酒炒　車前子三錢、酒炒　蒼朮三錢、製　甘草一錢　陳皮五分　黒芥穂五分　柴胡六分

水で煎じ服す、輕は二剤、四剤で止む、六剤則ち白帯全て愈ゆ。」

耆帰建中湯（ぎきけんちゅうとう）

【出典】　江戸《瘍科方筌・癰疽門　華岡青洲》

「耆帰建中湯　癰疽潰後、膿多く出で、自汗盗汗止まらず、日々虚状を為す者を治す。

耆　當　桂　芍　甘　棗　姜

右七味、水にて煎じる。」

【参考】　明治《勿誤藥室方函》

「諸病後、虚脱し、盗汗出ずる者を治す。

則ち當歸建中湯方中に黄耆を加う、或は証に随い反鼻を加う。」

【参考】　明治《勿誤藥室方函口訣》巻下

「此の方は青洲の創意にて、瘡癱に用ゆれども、虚労の盗汗、自汗症に用
ひて宜し。《外臺》黄耆湯、前胡建中湯、楽令建中湯の類は総て此の方に胚
胎するなり。」

桔梗湯（ききょうとう）

【出典】　後漢《傷寒論》辨少陰病脈証并治第十一

「少陰病、二三日咽痛者、甘草湯を與える可し、瘥ざる者は桔梗湯を與え
る

　　桔梗湯方

　　桔梗一両　甘草二両

右二味、水三升を以って、一升を賣取り、滓を去り、分け温め再服す。」

【出典】　後漢《傷寒論》肺痿肺癰咳嗽上氣病脉證并治第七

「咳して胸満し、振寒し、脉数、咽乾いて渇せず、時に濁唾腥臭を出し、
久久として米粥の如き膿を吐す者、肺癰を為す、桔梗湯之を主どる。」

【参考】　明治《勿誤藥室方函口訣》巻下

「此方は後世の甘桔湯にて、咽痛の主薬なり、又肺癰の主方とす、又薑棗
を加へて排膿湯とす、諸瘡瘍に用ゆ。又此方に加味して喉癬にも用ゆ、又
薔薇花を加えて含薬とするときは肺痿、咽痛赤爛する者を治す。」

枳実丸（きじつがん）

【出典】　金《内外傷辨惑論》巻下・辨内傷飲食用藥所宜所禁引張潔古方

「易水張先生枳朮丸　痞を治し、食を消し、胃を強くする

　　白朮二両　枳朮麩炒黄色、去瓤一兩

右同じく極細末に為し、荷葉で裏み焼飯で丸を為し、梧桐子大にし、毎服五十丸、多くは白湯で下しを用い、時になく、白朮の者、本意はその食を取らず速化し、但人胃気を強實せしむ、復た傷らず也。」

枳実湯（きじつとう）

【出典】　後漢《金匱要略》卷中・水気病脉證幷治第十四

「心下堅、大なること盤の如く、邊旋盤の如し、水飲の作す所なり、枳朮湯之を主どる、

　　枳朮湯方

　　枳朮七枚　白朮二両

右二味、水五升を以って、三升を煮取り、分けて温め三服す、腹中軟なれば、即ち當に散ずべきなり。」

枳実薤白桂枝湯（きじつがいはくけいしとう）

【出典】　後漢《金匱要略》卷上・胸痺心痛短気病脉證治第九。

「胸痺、心中痞し、気結留め胸に在り、胸満し、脇下逆に心に搶（つく）、枳實薤白桂枝湯之を主どる、人参湯も亦た、之を主どる。

　　枳実薤白桂枝湯方

　　枳實四枚　厚朴四両　薤白半斤　桂枝一兩　栝蔞實一枚、搗

右五味、水五升、先に枳實厚朴を煮て二升を取り、滓を去り諸薬を内れ煮て數沸し、分け温め三服する。」

【参考】　明治《勿誤藥室方函口訣》卷下

「此方は、胸痺、搶逆の勢甚だしく、心中痞結する者を治す。栝樓薤白白酒湯一類の薬なれども、栝樓薤白白酒湯は喘息胸痛を主とし、栝樓薤白半夏湯は心痛背に徹し臥するを得ざるを主とし、此方は脇下より逆搶するを主とす、其の趣き各異なり、元来、心気を労し、或は忿怒に因り、胸塞がり、痛をなし、津液之が為に一身に布（し）くこと能わず、凝唾と成つて出ずる者、此の三方を考え用ゆべし、薤白の奇効あること後世医は多く知らず。新崎国林能く之を用ひて心腹痛及び嗝噎、反胃を治すと云う。」

方剤集　249

帰芍地黄湯（きしゃくじおうとう）

【出典】 明《症因脉治》巻二・吐血咳血・外感吐血

「外感之の吐血を治す、若し身痛発熱、表邪未だ解さず、此太陽の邪熱冲を攻め、脈浮大にして数の者、羌活冲和湯加減之を治す、佐は清胃之薬を以って、若し表邪已に散じ、身に仍発熱し、目痛し不眠、此陽明經の邪熱、脈長じ数の者、乾葛菖蒲湯、佐は凉血之薬を以って、或いは犀角地黄丸を用ゆ、耳聾し寒熱、兼ねて小柴胡湯を用ゆ、脈苑して澀の者、歸芍地黄湯、歸芍地黄湯

當歸　白芍薬　生地　丹皮　茯苓　山薬　山茱萸　澤瀉」

枳朮導滞丸（きじゅつどうたいがん）

【出典】 金《内外傷辨惑論》巻下・辨内傷飲食用藥所宜所禁

「枳朮導滞丸　湿熱之者で傷り、旋化を得ず、痞満を作し、悶亂不安を治す

大黄一両　枳實麩炒、去穣　神麵炒、已上各五錢　茯苓去皮　黄芩去腐　黄連揀淨　白朮已上各三錢　澤瀉二錢

右の件細末に為し、湯に浸し蒸餅で丸を為し、梧桐子大の如く、毎服五十丸から七十丸に至り、温水で送下す、食に遠じ、量は虚実に加減して之を服す。」

帰腎丸（きじんがん）

【出典】 明《景岳全書》巻之五十一徳集・新方八陣・補陣

「歸腎丸　腎水眞陰不足、精衰血少、腰痠脚軟、形容憔悴、遺泄陽衰等の證、此左帰、右帰二丸の次の者也、

熟地八両　山薬四両　山茱萸肉四両　茯苓四両　當歸三両　枸杞四両　杜仲鹽水炒四両　兔絲子製四両

熟地黄と同じに蜜で錬り膏を為し、桐子大、百餘丸を毎服し、餓時に或いは滾水或いは淡鹽水にて送下する。」

橘皮竹茹湯（きっぴちくじょとう）

【出典】　後漢《金匱要略》巻中・嘔吐噦下利病脉證治第十七

「噦逆の者、橘皮竹茹湯之を主どる、

　　橘皮竹茹湯方

　　橘皮二斤　竹茹二升　大棗三十枚　生薑半斤　甘草五両　人参一両

右六味、水一斗を以って、三升を煮取り、一升を温服する、日に三服する。」

【参考】　明治《勿誤藥室方函口訣》巻下

「此方は、橘皮の下気を主として竹茹の潤降を兼ぬ、故に気逆噦を發する者の主とす、又甘草を多く入るるが手段なり、若し少量なれば効なし、傷寒痢病などの脱陽して噦する者には効なし、雜病の噦なれば月餘の者と雖も必ず効あり、若し濁飲上逆して噦する者は、陽に在りては半夏瀉心湯、陰に在りては呉茱萸湯の主なり、若し胃気衰脱、奔騰して噦する者は、此の数に非ず、死症なり。」

帰脾湯（きひとう）

【別名】　帰脾散《古今醫鑑》、帰脾飲《痘學眞傳》巻七

【出典】　明《校註婦人良方》巻之二十四・瘡瘍門・婦人結核方論第四・附方藥。

「歸脾湯　肝經失血し少寐、發熱盗汗し、或は思慮し脾を傷り、攝血を能わず、以って妄行に致り、或は健忘怔忡し、驚悸不寐し、或は心脾傷痛し、睡臥少食し、或は憂思脾を傷り、血虚發熱し、或は肢体作痛し、大便不調し、或は經候不準し、晡熱内熱し、或は瘰癧流注し、消散潰斂能わずを治す、

　　人参　白朮炒　黄耆炒　白茯苓　龍眼肉　當歸　遠志　酸棗仁炒、各一錢
　　木香　甘草炙、各五分

右薑棗にて水煎し服す。」

【参考】　明《正體類要》下巻・方藥

「歸脾湯　跌撲等症を治す、気血損傷し、或思慮し脾を傷り、血虚火動し、寤而不寐、或は心脾作痛し、怠惰嗜臥し、怔忡驚悸し、自汗盗汗し、大便

不調し、或は血上下に妄行し、其功は甚だしく捷い、

　　白朮　當歸　白茯苓　黄耆炒　龍眼肉　遠志　酸棗仁炒各一銭　木香五分

　　甘草炙三部　人参一銭

右薑棗にて水煎し服す、柴胡、山梔を加え、卽ち加味歸脾湯。」

【参考】　明《口齒類要》附方幷注

「歸脾湯一名濟生歸脾湯　思慮は脾を傷り、血耗唇皺し、及び気鬱生瘡し、

咽喉不利し、発熱便血し、盗汗晡熱等症を治す、

　　木香　甘草各三部　人参　白朮　茯苓　黄耆炒　當歸　龍眼肉　遠志

　　酸棗仁炒各一銭

右水煎し服す。」

【参考】　明治《勿誤藥室方函口訣》卷下

「歸脾湯　此方は《明醫雜著》に據て遠志、當歸を加え用いて、健忘の外、

思慮過度して心脾二臓を傷り、血を攝することならず、或は吐血衄血或下

血症を治するなり、此方に柴胡、山梔を加えたるは《内科摘要》の方なり、

前症に虚熱を挟み或肝火を帯る者に用ゆ、大凡補剤を用るときは小便通利

少なき者多し、此方も補剤にして且利水の品を伍せざれども、方中の木香、

気を下し、胸を開く故、よく小便をして通利せしむ、主治に大便不調を云

は、能く小便を利するを以って、大便自止の理なり。」

帰脾湯（きひとう）

【出典】　宋《嚴氏濟生方》卷之三・健忘論治

「歸脾湯　思慮過度して、心脾を労傷して、健忘怔忡する、

　　白朮　茯神去木　黄耆去蘆　龍眼肉　酸棗仁炒、去殻各壹兩　人参　木香

　不見火各半両　甘草炙貳兩半

右咬咀し、毎服肆銭を、水壹盞半、生姜伍片、棗子壹枚、煎じて柒分に致

り、滓を去り、温服し、時候に拘わらず。」

芎帰膠艾湯（きゅうききょうがいとう）

【出典】　後漢《金匱要略》卷下・婦人妊娠病脉證治第二十

「師曰く、婦人漏下有る者、半産後の因有りて下血續く、都べて絶えざる者、妊娠　有りて下血の者、假令えば妊娠腹中痛むは、胞阻と為す、膠艾湯之を主どる。

　　芎帰膠艾湯方

　　芎藭二両　阿膠二両　甘草二両　艾葉二両　當歸三両　芍藥四両　乾地黄六両

右七味、水五升を以って、清酒三升、合して三升を煮取り、滓を去り、膠を内れ、消盡せしめ、一升を温服し、日に三服する、差えざれば更に作す。」

【参考】　宋《太平惠民和劑局方》卷之九・治婦人諸病

「膠艾湯　血氣を労傷し、衝任虚損、月水過多、淋瀝漏下、連日断たず、臍腹疼痛し、及び妊娠将に接し宜を失い、胎動不安、腹痛下墜するを治す、或いは胞絡を労傷して、胞阻漏血、腰痛悶亂し、或いは損動するに因り、胎は上がり心を搶く、奔衝短気し、及び産乳に因りて、衝任の気虚し、約制すること能わず、経血淋漓して断たず、日月を延引して、漸く羸痩を成すを治す。」

【参考】　明治《勿誤藥室方函口訣》卷下

「此方は止血の主薬とす、故に漏下、胞阻に用ゆるのみならず、千金外臺には妊娠、失仆、傷産、及び打撲、損傷、諸出血に用ゆ、千金の芎歸湯、局方の四物湯、皆此方を祖とすれども、阿膠の滋血、艾葉の調軽、之に加ふるに甘草の和中を以つてして、其の効妙とす、是を以って先輩は四物は板実而不靈と云うなり、又痔疾及び一切下血、此方を与えて血止むの後、血氣大いに虚し、面色青惨、土の如く、心下悸し、或いは耳鳴する者は、三因加味四君子湯に宜し、蓋し、此方は血を主とし、彼は気を主とす、彼此各其の宜しき処あるなり。」

姜黄散（きょうおうさん）

【出典】　宋《婦人良方》卷之一・調軽門・月水不調方論第五

「薑黄散　血臓久冷し、月水不調し、臍腹刺痛を治す、出専治婦人

　　川薑黄成片子者、四両　逢莪朮　紅花　桂心　川芎各一両　延胡索　牡丹

方剤集　253

皮　當歸各二両　白芍薬三両

右細末を為し、一錢を毎服する、水半盞、酒半盞、煎じ七分に至り、熱し服す。」

【参考】　明《女科證治準縄》卷之一・調輕

「薑黄散　血臟久冷し、月水不調し、臍腹刺痛を治す、

　　川薑黄成片子者　白芍薬各貳錢　延胡索　牡丹皮　當歸各貳錢半　莪朮　紅花　桂心　川芎各壹錢

右一服を作し、水二鍾、酒半鐘、煎じ一鍾に至り、時に拘らず服す。」

杏蘇散（きょうそさん）

【出典】　清《温病條辨》第一・上焦篇

「二、本臟を燥傷し、頭微痛し、悪寒し、咳嗽稀痰、鼻塞、嗌塞、脈弦、無汗は、杏蘇散主之、

　　杏蘇散方

　　蘇葉　半夏　茯苓　前胡　苦桔梗　枳殼　甘草　生薑　大棗去核　橘皮　杏仁

加減法は、無汗で、脈弦甚だしきは或は緊、羌活を加える、微透汗し、汗後咳止らず、蘇葉、羌活を去り、蘇梗を加える、兼ねて泄瀉腹満者は、蒼朮、厚朴を加える、頭痛に兼ね眉稜骨痛者は、白芷を加え、熱甚しきは黄芩を加え、泄瀉腹満者は用いず。」

挙元煎（きょげんせん）

【出典】　明《景岳全書》卷之五十一德集・新方八陣・補陣

「舉元煎　気虚下陷、血崩血脱、亡陽垂危等の證を治す、歸に於いて不利有り、熟等の剤、但宜しく補気の者、此を以って之を主どる、

　　人参　黄耆炙、各三五錢　炙甘草一二錢　升麻五七分、炒用

　　白朮炒、一二錢

水一鐘半、七八分に煎じ、温服す、陽気虚寒を兼ねる者、桂附乾薑を隨がい宜しく佐に用う、滑脱を兼ねる者、烏梅二個、或いは文蛤七八分を加

う。」

玉女煎（ぎょくじょせん）

【出典】 明《景岳全書》巻之五十一徳集・新方八陣・寒陣

「玉女煎　水虧け火盛り、六脈は浮洪滑大、少陰は不足し、陽明は餘り有り、煩熱して乾葛す、頭痛し牙疼き、失血等の証、神の如し、若し大便溏泄の者、及宜しき所に非ず。

　　生石膏三、五錢　熟地黄三、五錢或いは一両　麦冬二錢　知母　牛膝各錢半

水一鐘半、七分に煎じ、温服或いは冷服す、火の如く盛り極める者、梔子、地骨皮の属を亦加えるべし、多汗多渇の如き者は、北五味十四粒を加え、小水不利の如き、或いは火が降りない者は、澤瀉一錢五分或いは茯苓を亦加えるべし、金水共に虧けて精を損気する者、人参二、三錢を加え、尤も妙である。」

玉泉丸（ぎょくせんがん）

【出典】 宋《仁齋直指附遺方論》巻之十七・消渇證治

「玉泉圓　煩渇消渇を治す、

　　麦門冬去心晒　人参　茯苓　黄耆半生半蜜炙　烏梅肉焙　甘草各壹兩

　　瓜蔞根　乾葛各壹兩半

右末とし、蜜を煉り弾子大の圓、壹圓を毎に、温湯にて嚼して下す。」

玉屏風散（ぎょくへいふうさん）

【出典】 宋《易簡方》引《究原方》録自《醫方類聚》

「《究原方》玉屏風散　膝理不密にて、感冒易き、

　　防風一両　黄耆蜜炒　白朮各二両

右咬咀し、毎三錢重ね、水盞半、棗一枚、煎じ七分、滓を去り、食後に熱服す。」

亀鹿二仙膠（きろくにせんきょう）

【別名】 亀鹿二仙膏《攝生秘剖》巻四、二仙膠《雑病源流犀燭》巻一

【出典】 明《醫便》巻一

「延齢育子亀鹿二仙膠四十

此方を試すに極効す、男婦眞元の虚損、久しい不孕育、或多女少男を專治する、此の膠を百日服せば、即孕み男を生む、應験神速で、併せて男子酒食過度、消鑠眞陰、婦人七情血気を損傷し、諸虚百損、五労七情、並びに皆之を治す

鹿角新鮮麋鹿殺角を用い、解的用いず、馬鹿角用いず、角脳を去り梢骨二寸絶斷し、劈開、浄用ゆ、十斤、亀板去弦、洗浄、五斤、槌砕く

右二味袋に盛り、流水の内に浸し三日放長す、鉛罐一隻用い、鉛罐無いときは、底下に鉛一大片を放ちてもよい、將角と板を併せて罐内に放入し、高さ三五寸に水浸し、黄蝋三両で口を封じ、大鍋の中に放ち桑柴火で七晝夜煮て、煮た時罐内一日一次熱水を添え、鍋内には夜に一日五次水を添え、沸起すること勿れ、角酥取り出し候、渣を去り洗濾淨し、其の渣は即ち鹿角霜、亀板霜也、將清汁另に放ち、人参十五両、枸杞子三十両を外に用い、銅鍋を用い水三十六碗を以って、薬面に水が無くなるまで熬る、新布で清汁を絞り取り、將渣を石臼で水を槌い細かく搗き、水二十四碗を用い、又熬るは前の如し、又濾す又搗く又熬る、此を三次如くし、渣が無味の度と為す、將前の亀鹿汁と参杞汁を鍋内に併わせて入れ、文火で滴水が珠になり散じないようになるまで熬る、膠を成すに及ぶ也、初め十日に起こし、日晒夜露十七日に至り、七日夜満、日精月華の炁を採る。本月陰雨幾つ日缺、下月は晒す数を補う如く、陰涼処に放ち風乾し、初めは毎服一銭五分し、十日に五分加え、三銭に至り加えるを止める、空心時に酒で下す、此の方無子に專主し、全要は精を專とし、常服すれば可に及び、往往に服薬の者、或日旬の間、薬を口に入れず、先ず汲汲速効に於いて、秦の越人の妙剤と雖も、當に亦是なり、此知らず可からず。」

金鎖固精丸 (きんさこせいがん)

【出典】 清《醫方集解》收澀之劑第十七

「金鎖固精丸　精滑不禁を治す精滑の者、火炎上し水下に趨き、心腎不交也

　　沙苑蒺藜炒　茨實蒸　蓮鬚二両　龍骨酥炙　牡蠣鹽水煮一日一夜、煅分、一両

　　蓮子粉糊で丸を為す、鹽湯で下す、

　　此足少陰薬なり、蒺藜は補腎益精し、蓮子は心腎を交通し、牡蠣は清熱補

　　水し、茨實は固腎補脾し、之に蓮鬚、龍骨を合わせ、皆渋精祕気の品、以っ

　　て滑脱を止める也。」

銀翹散 (ぎんぎょうさん)

【出典】 清《温病條辨》卷一・上焦篇

「四、太陰風温し、温熱し、温疫し、冬温の初起の悪風寒の者は、桂枝湯

　之を主どる。但だ熱し悪寒せず渇する者は、辛涼平劑の銀翹散之を主どる。

　蘊毒、暑温、濕温、温瘧はこの例にあらず、

　　辛涼平劑銀翹散方

　　連翹一兩　銀花一兩　苦桔梗六錢　薄荷六錢　竹葉四錢　生甘草五錢　芥

　　穗四錢　淡豆鼓五錢　牛蒡子六錢

右杵いて散と為し、毎服六錢、鮮葦根にて湯煎し、香気を大いに出し、即

取りて服す、過煎すること勿れ、肺薬は輕清を取り、過煎すれば味は厚く

なり中焦に入るなり、病が重者は、約二時あけて一服し、日に三服して、

夜に一服する。輕い者は、三時あけて一服し、日に二服して、夜に一服す

る。病が解さない者は、作って再服す、蓋し肺位は最も高く、薬が重きに

過ぎれば病所に過る。少く用いれば病が重く薬が輕きの患いあり、故に普

済消毒飲の時時清揚法に従う、また間に辛涼法を用いさせる者あり、効を

多く見ず、蓋し病大にして薬は輕故に、一たび効を見れざれば、隨に弦を

改め轍を易え、轉去轉遠し、卽ち張りなおしをせず、暖暖と延べ数日後に

至れば、必ず中下焦證を成すなり。胸膈悶の者は、藿香三錢、鬱金三錢を

加え、膻中を護る。渇が甚だしき者は、花粉を加う。項腫れ咽痛者は馬勃、

玄參を加え、衄する者は、穗芥、豆鼓を去り、白茅根三錢、側柏炭三錢、

梔子炭三錢を加う。咳者は、杏仁を加え肺気を利す。二、三日病なお肺に
あり、熱漸に裏に入れば、細生地、麦冬を加え津液を保つ、なお解せず、
或は小便短者は、知母、黄芩、梔子之苦寒を加え、麦、地の甘寒を與え、
合せて陰氣を化して、熱淫の勝つ所を治す。」

「五、太陰溫病、悪風寒、桂枝湯服し已り、悪寒解し、餘病解さざる者、
銀翹散これを主どる、餘證悉く減る者、其の制を減ず。」

「十一、太陰溫病、血に従い上溢する者、犀角地黄湯合銀翹散これを主ど
る、其中焦病者、中焦法を以って之を治す、若し粉紅血水を吐す者、治ら
ず死す、血は上溢に従い、脉七から八以上に至り、面反て黒き者、死して
治らず、清絡育飲法を用ゆ可し。」

苦散（くさん）

【出典】　宋《幼幼新書》巻第二十六・諸疳餘證

「《養生》脾は濕を受け、泄痢止まらず、米穀化せずを治す、亦疳気下痢す
るを治す、苦散、一名を戊己圓、

　呉茱萸　黄連　白芍薬俱銼如豆、各五両、同炒赤

末、煮て糊で梧子の如く圓とす、空腹に二十圓を濃い米飲で下す、日に三、
未だ加えるを知らず、或いは散二錢、水一錢七分に煎じ、滓を和し温服す、
生冷油膩を忌む。」

啓宮丸（けいきゅうがん）

【出典】　清《醫方集解》経産之剤

「啓宮丸體肥不孕

子宮脂滿、孕育能わず、婦人肥盛不孕の者、子宮肥満壅塞を以って、故に受胎す
る能わず也、

　芎藭　白朮　半夏麴　香附一兩　茯苓　神麴五錢　橘紅　甘草一錢

粥丸、

此れ足の太陰厥陰藥也、橘半白朮、其の痰を徐するを以って濕を燥し、香
附神麴、其の滯を消すを以って理気し、川芎其の血を活するを以って鬱を

258

散じ、則ち壅ぐ者を通す、塞の者啓くなり、茯苓甘草、亦濕を去し中を和すを以って、其の生氣を助く也、肥して不孕、多くは痰盛に由り、故に二陳を君と為し、而して気血薬を加う也。」

瓊玉膏（けいぎょくこう）

【出典】　宋《洪氏集驗方》卷之一

「鐵瓮先生神仙瓊玉膏陳晦叔服此藥有驗

　　新羅人参二十四兩春一千下為末　　生地黃一秤十六斤九月採搗　　雪白茯苓四十九

　　兩木臼千下為末　　白炒蜜十斤

右に伴い、人参茯苓細末を為し、蜜は生絹を用い濾過し、地黃の自然汁を取り、搗く時鐵器を用いず、汁を取り尽くし、蓋し滓し去り、薬を一處に拌ぜ匀しく和し、銀石器或は甕器内を好み入れ、内に器物の如きに封を用い小分し兩處物盛用し、浄紙にて二三重封閉し、湯内に入れ、桑木柴火を以って連夜火即ち三日煮て夜取出し、蝋紙数重を用い瓶口を包み、井戸に内れ火毒を去り、一伏時取出し、再び舊湯に内れ一日煮て、水気を出し取出し、開封し三匙を取り、三盞を作り、天地百神に祭り、香を焚き、拝設し至誠端心、毎晨朝二匙、温酒に化し、服せざる飲者、白湯にて此の膏を化す。

精を填て補髓し、腸を化して筋と為し、萬神を具え足り、五臓は盈ち溢れ、髓が實し血が満ち、髪白を黒變し、老を返し童に還し、奔馬の如く行く、日に數しば食が進み、或は終日食せずとも亦飢えず、開を通し強記し、日に萬言を誦む、神を識り高く邁み、夜夢に人を想うことなし、

年二十七歳以前に此一料を服すを得れば、壽三百六十歳を可すとなす、四十五歳以前に服す者は、壽二百四十歳を可となす、六十三以前に服す者は、壽百八歳を可となす、六十四歳以上で之を服しても、壽百歳を可となす。之を十剤服せば、嗜慾を絶し、陰功を修め地仙に成なるべし、一料を五處に分け五人の癩疾を救う可し、十處に分ければ、十人の勞瘵を救う可し、修合之時は、沐浴して志誠して、輕がるく人に示す事勿れ。」

【参考】　明《東醫寶鑑》内景篇・卷之一

「瓊玉膏　填精補髓、調眞養性、返老還童、補百損、徐百病、萬神俱足、五臓盈溢、髮白復黒、歯落更生、行如奔馬、日進數服、終日不飢渇攻効、不可盡述、一料を五剤に分ければ、癩疾五人を救う可し、一料を十剤に分ければ勞療十人を救う可し、若し二十七歳に服起すれば壽は三百六十に至り、若し六十四歳に服起すれば壽は五百年に至る、

　　生地黄十六斤搗絞取汁　人参細末二十四兩　白茯苓細末四十八兩　白蜜練去滓
　　十斤

右匀しく和し磁缸内に入れ、油紙五重を以って厚布にて缸口を一重緊封し、銅鍋内に置き、水中に懸胎し缸口を水上に出せしめ、桑柴火を以って煮て三晝夜、鍋内水が減る如きは、則ち暖水を用い之に添い日に満たし、再び取出し蝋紙を用い、缸口を緊封し、井に納ね中に浸す、一晝夜して取出し、再び舊湯内に入れ、一晝夜煮て、水気出すに及ぶ以って取り出し、先に少許を取出し用い、天地神祇に祭り、然る後、毎服一二匙を温酒にて調え服す、飲酒出来ない者は白湯にて下す、日に二三服を進め、夏熱に遇うときは陰涼處に置き、或は氷中に蔵し、或は地中に埋め、雞や犬の聲幽の聞えぬ浄處に於いて、婦人や喪服の人の目の届かない様にし、之を製す時、終始鐵器にて犯すこと勿れ、服時は食は葱蒜羅蔔醋酸等物を忌む、

　　衛生方　生地黄八斤　人参三十二兩　白茯苓二十四両　白蜜五斤
本朝永楽中太醫院會議　加天門冬麦門冬地骨皮各八両進御服食賜號益壽永真膏。」

【参考】　清《醫方集解》卷之中之十三・潤燥之剤

「瓊玉膏　乾咳嗽を治す。有声無痰謂之干咳、脾中有湿則生痰、病不由于脾、故無痰。肺中有火則咳、病本于肺、火盛則津枯、故干咳。

　　地黄四斤　茯苓十二両　人参六兩　白蜜二斤

先に将ず地黄を熬汁し滓を去り、蜜を入れ煉稠にし、再び将に参茯を末と為し入れ和し、磁缸に封し、水で煮て半日、白湯に化して服す。

臞仙は琥珀、沈香各五錢を加えて、自ら奇妙と云う。琥珀は以って降肺寧心し、沈香は以って升降諸気する、此は手太陰の薬也、地黄は滋陰生水し、水は能く火を制す。白蜜は甘涼性潤、潤は能く燥を去る、金は水の母と為し、

土は金の母と為す、故に参茯を用い補土生金する、人参は益肺気して瀉火する、茯苓は清肺熱して津を生じる也。茯苓色白入肺、能滲湿熱、湿熱去則津生。」

桂枝加黄耆湯（けいしかおうぎとう）

【出典】　後漢《金匱要略》水気病脈証并治第十四

「黄汗之病、兩脛自ら冷え、假令ば発熱するは、此れ歴節に属す、食已りて汗出で、又、身常に暮れに盗汗出る者は、此れ労気なり、若し汗出已り、反って發熱する者は、久久にして其の身必ず甲錯する、發熱止まざる者は、必ず悪瘡を生じる、若し身重く、汗出で已り、輒ち軽き者、久久にして必ず身瞤す、瞤すれば即ち胸中痛む、又腰從り以上必ず汗出で、下に汗無く、腰髖弛痛し、物有りて皮中に在るが状の如し、劇しき者は食すること能わず、身疼み重く、煩躁し、小便不利す、此れを黄汗と為す、桂枝加黄耆湯之を主どる、

　　桂枝加黄耆湯方

　　桂枝三両　芍薬三両　甘草二両　生薑三両　大棗十二枚　黄耆二両

右六味、水八升を以って、煮て三升を取り、一升を温服す、須臾にして熱稀粥一升餘りを飲み、以って薬力を助け、温服して微汗を取り、若し汗せざるは、更に服す。」

【参考】　明治《勿誤薬室方函口訣》巻下

「此方、能く盗汗を治す、又當帰を加え芍薬を倍して耆帰建中湯と名ずけ、痘瘡及び諸瘡瘍の内托剤とす、又反鼻を加えて揮発の効尤も優なり。」

桂枝加龍骨牡蠣湯（けいしかりゅうこつぼれいとう）

【出典】　後漢《金匱要略》血痹虚労病脉證并治第六

「夫れ失精家は、少腹弦急し、陰頭寒く、目眩し、髪落し、脈極虚し、芤遅するは、清穀亡血失精を為す、脈諸もろ芤動微緊を得れば、男子失精し、女子夢交する、桂枝加龍骨牡蠣湯を主どる、

　　桂枝加龍骨牡蠣湯方小品云虚弱浮熱汗出者除桂加白薇附子各三分故曰二加龍骨湯

方剤集　261

桂枝三両　芍薬三両　生薑三両　甘草二両　大棗十二枚　龍骨三両

牡蠣三両

右七味、水七升を以って、三升を煑取り、分け温め三服する。」

【参考】　明治《勿誤薬室方函口訣》巻下

「此方は虚労失精の主方となれども、活用して小兒の遺尿に効あり。故に尾州殿の老女、年六十餘、小便頻数、一時間五六度上厠、少腹弦急して、他に苦しむ所なし、此方を長服して愈ゆ。」

桂枝甘草湯（けいしかんぞうとう）

【出典】　後漢《傷寒論》辨太陽病脈證并治中第六

「発汗過多、其人叉手して自から心を冒い、心下悸して按ずるを得んと欲す者、桂枝甘草湯を主どる、

桂枝四両、去皮　甘草二両、炙

右二味、水三升を以って、一升を煑取り、滓を去り、頓服す。」

桂枝甘草龍骨牡蠣湯（けいしかんぞうりゅうこつぼれいとう）

【出典】　後漢《傷寒論》辨太陽病脈證并治中第六

「火逆、之を下し、焼鍼の因にて、煩躁者、桂枝甘草龍骨牡蠣湯之を主どる

桂枝甘草龍骨牡蠣湯方

桂枝一両、去皮　甘草二両炙　牡蠣二両熬　龍骨二両

右四味末を為し、水五升を以って、二升半を煮取り、滓を去り、八合を温服す、日に三服する。」

桂枝芍薬知母湯（けいししゃくやくちもとう）

【出典】　後漢《金匱要略》中風歴節病脉證并治第五

「諸の肢節疼痛、身体尫羸し、脚腫れて脱する如し、頭暈、短気、温温して吐せんと欲す、桂枝芍薬知母湯主之。

桂枝芍薬知母湯方

桂枝四両　芍薬三両　甘草　麻黄各二両　生薑五両　白朮五両　知母　防
　　風各四両　附子二枚炮

右九味、水七升を以って二升を煮取り、七合を温服する。日に三服する。」

【参考】　明《勿誤藥室方函口訣》巻下

「此方は身体傀儡（かいらい）と云うが目的にて、歴節数日を経て骨節が木のこぶの如
く腫起こし、両脚微腫ありて、わるだるく、疼痛の為に逆上して頭眩乾嘔
などする者を治す。又腰痛、鶴膝風にも用ゆ。又俗にきびす脚気と称する
者、此の方効あり。脚腫如脱とは、足首腫れて、くつ脱するが如く、行歩
すること能わざるをいふ。」

桂枝茯苓丸（けいしぶくりょうがん）

【出典】　後漢《金匱要略》巻下・婦人妊娠病脉證治第十九

「婦人、宿癥病有り、經斷ちて未まだ三月に及ばず、而も漏下を得て止ま
ず、胎動きて臍上に在る者は、癥痼の害と為す、妊娠六月にして動く者、
前の三月經水利する時は、胎なり、下血する者は後断ちて三月の衃也、血
止まざる所以の者は、其の癥去らざるが故なり、當に其の癥を下すべし、
桂枝茯苓丸之を主どる。

　　桂枝茯苓丸方

　　桂枝　茯苓　丹皮　桃仁去皮尖、熬　芍薬各等分

右五味、之を末とし、煉蜜にて丸兎屎大の如く、毎日食前に一丸を服す、
知らざれば、加えて三丸に至る。」

【参考】　宋《婦人大全良方》巻之二十二・妊娠誤服毒藥傷動胎氣方第十

「奪命圓　專ら（もっぱ）婦人小産、下血多に至り、腹中に子死、其人憎寒し、手指
唇口、爪甲青白、面色黄黒、或いは胎上がり心を搶き、則ち悶絶死なんと
欲す、冷汗自ら出で、喘満して食せず、或いは毒物を食し、或いは誤った
草薬を服し、胎氣の動を傷り、下血止まらず、胎尚未だ損じ、之を服せば
安ず可し、已に死、之を服し下す可し、此方的に係わり異人に傳授す、妙
に至る。」

【参考】　明《萬病回春》巻之六・産育

方剤集　263

「催生湯　産母腹痛腰痛の候、胞漿水下るを見て方に服す、

　　桃仁炒、去皮　赤芍　牡丹皮淨　官桂　白茯苓去皮、各一錢

右剉み一剤とし、水煎して熱服する。」

【参考】　明治《勿誤藥室方函口訣》巻下

「此方は、瘀血より来たる癥痕を去るが主意にて、凡て瘀血より生ずる諸
症に活用すべし、原南陽は甘草、大黄を加へて腸癰を治すと云ふ、余門に
ては大黄、附子を加へて血瀝痛及び打撲痛を治し、車前子、茅根を加へて
血分血腫及び産後の水気を治するなり、又此方は其癥不去也を目的とす、
又温経湯の如く上熱下寒の候なし。」

桂枝加附子湯（けいしかぶしとう）

【出典】　後漢《傷寒論》辨太陽病脈證幷治上第五

「太陽病、汗を発し、遂に漏れ止らず、其人悪風し、小便難、四肢微急し、
以って屈伸し難き者、桂枝加附子湯之を主どる、

　　桂枝加附子湯方

桂枝湯方に於いて附子一枚炮去皮破八片を加え内れ余は煎法に依る」

桂枝附子湯（けいしぶしとう）

【出典】　後漢《金匱要略》痙湿喝病脈證治第二

「傷寒八九日、風湿相搏ち、身體疼煩し、自ら轉側するを能わず、不嘔、
不渴、脈浮虚而濇者、桂枝加附子湯之を主どる。若し大便堅く、小便自利
者、去桂加白朮湯之を主どる、

　　桂枝附子湯方

　　桂枝四両、去皮　生薑三両、切　附子三枚、炮、去皮、破八片　甘草二兩、炙
　　大棗十二枚、擘

右五味、水六升を以って、二升を煮取り、滓を去り、分け温め三服する。

　　白朮附子湯方

　　白朮二兩　附子一枚半、炮、去皮　甘草一兩、炙　生薑一両半、切　大棗六
枚

右五味、水三升を以って、一升を煑取り、滓を去り、分け三服を服し。一服にて身瘴を覚え、半日許り再服す、三服都て盡し、其人冒狀の如く、怪しむ勿れ、卽ち是朮附並せて皮中を走り水気を遂いて、未だ徐くを得ざる故えのみ。」

【参考】《素問》瘴論篇第四十三

「黄帝問曰く、瘴之安生。岐伯對曰く、風寒湿の三気雜り合って至り瘴を為す也。其風気勝者は行瘴を為し、寒気勝者は痛瘴を為し、湿気勝者は著瘴を為す也。」

※瘴（ひ）証・・・手足に痛みがある症状。瘴という字は「のびきって動かない、留まって去らない」という停滞性をあらわしています。

【参考】

「太陽病、發汗、遂に漏れ止らず、其人悪風し、小便難く、四肢微急し、以って屈伸難き者、桂枝加附子湯之を主どる、

　桂枝加附子湯方

　　桂枝湯方に於いて附子一枚炮去皮破八片を加え内れ、余は煎法に依る。」

桂枝湯（けいしとう）

【出典】　後漢《傷寒論》辨太陽病脉證幷治上第五

「太陽中風、脈浮而陰弱、陽浮の者、熱自ら発す、陰弱の者、汗自ら出ず、嗇嗇として悪寒し、浙浙として悪風し、翕翕として発熱し、鼻鳴乾嘔する者は、桂枝湯之を主どる、

　　桂枝湯方

　　桂枝三両　芍薬三両　甘草二両、炙　生薑三両、切　大棗十二枚、擘

右五味、三味を咬咀し、水七升を以って、微火にして三升を煑取り、滓を去り、寒温に適えて、一升を服す、服し已り、須臾に熱稀粥一升餘りを啜り、以って藥力を助け、温覆すること一時許りならしめ、遍身漐漐として微しく汗有るに似たる者は益益佳し、水の流離するが如くならしむ可からず、病必ず除かず、若し一服にして汗出で病差ゆれば、後服を停む、必ずしも剤を盡さず、若し汗せざれば、更に服すること前法に依る、又、汗せ

ざれば、後服は小しく其の間を促し、半日許り三服を盡さしむ、若し病重き者は、一日一夜服し、周時之を観る、一剤を服し盡し、病證猶在る者は、更に作りて服す、若し汗出でずんば、乃ち服すこと二、三剤に至る、生冷、粘滑、肉麵、五辛、酒酪、臭惡の物を禁ず」

「太陽病、頭痛発熱し、汗出で悪風する者、桂枝湯之を主どる」

「太陽病、之を下して後、其の気上衝する者は、桂枝湯を與う可し、方は前法を用う、若し上衝せざる者は、之を與う可からず」

「太陽病、三日已に汗を発し、若しくは吐し、若しくは下し、若しくは温鍼して、仍解さざる者は、此を壊病と為す、桂枝を與うるに中らざるなり、其の脉證を観て犯すことの何の逆なるかを知り、證に随って之を治せ」

「若し酒客病む時は桂枝湯を與うべからず、湯を得て則ち嘔す、酒客は甘を喜まざるを以っての故なり」

「凡そ桂枝湯を服して吐する者は、其の後必ず膿血を吐すなり」

「太陽病、初め桂枝湯を服し、反って煩して解さざる者は、先ず風池風府を刺し、却（かえつ）て桂枝湯を與うれば則ち愈ゆ」

「桂枝湯を服し、大いに汗出、脈洪大なる者は、桂枝湯を與うること前法の如くす、若し形瘧の如く、日に再発する者は、汗出れば必ず解す、桂枝二麻黄一湯に宜し」

【出典】　後漢《傷寒論》辨太陽病脉證幷治中

「太陽病、外證未だ発汗して解せざる者は、下すべからずなり、之を下すは逆と為す、外を解せんと欲する者は、桂枝湯に宜し」

「太陽病、先ず発汗して解せず、而るに反して之を下す、故に愈えざらしむ。今脈浮なる故に外に在るを知る、当に須らく外を解す可し、則ち愈ゆ、本方に宜し」

「病常に自汗する者は、此れ榮気和する者は、外諧（とと）のわず、衛気榮気と共に和諧（とと）わざるを以っての故に爾（しか）り、榮は脈中を行き、衛は脉外を行くを以って、復た其の汗を発し、営衛和せば則ち愈ゆ、桂枝湯に宜し」

「病人藏に他病なく、時に発熱し、自ら汗出でて愈えざる者、此れ衛気和せざるなり、其の時に先たち、汗を発すれば則ち愈ゆ、桂枝湯に宜し」

266

「傷寒、大便せざること六七日、頭痛して熱有る者は、承気湯を與う、其の小便清める者は、知る裏に在らずして、仍表に在る、當に汗を発すべし、若し頭痛する者は必ず衄す、桂枝湯に宜し」

「傷寒、発汗解して半日許り、復た煩し、脉浮数なる者は、更に発汗すべし、桂枝湯に宜し」

「傷寒、医之を下し、続いて下利を得、清穀止まらず、身疼痛する者は、急いで当に裏を救うべし、後ち身疼痛し、清便自調する者、急いで当に表を救う可し、裏を救うには四逆散に宜し、表を救うには桂枝湯に宜し」

「太陽病、発熱して汗出ずる者は、此れ榮弱衛強と為す、故に汗を出で使む、邪風を救わんと欲する者は、桂枝湯に宜し」

【出典】　後漢《傷寒論》辨太陽病脉證幷治下

「傷寒、大いに下して後、復た発汗、心下痞し、悪寒する者は、表未だ解せざるな　り、痞を攻むべからず、當に先ず表を解すべし、表解して乃ち痞を攻む可し、表を解するには桂枝湯に宜し、痞を攻むには大黄黄連瀉心湯に宜し」

【出典】　後漢《傷寒論》辨陽明病脉證幷治

「陽明病、脈遅にして汗出ること多く、微しく悪寒する者は、表未だ解せざるなり、汗を発す可し、桂枝湯に宜し」

「病人煩熱するは、汗出則ち解す、又瘧狀の如く、日晡所発熱する者は、陽明に属　すなり、脉実する者は、宜しく之を下すべし、脉浮虚の者は、宜しく汗を発すべ　し、之を下すは大承気湯を與え、汗を発すには桂枝湯に宜し」

【出典】　後漢《傷寒論》辨太陰病脉證幷治

「太陰病、脈浮なる者、汗を発す可し、桂枝湯に宜し」

【出典】　後漢《傷寒論》辨厥陰病脉證幷治

「下利し、腹脹満し、身体疼痛するは、先ず其の裏を温め、乃ち其の表を攻む、裏を温めるには四逆湯、表を攻むには桂枝湯に宜し」

【出典】　後漢《傷寒論》辨霍亂脉證幷治第十三

「吐利止み而して身痛して休まざる者は、當に消息して其の外を和解すべ

方剤集　267

し、桂枝湯にして小らく之を和す」

【出典】 後漢《金匱要略》嘔吐噦下利病脉證幷治第十七

「下利の後、身疼痛し、清便自調する者は、急いで當に表を救う可し、桂枝湯に宜し」

【出典】 後漢《金匱要略》巻下・婦人妊娠脉證幷治第二十

「師曰く、婦人平脈を得、陰脈小弱、其の人渇して食する事能わず、寒熱無きは、妊娠と名ずく、桂枝湯之を主どる、法に於いて六十日、當に此の證あるべし、設し医治に逆らう者ありて、却て一月吐下を加う者は則ち之を絶えす」

【出典】 後漢《金匱要略》巻下・婦人産後脉證治第二十一

「産後中風、之に続いて数日解さず、頭微しく痛み悪寒し、時時熱有り、心下悶し、乾嘔して汗出ず、久しきと雖も陽旦の證続きてあるもの、桂枝湯を與うべし」

【参考】 明治《勿誤藥室方函口訣》巻下

「此方は衆方の祖にして、古方此れに胚胎する者、百有餘方あり、其の変化運用、愚弁を待たず。」

桂枝人参湯（けいしにんじんとう）

【出典】 後漢《傷寒論》太陽下篇

「太陽病、外證未だ除かざるに数しば之を下し、遂に協熱して利す。利下止まず、心下痞硬し、表裏解さざる者は、桂枝人参湯之を主どる。

　　桂枝人参湯

　桂枝四両、別切　甘草四両、炙　白朮三両　人参三両　乾姜三両

右五味、水九升を以って、先ず四味を煮て、五升を取る。桂を内に入れ、更に煮て三升を取り、滓を去る。一升を温服し、日に再び夜に一服す。」

【参考】 明治《勿誤藥室方函口訣》巻下

「此方は協熱利を治す。下利を治するは理中丸に拠るに似たれども、心下痞ありて表症を帯ぶる故、《金匱》の人参湯に桂枝を加う。方名苟もせず。痢疾最初に一種此方を用ゆ場合あり。其の症、腹痛便血もなく、悪寒烈し

く脈緊なる者、此方を与ふるときはすっと弛む也。発汗の宜しき所と混ず
べからず。丹水子は此方に枳實、茯苓を加えて逆挽湯と名ずく。是は《醫
門法律》に拠って舟を逆流に挽きもどす意にて、此方と同じく下利を止む
るの手段なり。」

荊防敗毒散 （けいぼうはいどくさん）

【出典】　明《万病回春》巻之八・癰疽。

「荊防敗毒散　癰疽疔腫し、發背乳癰等症を治す、憎寒壮熱し、甚者は頭
痛拘急し、状は傷寒に似る、一二日より四五日に至る者、一二劑にて即ち
其毒を散ず、輕者、内自から消散す、

　　防風　荊芥　羌活　獨活　柴胡　前胡　薄荷　連翹　桔梗　枳殻　川芎

　　茯苓　金銀花　甘草

大便不通は大黄、芒硝を加え、熱甚く痛急は黄芩、黄連を加える、

右剉、生姜にて煎じ服す、瘡が上に在れば、食後服し、下に在れば、食前
に服す。」

【参考】　十味敗毒湯 （じゅうみはいどくとう）《華岡青洲》

「癰瘡及ビ諸慉腫、初期憎寒し、壮熱し、疼痛を治す。

　　柴胡　獨活　桔梗　川芎　甘草　荊芥　防風　桜皮　茯苓　生姜

右十味。今、樸樕を以って桜皮に代える。

此の方は青洲の荊防敗毒散を取捨したる者にて、荊敗よりは其の力優なり
とする。」

【参考】　沈香解毒湯 （ちんこうげどくとう）《華岡青洲》

「諸疔瘡を治す。

　　藿香　連翹　沈香　木通　黄連　木香　櫻筯　黄芩

右八味。其の方は五香連翹湯の軽き症に用ゆ。疔瘡は大抵十敗湯加菊花大
黄に宜し。若し熱毒甚だしき者は黄連解毒湯加牛蒡子に宜し。下剤の宜し
からぬ処が此の方の主なり。」

血府逐瘀湯（けっぷちくおとう）

【出典】 清《醫林改錯》上巻・血府逐瘀湯所治之症目。

「血府逐瘀湯之の病を治す所、後に於いて開列する、

頭痛

頭痛は外感に有りて、必ず発熱、悪寒之表症を有す、発散して愈ゆ可し、積熱有れば、必ず舌乾口渇する、承氣を用い愈ゆ可し、氣虚有れば、必ず痛に似て痛まず、参耆を用い愈ゆ可し、查患頭痛、表症無く、裏症無く、氣虚痰飲等症無く、忽犯忽好、百方が効無し、此方を用い一劑にて愈ゆ、

胸痛

胸痛は前面に在り、木金散を用い愈ゆ可し、後に通じ背亦た痛む、瓜蔞薤白白酒湯を用い愈ゆ可し、傷寒に在り、瓜蔞を用い、陥胸、柴胡等皆用い愈ゆ可し、忽然胸痛を有し、前方は皆應ぜず、此方を一付用い、痛み立止する、

胸不任物

江西巡撫阿霖公、年七十四して、夜臥するに胸を露すれば睡る可し、蓋し一層の布圧にて睡を能わず、已に七年經ち、之に余の診を召き、此方五付にて痊愈ゆ、

胸任重物

一女二十二歳、夜臥するに僕婦坐せしめ方睡する、已に二年經ち、余亦此方を用い、三付にて愈ゆ、設けて一齋に病源を問われ、何を以って之を答えた、

天亮出汗

醒後汗出るを、名けて曰く自汗、因って出汗て醒める、名けて曰く盗汗、盗は人之気血を散じる、此は千古からの不易の定論、補気を竟て有用し、固表、滋陰、降火之を服し効なく、而反って加重する者、血瘀を知らず、亦人に自汗、盗汗を令しむ、血府逐瘀湯を用い、一兩付にて汗止む、

食自胸右下

食自ら胃管にて下る、宜しく正中に従い、食咽に入り、胸右に従いて有り邊り嚥下する者、胃管は肺管之後に在り、仍肺葉の下を由して肺前に轉入

し、肺下を由して肺前に至り、隔膜に出て腹に入り、肺管正に中り、血府に瘀血有り、將の胃管擠と右に於いて靠、軽きは則ち治し易く、飲食碍こと無く也、重ければ則ち治し難し、擠せば胃管は彎り細く靠れ、飲食を碍ことある也、此方で効く可し、瘁愈難し、瘁＝治る

心裏熱名日燈籠病

身外涼し、心裏熱する、故に燈籠病と名づく、内に瘀血有り、虚熱を認むと為す、補を愈ゆ瘀を愈ゆ、實火を認むと為す、涼を愈ゆ凝を愈ゆ、三両付して血を活し熱を退ける、

瞀悶（ぼうもん）

即ち小事にて開展能わず、即ち是血瘀、三付にて好む可し、

急躁

平素和平、病有りて急躁、是血瘀、一、二付にて必ず好し、

夜睡梦多

夜睡梦多是れ血瘀、此方一両付にて瘁愈する、外には良方無し、

呃逆（やくぎゃく）俗名打咯忒

血府血瘀の因にて、將に左氣門に通じて、右氣門に歸して并せて心に上りて一根の気管外に従い巌を擠し、吸気下行する能わず、隨って上に出で、故に呃気する、若し血瘀甚だしければ、気管閉塞し、出入の氣通ぜず、悶絶して死す、古人は病源を知らず、以って橘皮竹茹湯、承気湯、都気湯、丁香柿蒂湯、附子理中湯、生薑瀉心湯、代赭旋覆湯、大小陥胸湯等にて之を治し、一も効の者無し、相傳じて傷寒を略忒（かくとく）し、瘟病を略忒（かくとく）し必ず死す、医家古に因って良法无く、此症を見て、則ち雑症、呃逆を一見して、速かに此方を用い、軽重には論無く、一付にて即ち効く、此は余の心法也、

飲水即嗆（むせる）

飲水して即ち嗆、乃（すなわち）厭に會い血瘀有る、此方を用い極効する、古人の評論は全く錯（あやまり）、余は詳らかに痘症に於いて條する、

不眠

夜に睡能わず、安神養血薬を用い之を治し効なき者、此方は若神なり、

小兒夜啼（やてい）

何得て白日に啼かず、夜啼く者は血瘀也、此方一兩付にて痊愈する、

　　心跳心忙

心跳心忙、帰脾安神等方を用い効なく、此方を用い百発百中、

　　夜不安

夜不安者、将に臥して則ち起き、坐して未だ穏からず、又睡を欲し、一夜

寧刻無く、重者は満床乱滾する、此血府血瘀なり、此方十餘付を服し、根

を除く可し、

　　俗言肝気病

無故愛生氣、是は血府血瘀、以って氣を治す可からず、此方に應じて手効

する、

　　乾嘔

他症無く、惟乾嘔し、血府之症、此方を用い血を化す、而して嘔を立止す

る、

　　晩発一陣熱

毎晩内熱し、兼ねて皮膚一時熱す、此方一付愈ゆ可し、重者は両付する、

　　血府逐瘀湯方

　　　　當歸三錢　生地三錢　桃仁四錢　紅花三錢　枳殻二錢　赤芍二錢　柴胡

　　　　一錢　甘草二錢　桔梗一錢半　川芎一錢半　牛膝三錢

水にて煎じて服す。」

牽正散（けんせいさん）

【出典】　宋《楊氏家藏方》巻第一・諸風上・中風方四十一道

　「牽正散　口眼喎斜を治す、

　　　白附子　白殭蠶　全蝎去毒、各等分、並生用

　右細末を為し、毎服一錢、熱湯で調え下す、時候に拘わらず、」

建理湯（けんりとう）

【参考】　明治《勿誤藥室方函》巻上

　「建理湯　即ち建中湯、理中湯の合方。」

【参考】 明治《勿誤藥室方函口訣》巻下

「此方は方意相反して効を相同じくす。建中は胃中を潤す薬なり、理中は胃中を燥かす薬なり。若し胃中潤沢なく、血中行らず、拘急或いは腹痛すれば、胃中の水穀益化すること能はず、遂に内潰して下利をなす。故に二方相合して効を奏するなり。百々漢陰曰く、人の脾胃と云ふ者は人家の台所にあるはしり（ナガシ）許<ruby>許<rt>ばかり</rt></ruby>を見るような者なり。常に水を流さざるを得ざる処なれば、成丈<ruby>成丈<rt>なるたけ</rt></ruby>乾くやうに世話をやかねば、はしり許が<ruby>朽<rt>くち</rt></ruby>るなり。人の脾胃も水穀を受けこむ処なれば、成丈水気のめぐるやうに、乾くやうにせねば、くちて傷むなりと。此の譬えにて主旨は明了に解するなり。」

固陰煎 （こいんせん）

【出典】 明《景岳全書》巻之五十一徳集・新方八陣・因陣

「固陰煎　陰虚滑泄、帯濁淋遺、及び虚が因で経水固まらず等の證、此方専門に肝腎を主どる。

　　人参隨宣　熟地三、五錢　山薬炒二錢　山茱萸一錢半　遠志七分炒

　　炙甘草一、二錢　五味十四粒　兔絲子炒香、二、三錢

水二鐘、七分に煎じ、食遠くし温服する、虚し滑遺甚だしき如き者、金桜子肉二三錢を加え、或いは醋炒文蛤一錢、或いは烏梅二個を加う、陰虚微熱而して経血不固如きの者、川続斷二錢を加う、下焦の陽気不足して腹痛し溏泄を兼ねる如き者、補骨脂、呉茱萸の類を加え、宜しく隨いて之を用ゆ、肝腎血虚で小腹痛み、血帰経さぜる者、當歸二三錢を加う、脾虚多湿如き、或いは嘔悪を兼ねる者、白朮一二錢を加う、気陥不固の如き者、炒升麻一錢を加え、心虚不眠を兼ね、或いは多汗の者、棗仁二錢を加う、炒って用ゆ。」

香砂六君子湯 （こうしゃりっくんしとう）

【出典】 清《古今名醫方論》巻一引柯韵佰方

「香砂六君子湯　気虚腹満、痰飲結聚、脾胃不和、變じて諸証を生じる者、

　　人参一錢　白朮二錢　茯苓二錢　甘草七分　陳皮八分　半夏一錢　砂仁八

分　木香七分

右生薑二錢、水煎して服す。」

香薷飲 (こうじゅいん)

【出典】　宋《太平恵民和剤局方》巻之二

「香薷散　臓腑冷熱調わず、飲食節ならず、或いは腥膾生冷を食すること
過度、或いは風冷の気が三焦に帰し、脾胃に伝え、脾胃は冷を得て、水穀
を消化すること能わず、真邪相干して調胃虚弱せしむるを致し、飲食が調
胃の間に変乱するに因って、便ち吐利を致し、心腹疼痛、霍乱気逆するを
治す、心痛して先ず吐する者あり、腹痛して先ず利する者あり、吐利倶に
発する者あり、発熱頭痛、体疼き而して脈絶えんと欲し、或いは煩悶昏塞
して死せんと欲する者あり、此の薬 悉く能く之を主どる、

　香薷去土、一斤　白篇豆微炒　厚朴去粗皮、薑汁炒熱、各半斤
右粗末を為し、毎服三錢、水一酸、酒一分を入れ、同に煎じて七分に至り、
滓を去り水中に沈め、冷やして連けて二服を喫す、立ち所に神効あり、病
に随いて時候に拘わらず、《活人書》の方に白篇豆を用いず、黄連四両を
加えて剉み砕き、生薑汁を以って同に研り匀え、炒りて黄色ならしめ、名
付けて黄連香薷散と曰う、」

交泰丸 (こうたいがん)

【出典】　明《韓氏醫通》巻之下・藥性裁成章・第七

「火分之病、黄連主と為す、五臓皆火有り、平則ち治す、病則ち亂れ、···
中略···生用は君と為し、佐は官桂を少し許し、百沸に煎じ、蜜を入れ空
心に服す、能く刻の頃に於いて心腎交わるに使う」

【参考】　清《四科簡効方》甲集・内科通治

「生川連五錢　肉桂心五分
細に研り、白蜜丸、空心に鹽水で下す、心腎不交を治す、怔忡し寐無く、
交泰丸と名ずく。」

牛黄清心圓（ごおうせいしんがん）

【出典】　宋《太平惠民和劑局方》巻之一

「牛黄清心圓　諸風にて瘓瘲隨わず、語言蹇渋、心忪健忘、恍惚去来し、頭目眩暈、胸中煩鬱、痰涎壅塞、精神昏憒するを治す、又心気不足、神志定まらず、驚恐怕怖、悲憂慘慼、虚煩して睡ること少なく、喜怒時無く、或いは狂癲を発し、神情昏亂するを治す、

　　牛黄研一両二錢　麝香研　羚羊角末　龍脳研　当帰去蘆頭　防風去苗

　　黄芩　白朮　麦門冬去心　白芍薬各一両半　柴胡去苗　白茯苓去皮

　　桔梗　杏仁去皮、尖、并雙仁　芎藭各一両二錢半　肉桂去粗皮　阿膠碎炒

　　大豆黄卷碎炒　蒲黄炒　神麯研炒　人参去蘆、各二両半　雄黄飛研　甘草

　　剉炒　白斂　乾薑炮　犀角末二両　金箔千二百片、内肆佰片箔為衣　大棗壹

　　佰枚蒸熟去皮核、核研為膏、乾山薬七両

右の大棗、杏仁、金箔、二角の末及び牛黄、麝香、雄黄、龍脳の四味を除いて外を細末と為し、余の薬を入れて和し匀え、煉蜜と棗膏とを用いて圓と為し、毎両十圓と作す、金箔を用いて衣と為し、毎服一圓を温水にて化し下す、食後に之を服す、小児の驚癇には即ち多少を酌度して竹葉湯を以って温温にして化し下す。」

牛黄清心丸（ごおうせいしんがん）

【出典】　明《萬氏家傳痘疹心法》巻之二十二・古今経験諸方

「三十六、牛黄清心丸　心熱神昏を治す、

　　黄連生五錢　黄芩　山梔子各三錢　鬱金　辰砂各一錢半　牛黄二分半

共に細末に研り、臘雪麵糊で調え丸とし、黍米大の如く、毎服七八丸を湯で下す。」

杞菊地黄丸（こぎくぢおうがん）

【出典】　元《麻疹全書》

「杞菊六味丸　肝肺を清し、耳目を明らかにする、

　　熟地八両　丹皮三両　白菊花三両　茯苓三両　萸肉四両　枸杞子三両　淮

薬四両　澤瀉三両

右薬各末と為し、煉蜜にて丸を為し服す。」

【参考】　清《醫級》巻之八・雑病類方・五字・丸

「杞菊地黄丸　治腎肝不足、生花岐視、或乾澁眼痛、卽六味丸に杞子白菊を加う是れ也」

牛膝散（ごしつさん）

【出典】　宋《太平聖惠方》巻第七十二

「婦人月水不利し、臍腹疞痛、牛膝散、

　　牛膝一兩、去苗　桂心半両　赤芍薬半両　當歸半両、剉微炒　木香半両

　　牡丹半両　延胡索半両　芎藭　桃仁三分、湯浸、去皮尖雙仁、麩炒微黄

右薬を件だり、細羅に搗いて散を為し、食前に毎服す、温酒を以って一錢を調え下す。」

【参考】　宋《婦人大全良方》巻之一・月水不利方論・第十一

「婦人月水不利し、臍腹疞痛、牛膝散、

　　牛膝一兩　桂心　赤芍薬　桃仁　延胡索　當歸　牡丹皮　川芎

　　木香各三分

右末を為し、方を寸匕にて毎服し、温酒を以って調え下す、食前。」

【参考】　明《校註婦人良方》巻之十八・産後門・胞衣不出方論第四

「牛膝散　月水不利し、臍腹作痛し、或いは小腹腰に引き、気胸膈に攻め、

　　牛膝酒製　桂心　赤芍薬炒　桃仁去皮尖　延胡索炒　當歸酒浸

　　牡丹皮各一両　木香三錢分

右末を為し、一錢を毎服、温酒を以って調え下す、或いは三五錢を水煎す。」

五積散（ごしゃくさん）

【出典】　唐《仙授理傷續斷祕方》

「五積散　五勞七傷、凡そ被傷、風を傷り寒を発し、薑二錢を煎じ、仍葱白を入れ、食後に温服す、

蒼朮　桔梗各二十両　枳殻　陳皮各六両　芍薬　白芷　川芎　川歸　甘草　肉桂　茯苓各三両　半夏三両、湯泡　厚朴　乾薑各四両　麻黄六両、去根、節

右、枳殻、桂の兩件を除き、餘を細に剉み、慢火を用い炒め色を變し冷しめ、攤き冷し、枳を入れ、桂を匀しく令して、毎服三錢、水一錢、薑三片、中盞に至り熱し服す」

【参考】　宋《太平惠民和劑局方》巻之二・傷寒

「中を調え気を順らし、風冷を除き、痰飲を化す、脾胃宿冷、腹脇脹痛、胸膈停飲、嘔逆悪心、或いは外は風寒に感じ、内は生冷に傷られ、心腹痞悶、頭目昏痛、肩背拘急、肢体怠惰、寒熱往来、飲食進まざるを治す、及び婦人血氣調わず、心腹撮痛、經候匀わず、或いは閉じて通ぜず、並に宜しく之を服すべし、

陳橘皮白を去る　枳殻穣を去り、洗う　麻黄根・節を去る、各六兩　白芍薬　川芎

當歸蘆を去り、洗う　甘草炙、剉　茯苓皮を去る　半夏湯洗七次　肉桂粗皮を去る　白芷各三兩　厚朴粗皮を去り、薑製　乾薑焙各四両　桔梗蘆頭を去る、十二両

蒼朮米泔に浸し淨く洗い、皮を去る　二十四両

右の肉桂、枳殻、外別に粗末と為すを除き、外十三味を同に粗末と為し、慢火に炒り色を転じせしめ、攤き冷やして、次に肉桂、枳殻の末を入れ匀えしめ、毎服三錢、水三服、水一盞半、生薑三片を入れ、煎じて一中盞に至り、滓を去り稍熱服す、如し冷気奔衝して、心・脇・臍・腹が張満刺痛し、反胃嘔吐、泄痢清穀、及び痃癖癥痕、膀胱小腸の気痛には、即ち煨生薑三片、塩少し許りを入れて、同に煎じる、如し傷寒時疫、頭痛体疼、悪風発熱、項背強痛するには、葱白三寸、豉七粒を入れて同に煎ず、若し但悪寒を覚え、或いは身甚だ熱せず、肢体拘急、或いは手足厥冷するには、即ち炒茱萸七粒、塩少し許りを入れ同に煎ず、如し寒熱調わず、咳嗽喘満するには、大棗を入れ煎じ、婦人産難には、錯一合を入れ、同に煎じ之を服す、並に時候に拘わらず」

【参考】　明治《勿誤藥室方函口訣》巻下

「此方は、《軒岐救正論》に気、血、飲、食、痰を五積と云へることあり、即ち此の意にて名ずけと見ゆ、故に、風寒を駆散し発表するの外に、内を温め血を和するの意あれば、風、寒、湿の気に感じ、表症もあり、内には従来の疝積ありて、臍腹疼痛する者、尤も効あり、先哲此の方を用ふる目的は腰冷痛、腰腹拘急、上熱下冷、小腹痛の四症なり、其の他諸病に効あること、宋以来俗人も知る薬にて、亦軽蔑すべからず」

呉茱萸湯 (ごしゅゆとう)

【出典】　後漢《傷寒論》陽明篇

「穀を食して嘔するは陽明に属すなり、呉茱萸湯之を主どる。湯を得て反って激しき者は上焦に属す也、

　　呉茱萸湯方

　　呉茱萸一升、洗　人参三両　生薑六両、切　大棗十二枚、擘

右四味、水七升を以って、二升を羮取り、滓を去り、七合を温服す、日に三服す。」

「少陰病、吐利、手足逆厥し、煩躁して死せんと欲する者、呉茱萸湯之を主どる。」

「乾嘔、涎末を吐し、頭痛する者は、呉茱萸湯を主どる。」

「嘔して胸満する者、呉茱萸湯之を主どる。」

【参考】　明治《勿誤藥室方函口訣》巻下

「此方は濁陰を下降するを主とす。故に涎沫を吐するを治し、頭痛を治し、食穀欲嘔を治し、煩躁吐逆を治す。《肘后》にては吐醋嘈雑を治し、後世にては噦逆を治す。凡そ危篤の症、濁飲の上溢を審らかにして此の方を処するときは、其の効挙げて数えがたし。呉崑は烏頭を加えて疝に用ゆ。此の症は陰嚢より上を攻め、刺痛してさしこみ、嘔などもあり、何れ上に迫るが目的なり。又、久腹痛、水穀を吐する者、此の方に沈香を加えて効あり。又霍乱後、転筋に木瓜を加え大いに効あり。」

五味消毒飲（ごみしょうどくいん）

【出典】 清《醫宗金鑑》巻七十二・外科心法要訣・發無定處上・疔瘡

「五味消毒飲

　金銀花三錢　野菊花　蒲公英　紫花地丁　紫背天癸各一錢二分

水二錢、八分に煎じ、無灰酒半升を加え、再び二滾し、三沸時、熱し服す、渣、法之如く再煎し服す、被むり蓋し汗出で度と為す。」

五淋散（ごりんさん）

【出典】 宋《太平惠民和劑局方》巻之六・治積熱・寶慶新増方

「五淋散　腎気不足、膀胱熱有り、水道通せず、淋瀝不宣し、出ること少起きること多、臍腹急痛、搐作時にあり、労倦すれば則ち発し、或いは尿が豆汁の如きを治す、或いは砂石の如く、或いは冷淋膏の如く、或いは熱淋便血、並びに皆之を治す、

　赤茯苓六両　當歸去蘆　甘草生用、各五両　赤芍薬去蘆、剉

　山梔子各弐拾両

右細末を為し、毎服弐錢、水壹錢、煎じ捌分に至り、空心食前に服す。」

五苓散（ごれいさん）

【出典】 後漢《傷寒論》辨太陽病脈證并治中。

「太陽病、發汗後、大いに汗出で、胃中乾き、煩躁して眠を得ず、飲水を得るを欲す者、少少之を與えて飲まし、胃気をして和すれば則ち癒ゆ、若し脈浮は、小便利せず、微熱、消渇者、五苓散之を主どる、

　猪苓十八銖、去皮　澤瀉一両六銖　白朮十八銖　茯苓十八銖　桂枝半両、去皮

右五味、搗いて散を為し、白飲を以って和して、方寸匕を服し、日に三服す、多く暖水を飲み、汗出でて愈ゆ、法は將息の如く。」

「發汗已り、脉浮数、煩渇者、五苓散之を主どる。」

「傷寒、汗出でて渇者、五苓散之を主どる、渇せざる者、茯苓甘草湯之を主どる」

「中風、發熱六七日、解せずして煩、表裏證有り、渇して飲水を欲し、水入れば則ち吐者、名づけて曰わく水逆、五苓散之を主どる。」

「病は陽に在り、應に汗を以って之を解すべし、反って冷水を以って之に潠ぐ、若し之を灌げば、其熱劫を被り去るを得ず、彌更に益煩し、肉上粟起す、意に飲水を欲し、反って渇せざる者、文蛤散を服し、若し差えざる者、五苓散を與う、寒實結胸、無熱證者は、三物小陷胸湯を與う、白散亦た服す可し。」

「本之を下すを以って、故に心下痞し、瀉心湯を與う、痞解せず、其人渇して口燥煩し、小便不利の者、五苓散之を主どる。」

「太陽病、寸緩關浮尺弱にして、其人發熱汗出、復た悪寒、不嘔し、但だ心下痞者、此、醫此を下すを以って也、如し其の下せざる者、病人悪寒せずして渇者、此陽明に轉屬する也、小便数者は、大便必ず鞕く、更衣せざること十日、苦とする所なく也、渇して飲水を欲し、少少之を與う、但だ法を以って之を救う、渇者は、五苓散に宜しい。」

「霍亂、頭痛、發熱、身疼痛し、熱多く飲水を欲す者、五苓散之を主どる、寒多く水を用いざる者、理中丸之を主どる。」

【参考】 明治《勿誤藥室方函口訣》巻下

「此方は傷寒、渇而小便不利が正面なれども、水逆の嘔吐にも用ひ、又蓄水の癲眩にも用ひ、其の用広し。後世にては加味して水気に活用す。此方は方法の如く新たに末にして与ふべし。煎剤にては一等下るなり。胃苓湯や柴苓湯を用ゆるは此例に非ず。又疝にて烏頭桂枝湯や當歸四逆湯を用ひて一向に腰伸びず諸薬効なきに五苓散に加茴香にて妙に効あり。是れ即ち腸間の水気を能く逐うが故なり。」

— さ —

犀角地黄湯（さいかくぢおうとう）

【出典】 清《温病條辨》卷之三・下焦篇

「二十、時に嗽口を欲し、咽は欲せず、大便黒にして易き者、瘀血が有る也、犀角地黄湯之を主どる、邪は血分に在り、飲水を欲せず、熱邪は液を燥かし口干す、又水に救いを求めんと欲し、故に但嗽口を欲して、咽を欲せらず也。瘀血は腸間に溢れ、血色は久しく瘀則ち黒。血性は柔潤で、故に大便黒で易き也。犀角は味鹹、下焦の血分に入り以って清熱す、地黄は積聚を去り補陰し、白芍は悪血を去り、新血を生じ、丹皮は血中の伏火を瀉し、此蓄血を自ら下行をするを得て、故に此の軽剤にて調えるを以って用いる也、

　　犀角地黄湯方

　　干地黄一両　　生白芍三錢　　丹皮三錢　　犀角三錢

水五杯、二杯を羹取り、二次に分け服し、渣を再び煮て一杯を服す。」

【参考】　清《醫方集解》

「血は陰に属し、本静なり、諸經の火迫るにより、遂にその位を安んぜずして妄行す、犀角は大寒、胃熱を解して心火を瀉す、芍藥は酸寒、陰血を和して肝火を瀉す、丹皮は苦寒、血中の伏火を瀉す、生地は甘寒、涼血して滋水す、もって共に諸經の僭逆を治すなり。」

【参考】　清《醫宗金鑑》

「吐血の因に三有り、曰く労傷、曰く努傷、曰く熱傷、労傷は理損をもって主となし、努損は去瘀をもって主となし、熱傷は清熱をもって主となす、熱は陽絡を傷れば則ち吐衄し、熱は陰絡を傷ればすなわち下血す。この湯は熱傷を治すなり、故に犀角の清心を用いて火の本を去り、生地は涼血をもって新血を生じ、白芍は斂血し血の妄行を止め、丹皮は破血をもってその瘀を逐う。この方は清火というけれども、実は陰を滋し、止血といえど実は瘀を去る。瘀を去りて新生じ、陰滋して火を熄む、探本究源の法たるべき也。」

柴陥湯（さいかんとう）

【参考】　明治《勿誤藥室方函》巻上

「柴胡　半夏　黄芩　大棗　人參　炙甘草　生姜　栝樓仁　黄連

即ち小柴胡湯小陥胸湯の合方。上焦熱盛んに痰咳するものは竹茹を加う。」

【参考】《勿誤薬室方函口訣》巻下

「此方は《醫方口訣》第八条に云う通り、誤下の後、邪気虚に乗じて心下に聚まり、其の邪の心下に聚まるにつけて、胸中の熱邪がいよいよ心下の水と併結する者を治す。此の症、一等重きが大陥胸湯なれども、此の方にて大抵防げるなり。又馬脾風（ジフテリア）の初起に竹茹を加えて用ゆ。その他、痰咳の胸痛に運用すべし。」

【参考】《方函類聚》

「小柴胡湯、小陥胸湯合方上焦熱盛痰咳者加竹茹。或加竹茹鼈甲、或加杏仁麥門。治胸痛一等甚だしきは大陥胸湯なれとも大抵此の方にて防げる也。」

【参考】《麻疹心得読録》

「疹已に出で胸満する者は、此の毒気内攻して肺気壅塞するなり、柴陥湯を用ふべし。」

【参考】《傷寒翼方》

「《醫鑑》開胸散。傷寒、結胸を治す。即ち小柴胡湯、小陥胸湯の合方に枳実、桔梗、山梔子を加うもの。案ずるに小柴胡湯の人參を去って栝樓仁、枳実、桔梗、黄連を加え、柴胡陥胸湯と名付け、胸膈痞満して實ならず、或いは胸痛、或いは胸痛痞、満痛を治す。」

【参考】 小陥胸湯（しょうかんきょうとう）後漢《傷寒論》

「小結胸、病正に心下に在り、之を按すれば即ち痛み、脉浮滑者、小陥胸湯之を主どる。

　　小陥胸湯方

　　黄連一両　半夏半升、洗　栝蔞實大者一枚」

【主治】 半表半裏証、或いは少陽枢機不利で、胸痛、咳嗽、黄色粘痰、心窩部痛、舌苔黄膩など痰熱あるいは小結胸をともなうもの。

柴胡加龍骨牡蠣湯（さいこかりゅうこつぼれいとう）

【出典】 後漢《傷寒論》辨太陽病脈證并治中。

「傷寒八九日、之を下し、胸満煩驚し、小便不利し、譫語し、一身盡く重く、轉側すべかざる、柴胡加龍骨牡蠣湯之を主どる、

　　柴胡加龍骨牡蛎湯方

　　柴胡四両　　龍骨　　黄芩　　生姜切　　鉛丹　　人参　　桂枝去皮　　茯苓各一両半

　　半夏二合半、洗　　大黄二兩　　牡蠣一両半、熬　　大棗六枚、擘

右十二味、水八升を以って、四升を煑取り、大黄を碁子の如く切り内れ、更に一両沸煮て、滓を去り、一升を温服する。本云う、柴胡湯に、今龍骨等を加う。」

【参考】　江戸《類聚方廣義》

「小柴胡湯の証にして、胸腹に動あり、煩躁驚狂して、大便硬く、小便不利するものを治す。」

「狂症、胸腹の動甚だしく、恐懼して人をさけ、兀坐して独語し、昼夜寝ず或猜疑多く、或自ら死せんと欲し床に安からず者を治す。癇証にして、時々寒熱交作し、鬱々として悲愁し、多夢にして寝ること少なく、或人に接するを悪み、或暗室に屏居し、殆ど勞瘵者の如き者を治す。狂、癇の二症は、亦当に、胸脇苦満、上逆、胸腹動悸等を以って目的を為すべし。」

【参考】　明治《勿誤藥室方函口訣》卷下

「此方は肝胆の鬱熱を鎮墜するの主薬とす。故に、傷寒の胸満、煩驚のみならず、小児驚癇、大人の癲癇に用ゆ。又中風の一種に熱癱瘓の称する者あり、此方はよく応ずるなり、一通り癇証にて、煩驚なく、四肢攣縱、心志不安者は、方後の加減を用ゆべし。又鉄砂を加えて婦人の発狂を治す。此方、傷寒にては左もなけれども、雑病に至りては柴胡姜桂湯と紛れやすし。何れも動悸を主とすればなり。蓋し薑桂は虚候に取り、此方は実候に取りて施すべし。」

【参考】　明治《傷寒論識》

「按ずるに、今、癇家往々にして此証有り、真に本方の的治と為す。除靈胎曰く、此方能く肝胆の驚痰を治す。之を以って癲病を治せば必ず効ありと。赤沢貞幹曰く、此方は癇証、夜安眠を得ず、喜笑止まず、或痰喘壅塞し、精神爽やかならずを治す。又鉄砂を加え、婦人狂疾を発し、歌唱時無

く、墻を踰え屋に上がり、或いは罵詈、親疎を避けず、衣を棄てて走る等
の証を治すと。并びに以って徴すべし。又按ずるに、救逆湯は龍骨牡蠣を
以って太陽火逆の驚狂を鎮め。此方も亦之を以って少陽誤下の煩驚を鎮
む。並びに不易の定法なり。」

柴胡桂枝乾薑湯（さいこけいしかんきょうとう）

【出典】　後漢《傷寒論》

「傷寒五六日、已に発汗し、復之を下し、胸脇満微結、小便不利、渇して
嘔せず、但頭汗出でて、往来寒熱、心煩者、此未だ解せざると為す也、柴
胡桂枝乾薑湯之を主どる、

　　柴胡桂枝乾薑湯方

　　柴胡半斤　桂枝三両去皮　乾姜二両　栝蔞根四両　黄芩三両　牡蠣三両熬

　　甘草二両炙

右七味、水一斗二升を以って、六升を煮取り、滓を去り、再煎して三升を
取り、一升を温服する、日に三服する、初服して微煩し、復た服し便 すなわち 汗
出れば癒ゆ。」

【参考】　明治《勿誤藥室方函》巻上　　　　　　　　　　悒鬱：心配で心がふさぐ

「右七味。枳圜、鼈甲、芍薬を加え、緩痃湯と名付け、肋下或臍傍に痃癖
有り、之を按ずれば則ち痛み、微かに寒熱あり、盗汗、咳嗽し、神気悒鬱 ゆううつ
し、身体漸く削痩 さくそう する者を治す。吾門は毎に黄耆、鼈甲、或は呉茱萸、茯
苓を加う。」

【参考】　明治《勿誤藥室方函口訣》巻下

「此方も結胸の類証にして、水飲心下に微結して、小便不利、頭汗出ずる
者を治す。此症、骨蒸の初起、外感よりして此の症を顕する者多し。此方
に黄耆、鼈甲を加えて与ふるときは効あり。高階家にては鼈甲、芍薬を加
え緩痃湯と名づけて、肋下或臍傍に痃癖ありて骨蒸状をなす者に用ゆ。此
方は微結が目的にて、津液胸脇に結聚して五内に滋 うるお さず、乾咳出ずる者に
宜し。固より小青龍湯などの心下水飲に因つて痰咳頻 しき りに出ずる者の比に
非ず。又小柴胡加五味子乾薑湯の胸脇苦満して両脇へ引痛するが如きにも

284

非ず、唯表症より来たつて身体疼痛なく、熱ありと雖も脉浮ならず、或は頭汗、盗汗出で、乾咳する者に用ゆ。又瘧、寒多く熱少なき者に用いて効あり。又水腫の症、心下和せず、築築として動悸する者は、水気と持病の積聚と合して心下へ聚る者あり。此方に茯苓を加えて宜し。又此方の症にして、左脇下よりさしこみ緩みがたき者、或は澼飲の症に、呉茱萸、茯苓を加えて用ゆ。又婦人、積聚、水飲を兼ね、時々衝逆し、肩背拘急する者に験あり。」

柴胡桂枝湯（さいこけいしとう）

【出典】　後漢《傷寒論》

「傷寒六七日、発熱、微悪寒、肢節煩疼し、微嘔し、心下支結し、外證未だ去らざる者、柴胡桂枝湯之を主どる、

　　桂枝一両去皮　黄芩一両半　人参一両半　甘草一両、炙　半夏二合半、洗
　　芍薬一両半　大棗六枚、擘　生姜一両半、切　柴胡四両

右九味、水七升を以って、三升を煮取り、滓を去り、一升を温服する。元に云う人参湯、作ること桂枝法の如く、半夏、柴胡、黄芩を加え、復た柴胡の法の如くする。今人参を用い、半剤を作る。発汗多く、亡陽讝語する者、下すべからず。柴胡桂枝湯を與え其の営衛を和し、津液を通すを以って、後に自から愈ゆ。」

【参考】　明治《勿誤薬室方函口訣》巻下

「此方は、世医風薬の套方すれども、左にあらず、結胸の類にして心下支結を目的とする薬なり。但し表症の餘残ある故に桂枝を用ゆるなり。《金匱》には寒疝腹痛に用いてあり。則ち今の所謂疝気ぶるいのものなり。又腸癰生ぜんとして腹部一面に拘急し、脇下へ強く牽きしめ、其の熱状、傷寒に似て非ざる者、此方に宜し。又世医の此方を用ゆる場合は《傷寒蘊要》の柴葛解肌湯当れりとす。則ち小柴胡湯に葛根、芍薬を加ふる者なり。又此方に大黄を加えて婦人の心下支結して経閉する者に用ゆ。奥道逸法眼の経験なり。」

【参考】《外臺祕要方・巻七・寒疝腹痛方》

「寒疝、腹中痛む者、柴胡桂枝湯方。」

【参考】《金匱要略》

「《外臺》柴胡桂枝湯方、心腹卒に中病む者を治す。」

【参考】《梧竹方函口訣》

「柴胡桂枝湯　心下支結と云えども、此方の目当てとす、心腹卒中痛の症
外臺に出つ用いて効あり、其詳なるは心腹痛門に収載す。」

　　　　　　　　　　　　　　　　　　　※心腹卒中痛（心下部がにわかに痛む）

【参考】

「心下支結：心下結して挂妨安からざるなり。」《傷寒論識》

　　則ち心下の腹直筋が緊張して不安があると解される。《傷寒雑病辨証》

【参考】《傷寒雑病辨証・心下満》

「心下満とは心下に当たり、高起満鞕す。是れなり。凡そ膈間を心位と為
し、上焦と為す。心下は即ち胸膈下を謂うなり。《金匱》の註云う「心下は
即ち胃に非ざるなり。乃ち胃の上、心の下なり」と。之を得。俗に心下を
以て胃口と為すものは非なり。咽門の下、有形の物を受け、胃に及ぶの系
は便ち胃口なり。肺系と同行して混ずべからず。夫れ邪気表より裏に入れ
ば。必ず胸膈より、心下を経て胃に入る。而して胃中の擾動亦必ず心下に
及ぶ。厥陰奔豚の上衝、是なり。

朱肱曰く「表證未だ解せず、心下妨悶する者は痞に非ざるなり、之を支結
という。柴胡桂枝湯之を主る」～と。按ずるに支結の支は痛を帯びる意《外
臺》に云う「欬して痛む、之を支咳と謂う」と、以って微すべし。」

柴胡疎肝散（さいこそかんさん）

【出典】　明《雑病證治準縄・雑病證治類方》巻之四引《医学統旨》

「柴胡疎肝散《統旨》

　　柴胡　陳皮醋炒者貳銭　川芎　芍薬　枳殻麩炒各壹銭半　甘草炙五分

　　香附壹銭半

右一服を作り、水二鍾、八分の煎じ、食前に服す。」

【参考】　明《醫学統旨》録自《雑病廣要》巻第三十九・脇痛

「柴胡疎肝散　左脇痛、肝経に邪を受けたと爲す、宜しく、

　　柴胡　青皮醋炒各二錢　川芎　芍薬煨　枳殻麩炒　香附各一錢半　甘草炙

　　五分

　水二鍾にて、八分に煎じ、食前に服す。」

【参考】　明《景岳全書》宇集巻之五十六・古方八陣・散陣

「柴胡疎肝散　脇肋疼痛、寒熱往來を治す、

　　陳皮醋炒　柴胡各二錢　川芎　枳殻麩炒　芍薬各一錢半　甘草炙五分　香

　　附各一錢半

　水一鍾半、八分に煎じ、食前に服す。」

【参考】　明治《勿誤藥室方函》巻上引《統旨》

「柴胡疎肝湯《統旨》　左脇痛を治す、肝経受邪と為す、

　即ち四逆散方中に莎草、川芎、青皮を加う、《醫通》梔子、煨姜有り、柴

　胡疎肝散と名づく、脇痛、血、上に菀するを治す。」

【参考】　明治《勿誤藥室方函口訣》巻下

「此方は四逆散の加味ゆえ脇痛のみに限らす、四逆散の症にして肝気胸脇

　に鬱塞し痛み覚え、或は衝逆して頭疼肩背強痛する者を治す、《醫通》の

　方は瘀血ありて痛を為す者に宜し。」

【主治】　肝気鬱結、脇痛脹悶、不得転側、善太息、往來寒熱。

済川煎（さいせんせん）

【出典】　明《景岳全書》巻之五德集・新方八陣・補陣。

「済川煎　凡そ病虚損に渉り、而して大便閉結し通ぜず、則ち硝し、黄攻

　撃等の剤必ず用ゆる可からず、若し勢い有りて通ざるを得らざる者、宜し

　く此之を主る、此補之剤に於いて通を用ゆる也、最も妙最妙、

　　當歸三五錢　牛膝二錢　肉蓯蓉酒洗去鹹、二三錢　澤瀉一錢半

　　升麻五七分一錢　枳殻一錢、虚甚者不必用

　水一鍾半、七八分に煎じ、食前に服す、気虚の如き者、但人参を加えて碍

　げることなし、火有る如きは、黄芩を加え、腎虚の如きは、熟地を加ゆ」

左帰飲（さきいん）

【出典】 明《景岳全書》巻之五十一徳集・新方八陣・補陣

「左帰飲　此壮水の剤也、凡そ命門の陰衰え陽勝てば、此方の加減に宜しく之を主る。…」

　　　熟地二、三錢、或一、二兩に至るまで加う　山薬二錢　枸杞二錢　炙甘草一錢

　　茯苓一錢半　山茱萸一、二錢、酸を畏む者之を少量用う

水二鐘、七分に煎じ、食遠に服す、肺熱で煩する者は、麦冬二錢を加え、血滯の者は、丹皮二錢、心熱で躁の者は玄參二錢を加え、脾熱餓易き者は、芍薬二錢を加え、腎熱骨蒸多汗の者は、加地骨皮二錢、血熱妄動の者は、生地二三錢を加え、陰虚不寧の者は、女貞子二錢を加え、上實下虚の者は、牛膝二錢を加え之を導き、血虚で躁滯の者は、當歸二三錢を加える。」

左帰丸（さきがん）

【出典】 明《景岳全書》巻之五十一徳集・新方八陣・補陣

「左帰丸　眞陰腎水不足し、滋養営衛出来ず、漸に衰弱に至り、或虚熱往来し、自汗盗汗し、或神が舎を守らず、血は原に帰らず、或虚損傷陰し、或遺淋禁せず、或気虚昏運し、或眼花耳聾し、或口燥き舌乾き、或腰痠腿軟するを治す、凡そ精髓内虧し、津液枯涸等の症、倶に速やかに壮水を主るに宜し、左腎の元陽を培いて、精血自から充るなり、此方に宜しく之を主る、

　　大懷熟八両　山薬炒四両　枸杞四両　山茱萸肉四両　川牛膝酒洗、蒸熟三両、精滑者不用　兔絲子製四両　鹿膠敲碎炒珠四両　龜膠切碎炒珠四両、無火者不必用

右先將に熟地を蒸爛し、膏に杵いて、煉蜜を加えて丸とし、桐子大にし、毎食前に滾湯或は淡鹽湯を用いて百餘丸を下す、眞陰守れず虚火上炎の者、純陰至靜の剤を用いるに宜しい、本方から枸杞、鹿膠を去り、女貞子三両、麦冬三両を加う、肺金を火爍し乾枯多嗽の者、百合三両を加う、夜熱骨蒸は地骨皮三両を加う、小水不利で不清は、茯苓三両を加え、大便燥結は、兔絲を去り、肉蓯蓉三両を加う、気虚の者は、人参三四兩を加う、

血虚微滞は當歸四両を加う、腰膝酸痛は、杜仲三両を鹽水を用いて炒り加う、臓平無火で腎氣不充の者は、破故紙三両、去心の蓮肉、胡桃肉各四両を加え、亀板は必ず用いず、右凡そ五液皆腎を主り、故に凡そ陰分の薬に属し、皆腎に行くことができないことはなく、導引する者に必須と謂うこと有るが、皆見るに不明のみ。」

三才封髄丹 (さんさいふうずいたん)

【出典】 金《醫學發明》損其腎者益其精

「損其の腎を損じた者其精を益す　腎は兩枚有り、右を命門相火と為し、左を腎水と為す、同質而して異事也、夫れ損者、當に内臓の損而して之を治す、形不足の者、氣を以って之そ湿目、精不足の者、味を以って之を補い、気化は精を生み、味と形長ず、無陰無きは而して化を以って陽無し、當に味を以って腎の眞陰の虚を補う、而して其の火邪を瀉す、封髄丹を以って、滋腎丸、地黄丸の類之れ也。」

「三才封髄丹　心火を降し、腎水を益す、

　　天門冬去心　熟地黄　人参去蘆、各半両　黄檗三両　縮砂仁一兩半　甘草七錢

右の件細末と為し、水糊で丸を為し、桐子大の如く、毎服五十丸、蓯蓉半斤を切って用い片子を作す、酒一大盞一宿浸し、次日三四沸煎じ、滓を去り前丸子を送下す、空心」

三子養親湯 (さんしようしんとう)

【参考】 元《伊尹湯液仲景廣爲大法》四巻・付録《皆効方》・痰気

「三子養親湯　凡人年老形衰し苦、痰気喘嗽に於いて、胸満に艱み、食す可からず、作痛し、妄りに滌燥利之薬を投蕩し治すも、反って真気を耗し、予因三人求治、其の親静中精思、以って此方を成す、隨いて試し隨いて効く、孝哉人子、知らざる可からず也、

　　紫蘇子主気喘咳、用紫色真正者　芥菜子主痰又下氣寛中、用白色者　羅蔔子主食痞兼理気、用白種者

方剤集　289

右各洗浄し、紙上にて微炒し、撃って砕く、‥‥、」

【参考】 明治《勿誤薬室方函》引元《皆効方》

「三子養親湯 凡そ人、年老い形衰え、短気に苦しみ、喘嗽し、胸満する
を治す、

蘇子 白芥子 羅蔔子各等分

右三味。熱有る者は小陥胸湯を合し、特に験あり」

【参考】 清《成方便讀》

「三子養親湯 夫痰の生じるや、或津液の化する所により、或水飲の成す
所により、然してまた食によりて化するものあり、みな脾運失常により、
以って食するところの物、精微に化さずして化して痰をなすを致す。然し
て痰壅がればすなわち気滞り、気滞すればすなわち肺気は下行の令を失
し、これにより咳嗽をなし喘逆をなすなどの証あり、病は食積によりて起
こる、故に方中は羅蔔子を以って消食行痰す、痰壅ればすなわち気滞る、
蘇子をもって降気行痰す、気滞ればすなわち膈塞がる、白芥子にて暢膈行
痰す、三者みな治痰の薬にして、またよく治痰の中薬にして、またよく治
痰の中において各その長を逞しくす、食消え気順れば、喘咳自ずと寧んじ
て、諸症は自ずと愈ゆ、また用うる者を得るにあるのみ。」

【参考】 明治《勿誤薬室方函口訣》巻下

「此方は、老衰或は虚劣の人、痰喘胸満して浮腫する者あり。一老婦、痰
喘より追々上部を発し、気急促迫する者、此方に琥珀末一味を天服して即
験あり。」

酸棗湯（さんそうとう）

別名：酸棗仁湯

【出典】 後漢《金匱要略》巻上・血痺虚勞病脉證幷治第六

「虚勞虚煩し眠るを得ず、酸棗湯之を主どる、

酸棗湯方

酸棗仁二升 甘草一両 知母 茯苓各二両 芎藭一両

右五味、水八升を以って、酸棗仁を煑て六升を得て、諸薬を納め、三升を

粪取り、分け温め三服す。」

【参考】　明治《勿誤藥室方函口訣》巻下

「此方は心気を和潤して安眠せしむる策なり、同じ眠るを得ざるに三策あり。若し心下肝胆の部分に当たりて停飲あり、之が為に動悸して眠るを得ざるは、溫膽湯の症なり。若し胃中虚し、客気膈に動じて眠るを得ざる者は、甘草瀉心湯の症なり。若し血気虚燥、心火亢ぶりて眠るを得ざる者は、此方の主なり。《濟生》の歸脾湯は此方に胚胎するなり。《千金》酸棗人湯、石膏を伍するは、此方の症にして餘熱ある者に用ゆべし。」

三物黄芩湯（さんもつおうごんとう）

【出典】　唐《備急千金要方》卷第三・婦人方中・中風第三

「婦人草蓐そうじょくに在り、自ら発露して風を得、四肢煩熱に苦しむを治す、頭痛する者は、小柴胡湯を與う、頭痛まず但だ煩する者は、此の湯之を主どる

　　黄芩一両　苦参　乾地黃四両

右三味、水八升を以って、二升を粪取り、一升を温服す、多くは蟲を吐下する」

【参考】　明治《勿誤藥室方函口訣》巻下

「此方は蓐勞のみに限らず、婦人血症の頭痛に奇効あり、又乾血癆にも用う、何れも頭痛、煩熱が目的なり、此の症、俗に痾劳と称して、女子十七八の時多く患う、必ず此の方を用ゆべし、一老医の伝に、手掌煩熱、赤紋ある者を瘀血の侯とす、乾血癆、此の侯有りて他の証候なき者を此の方の的治とす、亦一徴に備ふべし、凡て婦人、血熱解せず、諸薬応せざる者を治す、旧友尾台榕堂の長女、産後血熱解せず、午後頭痛甚だしく、殆ど蓐勞状を具す、余此の方を処して、漸ようようようよう漸愈を得たり、爾後、其の症発動するときは自ら調剤して之を服すと云う」

三拗湯（さんようとう）

【出典】　宋《太平惠民和劑局方》治傷寒・續添諸局経験祕方

「三拗湯　感冒風邪、鼻塞聲重、語音出でず、或は傷風冷を傷り、頭痛目

方剤集　291

眩し、四肢拘倦し、咳嗽多痰し、胸痛短気するを治す、

　　麻黄不去根節　杏仁不去皮尖　甘草生用各等分

右咬咀し、麤末を為し、毎服伍銭、水一鮫半、薑銭伍片、同じに煎じ一盞に至り、滓を去り、口を通して服し、衣被を以って蓋し覆い睡り、微汗を取るを度と為す。」

滋陰降火湯（じいんこうかとう）

【出典】　明《萬病囘春》巻四・虚労

「滋陰降火湯　陰虚火動にて、發熱咳嗽し、吐痰喘急、盗汗口乾を治す。此方六味丸を与えて相兼ねて之を服す、大いに虚労を補う神効あり。

　　當歸酒洗一銭二分　白芍薬酒炒二銭三分　生地黄八分　熟地黄薑汁炒　天門冬去心　麦門冬去　白朮去蘆各一銭　陳皮七分　黄柏去皮、蜜水炒　知母各五分　甘草炙五分

右剉みて一剤とし、生薑三片、大棗一枚、水煎す。服するに臨んで竹瀝、童便、薑汁少し許りを入れ同じく服す。骨蒸労熱は陰虚火動なり、地骨皮、柴胡を加え、如し薬を服すること数剤で熱退かずんば炒黒の乾姜三分を加う。盗汗止まざるは気血衰えなり、黄耆、酸棗仁炒を加う。痰火咳嗽にて気急し痰を生ずるには桑白皮、紫菀、片黄芩、竹瀝を加う。咳嗽し痰の中に血を帯びる者は治し難し、片黄芩、牡丹皮、阿膠、梔子、紫菀、犀角、竹瀝を加う。乾咳嗽にて痰無く及び喉痛み瘡を生じ声啞する者は治し難し、片黄芩、栝樓仁、貝母、五味子、杏仁、桑白皮、紫菀、梔子を加う。咳嗽痰多く、津液痰を生じ血を生じさせるには貝母、款冬花、桑白皮を加う。喉痛み瘡を生じ、声音清まず、或咽乾燥するは虚火盛んなるなり、山豆根を用い水に磨し之を嚥み、再び吹喉散、嚥化丸を用い、痰火が喉に壅がり熱し腫れ下る者同じく治す。痰火熱を作し、煩躁して安からず、気が火に随って升るなり、并せて痰火怔忡嘈雑には酸棗仁、山梔子炒、黄連、竹茹、辰砂、竹瀝を加え、痰火驚惕同じく治す。血虚して腰痛むには牛膝、杜仲を加う。血虚にて脚腿枯れ細く力無く痿え弱きは黄耆、牛膝、防已、杜仲を加えて天門冬を去る。梦遺にて精を泄らす者は虚火動ずるなり、

山薬、牡蠣、杜仲、破故紙、牛膝を加え天門冬を去る。小便淋濁には車前子、瞿麦、萆薢、萹蓄、牛膝、山梔子を加え芍薬を去る。陰虚火動にて小腹痛むには茴香、木香少し許り加え麦門冬を去る。陰虚し火盛んに足常に熱する者は山梔子、牛膝を加え麦門冬を去る。陰虚火動にて脾虚する者は宜しく陰を滋し火を降し脾を健やかにすべし。」

【参考】　明治《勿誤薬室方函口訣》巻下

「此方は虚火上炎して喉瘡を生ずる者を治す。肺痿の末証、陰火喉癬と称する者、一旦は効あれども全治すること能はず。又舌疳には此方と甘露飲を服せしむより別に策はなし。」

【参考】　明治《先哲医話》

「哮喘、脉数に陰虚火動に属する者は滋陰降火湯に宜し。若し裏邪実し、大便不通、脈実なるものは承気湯に宜し。」

「口腫に牙宣と胃熱との辨あり。牙宣なる者は上歯或下歯に必ず一方に発し、而る後に上下に波及す。胃熱の如きは則ち否らず、且つ両証同じく膿血を出すと雖も、牙宣は膿多く、胃熱は少なし。是れ其の別と為す。牙宣は滋陰降火湯に宜し。胃熱は清胃加苓類に宜し。」

【参考】　明治《方讀便覧》

「牙宣の二証を治す。按ずるに、此の二証は皆、牙齦膿血を出す、又按ずるに、牙宣は《巣源》に云う、疳、口歯に発すと、是なり。」

滋陰至宝湯（じいんしほうとう）

【出典】　明《萬病囘春》巻之六・虚勞

「婦人諸虚百損、五勞七傷、経脉調わず、肢體羸痩を治す。此薬は専ら経水を調え、血脉を滋し、虚勞を補い、元気を扶け、脾胃を健らかにし、心肺を養い、咽喉を潤し、頭目を清くし、心慌を定め、神魄を安じ、潮熱を退け、骨蒸を除き、咳嗽を止め、痰涎を化し、盗汗を収め、泄瀉を住め、鬱気を開き、腹痛を療し、胸膈を利し、煩渇を解し、寒熱を散じ、体疼を祛る。甚しく奇効有り。

　當歸酒洗　白朮去蘆　白芍薬酒炒　白茯苓去皮　陳皮　知母生用尤能瀉虚中

方剤集　293

火　貝母去心　香附子童便炒　地骨皮去骨　麦門冬去心各八分　薄荷

柴胡酒炒　甘草各三分

右剉み一剤とし、煨生姜三片を用い、水煎して温め服す。」

四逆湯（しぎゃくとう）

【出典】　後漢《傷寒論》辨太陽病脈證并治上。

「傷寒脈浮、自から汗出で、小便数、心煩し、微悪寒し、脚攣急し、反って桂枝を與え、其表を攻めんと欲するは、此誤まり也、之を得れば便ち厥し、咽中乾き、煩躁吐逆する者、甘草乾姜湯を作り之を與う、以って其陽を復す、若し厥愈えて足温まる者、更に芍薬甘草湯を作り之を與うれば、其の脚卽ち伸ぶ、若し胃気和せず譫語の者、少しく調胃承気湯を與う、若し重ねて発汗し、復た焼鍼を加う者は、四逆湯之を主どる。」

「傷寒、醫之を下し、続いて下利清穀を得て止らず、身疼痛する者、當に急ぎ裏を救うべし、後ち身疼痛し、清便自調する者、當に急ぎ表を救うべし、裏を救うに四逆湯に宜し、表を救うには桂枝湯に宜し。」

「病發熱して、頭痛し、脉反沉、若し差えず、身體疼痛するは、當に裏を救うべし、

四逆湯方、

甘草二両炙　乾姜一兩半　附子一枚、生用、去皮、破八片

右三味、水三升を以って、一升二合を煑取り、滓を去り、分け温め再服す、強人は大附子一枚、乾姜三両とすべし。」

「脈浮而遲、表熱裏寒し、下利清穀する者、四逆湯之を主どる。」

「少陰病、脉沉の者、急に之を温む、四逆湯に宜し。」

「少陰病、飲食口に入れば則ち吐し、心中温温として吐せんと欲し、復た吐す能わず、始め之を得て、手足寒え、脈弦遅者、此れ胸中實す、下す可からず也、當に之を吐すべし、若し膈上に寒飲有り、乾嘔する者、吐すべからず也、當に之を温む、宜しく四逆湯之を主どる。」

「大汗出で、熱去らず、内に拘急し、四肢疼き、又下利厥逆して悪寒する者、四逆湯之を主どる。」

「大汗、若し大いに下利して厥冷する者、四逆湯之を主どる。」

「下利して腹脹満、身體疼痛する者、先ず其裏を温む、乃ち其表を攻む、裏を温むには四逆湯に宜しい、表を攻むには桂枝湯に宜しい。」

「嘔して脉弱、小便復た利し、身に微熱有りて、厥を見る者は難治、四逆湯之を主どる。」

「吐利汗出、発熱悪寒し、四肢拘急し、手足厥冷するもの、四逆湯之を主どる。」

「既に吐し且つ利し、小便復た利し大汗し、下利清穀し、内寒外熱し、脉微絶んと欲する者、四逆湯之を主どる。」

「嘔して脈弱、小便復た利し、身に微熱有り、厥を見る者、治し難し、四逆湯之を主どる。」

【参考】　明治《勿誤藥室方函口訣》巻下

「此方は陰証正面の治方にて四肢厥逆、下利清穀等が目的なり、其他假熱の証に此の方を冷服せしむる手段あり、矢張り加猪胆汁の意に近し、又附子剤に人尿を伍するも陰物の品を假て其の真寒の陰邪と一和せしむる也、又此方に烏梅蜀椒を加え温中湯と名て蚘厥〔かいけつ〕を治す。」

四君子湯（しくんしとう）

【出典】　宋《太平惠民和劑局方》

「四君子湯　営衛気虚、臟腑怯弱、心腹脹満、全く食を思わず、腸鳴泄瀉、嘔噦吐逆するを治す、大いに宜しく之を服すべし、

　　人参去蘆　茯苓去皮　甘草炙　白朮各等分

右を細末と為し、毎服二錢、水一盞、煎じて七分に至り、口を通して服す、時に拘わらず、塩少し許りを入れ、白湯にて点服するも亦得。常に服すれば脾胃を温和し、飲食を進益し、寒邪瘴霧の気を辟く。」

【参考】　明治《勿誤藥室方函口訣》巻下

「此方は気虚を主とす。故に一切脾胃の元気虚して諸症を見〔あら〕わす者、此の方に加減斟酌〔しんしやく〕して療すべし。蓋し気虚と雖も、参附と組み合せ用ひる証とは餘程〔よほど〕相違あり、惟〔ただ〕胃口に飲を蓄ふる故、胃中の陽気分布しがたく、飲食

方剤集　295

これに因つて進まず、胃口日々塞がり、胸膈虚痞、痰嗽呑酸などを発するなり。此方及び六君子湯、皆飲食進みがたく気力薄きを以つて主症とす。故に脉腹も亦これに準じて力薄く、小柴胡湯、瀉心湯などの脉腹とは霄壌（しょうじょう）の違ひあるものなり。」

紫雪丹（しせつたん）

【出典】　清《温病條辨》巻之一・上焦篇

「紫雪丹方

　滑石一斤　石膏一斤　寒水石一斤　磁石水煮二斤

搗いて煎じ渣を去り、后の薬の入れる。

　羚羊角五両　木香五両　犀角五両　沈香五両　丁香一両　升麻一斤

　元参一斤　炙甘草半斤

以上八味、併せて搗き銼いて、前の薬汁中に入れ煎じ渣を去り、后の薬に入れる。

　朴硝、硝石各二斤

取り出して、前の薬汁中に入れ微火で煎じ、柳の木で攪ぜて手を住まず、汁の候凝らんと欲し、后の二味を再び加えて入れる。

　辰砂研細三両　麝香研細一両二錢

煎薬に入れ匀しく拌ぜる。合わせて成し、火気を退ける。冷水一、二錢を調えて服す。

〔方論〕諸石は水火を利し下竅を通す。磁石、元参は肝腎の陰を補い、君火を上済す。犀角、羚羊は、心胆火を瀉す。甘草は諸薬を和し排毒し、且肝急を緩む。諸薬皆降り、独り一味升麻を用ゆのは、蓋し降ると欲すには先ず升る也。諸香は穢濁を化し、或いは上竅を開き、或いは下竅を開き、神明に使い、濁邪を坐困して終わり、その明を克服せざるに致らせない也。丹砂は色赤く、補心して心火を通じ、内に汞（こう）を含み心体を補い、坐鎮の用を為す。諸薬は気を用い、硝独り質を用いるは、その水鹹を以って結成し、性峻にして消しやすく、瀉火にして散結する也。」

至宝三鞭丸（しほうさんべんがん）

【出典】 不明

【参考】 新編中成薬手冊

「至宝三鞭丸　鹿鞭　海狗鞭　蛤蚧　海馬　廣狗鞭　鹿茸　人参　青花桂　沈香　龍骨　覆盆子　補骨脂　桑螵蛸　兔絲子餅　遠志　淫羊藿　蛇床子　牛膝　川椒　白芍　當歸　冬朮　茯苓　杜仲炭　甘草　何首烏　肉蓯蓉　狗脊　芡実　黄耆　巴戟天　生地黄　澤瀉　黄檗　小茴香　牡丹皮　九節　菖蒲　山薬　甘松」

至宝丹（しほうたん）

【出典】 清《温病條辨》巻之一・上焦篇

「局方至宝丹方

　犀角鎊一両　朱砂飛一両　琥珀研一両　玳瑁鎊一両　牛黄五錢　麝香五錢

安息重湯を以って炖化し、諸薬と丸を為し一百丸とす。

〔方論〕此方は各種の霊異を会萃し、皆能く心体を補い、心を通すに用い、邪穢を除き、熱結を解し、共に撥乱反正の功を成す。大抵は安宮牛黄丸は最も涼、紫雪は之に次、至宝は又之に次ぐ、主治はほぼ同じくして、各に長所有りて、対証に臨用して斟酌すべき也。」

四物湯（しもつとう）

【出典】 宋《太平恵民和剤局方》巻之九

「四物湯　営衛を調益し、気血を滋養す。衝任虚損、月水調わず、臍腹疞痛、崩中漏下、血瘕塊硬、発歇疼痛、妊娠宿冷、将理宜を失い、胎動して安からず、血下りて止まらず、及び産後虚に乗じて、風寒内に搏い、悪露下らず、結して瘕聚を生じ、少腹堅痛し、時に寒熱を作すを治す。」

【参考】 明治《勿誤薬室方函口訣》巻下

「此方は《局方》の主治にて、薬品を考勘するに、血道を滑かにするの手段なり。夫れ故、血虚は勿論、瘀血、血塊の類、臍腹に滞積して、種々の害を為す者に用ゆれば、譬えば戸障子の開闔にきしむ者に上下の溝へ油をぬ

る如く、活血して通利を付くるなり。一概に血虚を補う者とするは非なり。東郭の説に、任脉動悸を発し、水分の穴にあたりて動築最も劇しき者は、肝虚の症に疑いなし、肝虚すれば腎も倶に虚して、男女に限らず必ず此処の動築劇しくなる者なり、是即ち地黄を用いる標的とす、世医多く此の標的を知らず、妄りに地黄を用ゆ、故に効を得ずと。亦以って此の方の要訣とすべし。」

止帯方（したいほう）

【出典】　清《不謝方》

「止帯　止む者通すを以って止む也、甚だしい者蒼朮を須べし、寒有れば宜しく炮薑附子、並びに茵陳を須べし、此の證寒湿湿熱皆之に有る、

　　茵陳蒿　黄柏　黒山梔　赤芍　丹皮　牛膝　車前　猪苓　茯苓　澤瀉

或いは妙散を加える。」

滋腸五仁丸（じちょうごにんがん）

【別名】　五仁丸《世醫得效方》

【出典】　宋《楊氏家蔵方》巻之四・秘澀方。

「滋腸五仁圓　治老人及び気血不足人、大腸閉滞し、傳導艱難するを治す、

桃仁一両　杏仁一両、麩炒、去皮尖　柏子仁半両　松子仁半両

郁李陣一銭、麩炒　陳橘皮四両、另爲末

右共に將に五仁を別に研り膏を爲す、橘皮末と合わせ同じく匀に研り、煉蜜にて圓を爲し梧桐子大の如くす、毎服三十圓から五十圓に至る、食前、米飲にて下す、更に患の虚實に加減す」

【主治】　老人及気血不足人、大便閉滞、伝導困難

実脾飲（じっぴいん）

【出典】　宋《巖氏濟生方》巻之五・水腫論治

「実脾散　陰水を治し、先に脾土を實す、

　厚朴去皮、姜製、炒　白朮　木瓜去瓤　木香不見火　草果仁　大腹子　附

子炮、去皮臍　白茯苓去皮　乾姜炮各一両　甘草炙半両

咬咀し、毎服四錢、水一盞半、生薑五片、棗子一枚、煎じて七分に至り、滓を　去り、温服する、時候に拘わらず。」

【参考】　明《證治準縄・雑病證治類方》第二冊・水腫引《濟生》

「実脾飲《濟生》　陰水発腫治、此を先に用い脾土を實す、

厚朴去皮、姜製、炒　白朮　木瓜去穣　大腹子　附子炮　木香不見火　草果仁　白茯苓去皮　乾姜炮各壹両　甘草炙、半両

右咬咀し、毎服肆錢、水壹盞、薑五片、棗壹枚、柒分に煎じて、時に拘わらず温服する。」

失笑散（しっしょうさん）

【出典】　宋《經史證類大觀本草》卷第二十二・五靈脂引

「《經効方》　婦人心痛を治す、血氣刺し忍ぶ可からず、

失笑散

五靈脂淨好者　蒲黄等分

末を為し、毎服二錢、醋一杓好み用い熬り膏を為し、再び水一盞を同じに入れ煎じ七分に至る、熱し服す、效を立つ。」

【参考】　宋《太平惠民和劑局方》卷之九・治婦人諸疾

「失笑散　産後心腹痛死なんと欲すを治す、百藥効せず、此を頓に服し愈ゆ、

蒲黄炒香　五靈脂酒研、淘去砂土各等分

末を為し、先に先ず釀醋を用い貳盞を調え熬り膏を為し、水壹盞を入れ、柒分に煎じ、食前に熱服する。」

炙甘草湯（しゃかんぞうとう）

【出典】　後漢《傷寒論》辨太陽病脈證并治下。

「傷寒脉結代し、心動悸する、炙甘草湯之を主どる、

甘草四両炙　生薑三両切　人参二両　生地黄一斤　桂枝三両去皮　阿膠二両麥門冬半升去心　麻仁半升　大棗三十枚擘

右九味、清酒七升を以って、水八升、先に八味を煮て、三升を取り、滓を
去り、膠熔を納れ消盡、一升を温服する、日に三服、一名を復脈湯。」

【出典】 後漢《金匱要略》巻上・血痺虚労病脈証并治第六。

「《千金翼》炙甘草湯　虚労不足して、汗出て悶し、脉結悸を治す、行動は
常の如きも、百日を出ず、危急の者は十一日に死す、

　　甘草四両炙　桂枝　生薑各三両　麥門冬半升　麻仁半升　人参　阿膠各二
　　両　大棗三十枚　生地黄一斤

右九味、酒七升水八升を以って、先に八味を煮て、三升を取り、滓を去り、
膠を納め消盡す、一升を温服し、日に三服する」

「《外臺》炙甘草湯　肺痿涎唾多く、心中温温、液液たる者を治す。」

【参考】 明治《勿誤藥室方函口訣》巻下

「此方は心悸動悸を目的とす。凡そ心臓の血不足するときは、気管動揺し
て悸をなし、而して心臓の血動、血脉へ達すること能はず、時として間歇
す。故に脉結代するなり。此方能く心臓の血を滋養して脈路を潤流す。是
を以って動悸を治するのみならず、人迎辺の血脉凝滞して気急促迫する者
に効あり。是、余数年の経験なり。又、肺痿の少気して胸動甚だしき者に
用いて一時効あり。滝野の秋山玄瑞は此方に桔梗を加えて肺痿の主方と
す。蓋し《金匱要略》に拠るなり。又《局方》の人参養栄湯と治を同じくし
て、此方は外邪に因って津液枯槁し腹部動気ある者を主とし、養栄湯は外
邪の有無に拘らず、気血衰弱、動気肉下に在る者を主とす。蓋し後世の人
参養栄湯や滋陰降火湯は此の方より出でたる故、二方の場合は大抵此方に
て宜し。但し結悸の症は二方にては治せぬなり。」

芍薬湯（しゃくやくとう）

【出典】 金《素問病機氣宜保命集》巻之中・瀉論第十

「芍薬湯　下血調気する、経に曰く、溲して便は膿血、氣行りて行血して
血止む、則ち便は自から愈ゆ、調気して則ち後に重ねて除く。

　　芍薬一兩　当帰　黄連各半両　檳榔　木香　甘草炙各二兩　大黄三両　黄
　　芩半両　官桂一両半

右咬咀し、毎服半両、水二盞、一盞に煎じて至り、食後に清温服す、血痢の如きは則ち漸く大黄を加え、汗後の如き臓毒には、黄柏半両を加え依_{よる}に前のように服す。」

【参考】　清《成方便讀》

「夫痢之病たる、もとより寒熱の分あり、然して熱のもの多くして寒のもの少なし、総じて邪滞蘊結を離れず、以って腸胃の気不宣を致し、醸して膿血稠粘の屬をなす、赤白の分、寒熱の別あるといえども、初起の治法はみな通因通用すべし、故に劉河間いう有り、行血すればすなわち便膿は自ずと癒え、調気すればすなわち后重は自ずと除くと、二語は治痢の大法たるに足る、此方は大黄の蕩滌邪滞、木香、檳榔の理気を用い、当帰、肉桂にて行血す、病多く湿熱より起こる、故に芩連の苦寒を用いもって燥湿清熱す、芍薬、甘草を用ゆは、その急を暖めてその脾を和す。」

沙参麦冬湯（しゃじんばくどうとう）

【出典】　清《温病條辨》巻之一・上焦篇・秋燥

「五六、肺胃陰分を燥傷し、或は熱し或は咳者、沙参麦冬湯之を主どる、

　沙参麦冬湯

　沙参三錢　玉竹二錢　生甘草一錢　冬桑葉一錢五分　麦冬三錢

　生扁豆一錢五分　花粉一錢五分

水五杯、二杯を煮取り、日に再服す、久熱久咳者は、地骨皮三錢を加う。」

瀉心湯（しゃしんとう）

別名：三黄瀉心湯

【出典】　後漢《金匱要略》巻中・驚悸吐衄下血胸満・血病脉證治第十六

「心気不足、吐血、衄血、瀉心湯之を主どる、

　瀉心湯方

　大黄二両　黄連　黄芩各一兩

右三味、水三升を以って、一升を煮取り、之を頓服する。」

「婦人涎沫を吐し、醫反って之を下し、心下卽ち痞え、當に先ず其涎沫を

治す、小青龍湯之を主どる、涎沫止めば、乃 痩を治す、瀉心湯之を主ど
る。」

【参考】　宋《類證活人書》巻之十四

「大黃黃連瀉心湯　心下痞、按して濡、其脉關上浮の者、若し傷寒大いに
下した後、復た發汗し、心下痞し悪寒する者、表未が解さず也、痞を攻む
可からず、當に先に表を解す、表解し乃ち痞を攻む可し、解表には桂枝湯
に宜し、痞を攻むには此藥を服すに宜し属太陽

　　大黄二兩　黃連一兩　黃芩一兩

右麻豆大の如く挫み、毎服五錢匕、百沸湯を以って、二大盞、之を熱漬し
て、一時久絞し滓を去り、煖動し分け、二服す。」

【参考】　明《奇効良方》巻之六十三・婦人門

「三黄瀉心湯　婦人傷寒六七日、胃中に燥屎有り、大便難く、煩躁譫語し、
目赤、毒に気閉し、塞ぎ通ざず、

　　大黄五錢　黃芩三錢　黃連二錢

右一服を作し、水二鍾、一鍾に煎じ至り、時に拘わらず服す。」

【参考】　明治《勿誤藥室方函口訣》巻上

「此方は上焦瀉下の剤にして其用尤廣し、局方三黄湯の主治熟讀すべし、
但氣痞と云うが目的なり。」

瀉白散 (しゃはくさん)

【出典】　宋《小兒藥證直訣》巻下・諸方

「瀉白散　小兒肺盛気急喘嗽を治す、

　　地骨皮　桑白皮炒各一両　甘草炙一銭

右藥挫み散とし、梗米一撮を入れ、水二小盞、七分に煎じ、食前に服す。」

十全大補湯 (じゅうぜんだいほとう)

【出典】　宋《傳信適用方》

「十全散　諸虚不足を補し、営衛三焦を養い、五臓六腑衝和し、清快にす
る。」

【出典】　宋《太平惠民和劑局方》

「十全大補湯　男子・婦人の諸虚不足、五労七傷、飲食進まず、久病虚損、時に潮熱を発し、気は骨脊を攻め、拘急疼痛、夜夢遺精、面色萎黄、脚膝力無く、一切の病後にて、気か旧の如くならず、憂愁思慮して気血を傷動し、喘咳中満、脾腎の気弱、五心煩悶するを治す。並に皆之を治す。此の薬は性温して熱せす、平補にして効有り、気を養い神を育い、脾を醒し渇を止め、正を順らしを辟（のぞ）け、脾胃を温煖にす、其の効具に述ふへからす。

　人参　肉桂去粗皮、不見火　川芎　地黄洗酒、蒸、焙（あぶる）　白茯苓焙（あぶる）　白朮焙（あぶる）

　甘草炙　黄耆去蘆　川當歸洗、去蘆　白芍薬各等分

上の十味を剉みて粗散と為し、毎服弐大錢、水壹盞、生薑參片、棗子弐個、同に煎して七分に至る、時候に拘（かか）わらず温服す。此の薬は虚損を補うこと大いに神効有り。」

【参考】　明治《勿誤藥室方函》巻上

「十全大補湯

男子、婦人、諸虚不足、五労七傷、一切の病後、気、旧に如かさるを治す。」

【参考】　明治《勿誤藥室方函口訣》巻下

「此の方、《局方》の主治によれば、気血虚すると云ふか八珍湯の目的にて、寒と云ふか黄耆、肉桂の目的なり。又、下元気衰（かげんきすい）というも肉桂の目的なり。又、薛立齋（へいりつさい）の主治によれは、黄耆を用うるは人参に力を合せて自汗、盗汗を止め、表気を固むるの意なり。肉桂を用ふるは參耆に力を合せて、遺精、白濁、或は大便滑泄、小便短少、或は頻數なるを治す。又、九味の薬を引導して夫々の病処に達するの意なり。何れも此の意を合点して諸病に運用すへし。」

【参考】　黄耆茯苓湯千金《勿誤藥室方函》巻上

「男婦諸虚不足、一切病後、旧の如かさるを治す。」

【参考】　黄耆茯苓湯《勿誤藥室方函口訣》巻上

「此の方は則ち後世の十全大補湯なれとも、《千金》が旧（ふる）き故、古に本つくるなり。八珍湯は気血両虚を治する方なり。右に黄耆、桂枝を加ふる者は、黄耆は黄耆建中湯の如く諸不足を目的とす。故に《済生》の主治に虚勞不

足、五労七傷を治すると云ふ。又瘡瘍に因つて気血倶に虚し羸痩する者、此の方の之く処あり。流注瘰癧等の強く虚するに用ゆ。此の方と人参養栄湯に桂枝を伍する者は八味丸の意にて、桂枝にて地黄の濡滞を揮発するなり。先考済庵翁曰く、薛己、諸病証治の末に此方と補中益氣湯と地黄丸、四君子湯の加減を載する者は、万病共に気血を回復するを主とするの意なりと。此の旨にて運用すへし。」

十味溫膽湯（じゅうみうんたんとう）

【出典】　元《世医得効方》巻第八。

「十味溫膽湯　心膽虚怯し、事に觸れれば驚き易く、夢寐不詳し、異象感惑し、遂には心驚膽懾に致り、気鬱生涎し、涎を與え気搏し、諸證を變生し、或いは短気悸乏し、或いは復た自汗、四肢浮腫、飲食無味、心虚煩悶、座臥不安を治す、

　　半夏湯洗七次　枳實去穣、切、麩炒　陳皮去白、各三両　白附子去皮、両半

　　酸棗仁微炒　大遠志去心、甘草水煮、薑汁炒、一両　北五味子　熟地黄切、

　　酒炒　條参各一兩　粉草五錢

右剉に散とし、毎服四錢、水盞半、薑五片、棗一枚を煎じ、以って服に時なく。」

十味香薷飲（じゅうみこうじゅいん）

【出典】　明《萬病囘春》注暑

「十味香薷飲　暑に伏し身倦体困し、神昏して頭重く、吐利するを治す、

　　黄耆蜜水炒　人参去蘆　茯苓去皮　陳皮　木瓜各五分

　　香薷二錢　厚朴薑汁炒　扁豆炒　甘草炙五分、

右剉み一剤と為し水煎して服す、暑風には黄耆を減じ、羌活一錢五分を加える」

【参考】　明《萬病囘春》

「脉、暑は気を傷する、所以脉は虚、弦、細、芤、遅にして、体状に余為し、夏期に四証あり、傷寒傷風、脉證互いに見る、中暑熱病と、疑似明らかに

し難し、脈緊にして悪寒するを之傷寒と謂い、脈緩にして悪風するは之を傷風と謂い、脉盛んにして壮熱なるは之を熱病と謂い、脉虚にして身熱するは之を傷暑と謂う、中暑中陽は皆熱病なり、動いて之を得れば中熱と謂い、静かにして之を得れば中暑と謂い、乃ち夏火の気なり、吐瀉し、或いは嘔噦躁悶、重ければ則ち熱極まり、昏くして人事を知らざるには、倶に香薷飲加減を用い、元気虚脱する者には生脈散加減を用ゆ、

香薷飲　暑に伏して飲を引くを治す、口燥咽乾し、或いは吐し或いは瀉すも並びに治す、若し卒中昏冒倒仆し、角弓反張して人事を省りみて、手足或いは搐溺を発するは此れを暑風となす、風となして之を治すべからず、当に本方加羌活を以って之を治すべし、香薷、厚樸薑汁炒、白篇豆炒、黄連薑汁炒を加え、右を剉み一剤とし、水煎し熱し、凉水を以って沈めて冷服す、搐溺の如くがあれば羌活を加え、瀉痢すれば白朮、茯苓を加え、脈虚弱なるには人参、五味子、麦門を加え、虚汗止まらざれば黄耆、白朮を加え、心煩すれば栀子、黄連薑汁炒を加え辰砂末を調え服す、脇脹には枳殻、桔梗を加え、痰を挟むには天南星、半夏を加え、虚すれば人参、黄耆を加え、小便不利には赤茯苓、滑石を加え、嘔吐するには藿香、陳皮、薑汁少し許り加え、渇すれば葛根、天花粉を加える」

縮泉丸（しゅくせんがん）

【出典】　宋《巖氏濟生方》巻之七・淋疾評治

「縮泉圓　脬氣不足、小便頻数を治す、

　　天台烏薬　益智仁

右等分細末を為し、酒で煮て山薬末の糊で圓を為し、梧桐大の如くし、毎服七十圓、臥に臨んで鹽酒を用い送下する」

【参考】　明《校註婦人良方》巻八・婦人小便頻数方論第三

「縮泉丸　脬氣虚寒し、小便頻数を治す、或いは遺溺不止、小兒尤も効す、

　　烏薬　益智仁等分

右末を為し、酒で煎じ山薬末で糊を為し、梧桐大、毎服七十丸、鹽酒或いは米飲にて下す」

十棗湯（じゅっそうとう）

【出典】　後漢《傷寒論》辨太陽病脉證并治下第七

「太陽中風、下痢嘔逆し、表解す者、及んで之を攻むべし、其人蓺蓺として汗出、發作時に有り、頭痛、心下痞硬満、脇下に引いて痛み、乾嘔短気、汗出で悪寒せず者、此の表解し裏未だ和せざる也、十棗湯之を主どる、

　　十棗湯方

　芫花熬　甘遂　大戟　大棗十枚擘

右三味、等しく分け、各おの別に搗き、散を為し、水一升半を以って、先に大棗肥者十枚を煮て八合を取り、滓を去り、薬末を内れる、強人は一銭ヒを服し、羸人は半銭を服し、之を温服する、平旦に服す、若し下少なく病が徐かれぬ者、明日更に服し、半銭を加う、快下痢を得た後は、糜粥にて自から養う。」

【出典】　後漢《金匱要略》痰飲咳嗽病脉證并治第十二

「病懸飲者、十棗湯之を主どる。」

「咳家、其脉弦は水有りと為す、十棗湯之を主どる。」

「夫れ支飲家に有るは、咳煩胸中痛の者、卒に死せず、一百日或は一歳に至るは、十棗湯に宜しい。」

【参考】　明治《勿誤薬室方函口訣》巻下

「此方は懸飲内痛を主とす。懸飲と云うものは、外邪内陥して、胃中の水を胸へ引き挙げて、胸に水気をたくはえるなり。又外表の方へ張り出す気味あつて、汗出、發熱、頭痛等の證を兼ぬる者もあれども、裏の水気主となりて、表は客なり。故に胸下痛、乾嘔、短気、或咳煩、水気、浮腫、上氣、喘急、大小便不通を目的として此方を与ふるべし。又欠盆に引くを目的として用ゆ。脈は沈にして弦、或緊なり。又此方、烈しき処ばかりに用ゆるように覚ゆれども、しからず。咳家の水飲に因る者、捨置けば勞嗽に変ず。たとひ引痛の症なくとも水飲の候見付けたれば直ちに此方を用ゆべし。前田長庵の経験に、一人手ばかり腫れて餘処はさつぱりと腫れず、元気飲食とも故の如き者、此方を用ひて水瀉を得たれば、速に癒えたりと。面白き手段と云うべし。」

潤腸丸（じゅんちょうがん）

【出典】 元《丹溪心法》巻之五・秘方一百。

「潤腸丸　能く血燥を潤し、大便不通、

麻子仁　当帰　桃仁　生地　枳殻各一両

右末を為し、蜜丸とす」

【主治】 虚人、老人腸液枯少して便秘及産後便秘を引き起こすもの。

小営煎（しょうえいせん）

【出典】 明《景岳全書》巻之五十一德集。

「小営煎　血少なく陰虚、此の性味平和之方也、

當歸二錢　熟地二、三錢　芍薬酒炒、二錢　山薬炒、二錢　枸杞二錢　炙甘
草一錢

水二鐘、七分に煎じ、食遠く温服す、上に於いて營虚の如きは、驚恐怔忡
を為し、不眠し多汗の者、棗仁、茯神各二錢を加え、營虚で寒を兼ねる如
き者は、芍薬を去り、生薑を加え、気滞し痛有る如き者は、香附一二錢を
加え、引いて之を行らす。」

小薊飲子（しょうけいいんし）

【出典】 宋《巖氏濟生方》巻之四・淋閉論治

「小薊飲子　下焦熱結血淋を治す、

生地黄洗、四両　小薊根　滑石　通草　蒲黄炒　淡竹葉　藕節　當歸去
蘆、酒浸　山梔子仁　甘草炙各半両

右咬咀し、毎服四錢、水一盞半、煎じて八分に至り、滓を去り、空心食前
に温服する。」

小建中湯（しょうけんちゅうとう）

【出典】 後漢《傷寒論》辨太陽病脈證并治中

「傷寒、陽脉濇、陰脈弦は、法當に腹中急痛すべし、先ず小建中湯を與え、
差ざる者は、小柴胡湯之を主る、

小建中湯方

桂枝三両、去皮　甘草二兩、炙　大棗一二枚、擘　芍藥六両　生姜三両、切
膠飴一升

右六味、水七升を以って、三升を煮取り、滓を去り、飴を納れ、更に微火
に上せて消解し、一升を溫服する、日に三服する、嘔家は建中湯を用ゆべ
からず、甜を以って故也。」

「傷寒二三日、心中悸して煩する者、小建中湯之を主る。」

【出典】　後漢《金匱要略》巻上・血痺虚労病脈證并治第六

「虚勞、裏急し、悸し、衄し、腹中痛し、夢に失精し、四肢痠疼し、手足
煩熱し、咽乾、口燥するもの、小建中湯之を主る。」

【出典】　後漢《金匱要略》巻中・黄疸病脉證并治第十五

「男子黄、小便自利するは、當に虚勞の小建中湯を與う。」

【出典】　後漢《金匱要略》巻下・婦人雜病脉證并治第二十二

「婦人腹中痛、小建中湯之を主る。」

【参考】　明治《勿誤藥室方函口訣》巻下

「此の方は中気虚して腹中の引つはり痛むを治す。すべて古方書に中と云
ふは脾胃のことにて、建中は脾胃を建立するの義なり。此の方は、柴胡鼈
甲、延年半夏、解勞散なとの如く腹中に痃癖ありて引つはり痛むと異にし
て、唯血の乾き、俄（にわか）に腹皮の拘急する者にて、強く按せは底に力なく、譬
へは琴の糸を上より按するか如きなり。積聚腹痛（しゃくじゅ）なとの症にても、すべて
建中は血を潤し急迫の気を緩むるの意を以つて考へ用ふべし。全体、腹く
さくさとして無力、その内にここかしこに凝（しこり）ある者は、此の湯にて効あり。
則ち後世、大補湯、人参養栄湯の祖にして、補虚調血の妙を寓（ぐう）す。症に臨
にて汎（あまね）く運用すべし。」

小柴胡湯（しょうさいことう）

【出典】　後漢《傷寒論》

「傷寒五六日、中風、往来寒熱、胸脇苦満、黙黙して飲食を欲せず、心煩
喜嘔、或いは胸中煩して嘔せず、或いは渇し、或いは腹中痛し、或いは脇

下痞鞭し、或いは心下悸し、小便不利し、或いは渇せず身に微熱有り、或いは咳する者、小柴胡湯之を主どる、

小柴胡湯方

柴胡半斤　黄芩三両　人参三両　甘草三両炙　半夏半升洗　生姜三両切　大棗十二枚擘

右七味、水一斗二升を以って、煮て六升を取り、滓を去り、再煎して三升を取り、一升を温服すること日に三服す、後加減法、若し胸中煩して嘔ざれば、半夏人参を去り、栝蔞實一枚を加え、若し渇者は半夏を去り人参を前に合して四両半と成し、栝蔞根四両を加え、若し腹中痛する者は、黄芩を去り芍薬三両を加え、若し脇下痞硬は、大棗を去り牡蠣四両を加う、若し心下悸し、小便不利の者は、黄芩を去り茯苓四両を加う、若し渇せず外に微熱有りの者は、人参を去り桂三両を加え、温め覆い微しく汗を取れば癒ゆ、若し咳の者は、人参大棗生姜を去り、五味子半升、乾姜二兩を加える。」

【参考】　明治《勿誤藥室方函口訣》巻下

「此方は往来寒熱、胸脇苦満、黙黙不欲飲食、嘔吐、或いは耳聾が目的なり。凡そ此等の証あれば胃実の侯ありとも柴胡を与うべし。老医の説に、脇下と手足の心と兩処に汗なきものは、胃実の証ありとも柴胡を用ゆべしとは、此意なり。総じて此方の之く処は兩肋の痞鞭拘急を目的とす。所謂る胸脇苦満これなり。又、胸腹痛み拘急するに小建中湯を与へて癒えざるに此方を用ゆ。今の人、多く積気ありて風邪に感じ、裏熱に閉じて発せざれば、必ず心腹痛あり。此れ時積なりとて、其の鍼薬を施して治せざる者、此の方にて速やかに愈ゆ。仲景の言欺くべからず。又、小児食停に、外邪相かね、或いは瘧の如きも、此方にて解す。又久しく大便せざる者、此方にて程能く大便通じ、病解する者なり。上焦和し津液通づるの義なり。後世、三禁湯と名づくる者は、蓋し汗吐下を禁ずる処に用ゆるが故なり。又此の方に五味子、乾姜を加えて、風邪胸脇に迫り、舌上白苔ありて、兩脇に引いて咳嗽する者に用ゆ。治験は《本草衍義》の序例に見ゆ。又、葛根、草花、天花粉を加へて、寒熱瘧の如く咳嗽甚だしき者に用ゆ。東郭の経験

方剤集　309

なり。其の他、呉仁斎小柴胡湯加減法の如きは、各方の下に弁ず。故に贅せず。」

【参考】《雑病翼方》

「《本草衍義》序例曰く、小柴胡湯。諸病差ゆる後の咳嗽唾沫は此れ肺虚なり。治さざれば恐らく虚に乗じ肺痿とならん。小柴胡去人参薑棗加干姜五味子湯を以ってすれば、一日咳減じ、二日悉く愈ゆとは、蓋し此れに本づく。陳念祖曰く、小柴胡湯、自註に言う、咳嗽に、人参を去り、乾姜、五味子を加うと。人多く口に順って読み過ぐ。余此に於いて全書の旨を悟透し、咳嗽の秘鑰を得たり。」

【参考】《醫方集解》和解之剤

小柴胡湯

〔主治〕

1、治傷寒中風、少陽証、往来寒熱、胸脇痞満、黙黙不欲食、心煩喜嘔、

2、或腹中痛、或脇下痛、或渇、或咳、或利、或悸小便不利、口苦耳聾、脉弦、或汗後餘熱不解、

3、及春月時嗽、瘧発寒熱、婦人傷寒熱入血室。

4、亦治傷寒五六日、頭汗出、微悪寒、手足冷、心下満不欲食、大便鞕、脈細者。為陽微結。

〔外方〕

柴胡・半夏・人参・甘草・黄芩・生姜・大棗

〔加減味〕

1、嘔逆加生姜陳皮

2、煩而不嘔去半夏人参加栝蔞

3、渇者去半夏加花粉

4、若不渇外有微熱去人参加桂枝覆取微汗

5、咳嗽去参棗姜加五味子乾姜

6、虚煩加竹葉粳米

7、歯燥無津加石膏

8、痰多加栝蔞貝母

9、腹痛去黄芩加芍薬

10、脇下痞鞕去大棗加牡蠣

11、脇下痛加青皮芍薬

12、心下悸小便不利去黄芩加茯苓

13、本経頭痛加川芎

14、発黄加茵陳

〔方義〕

此は足少陽薬也り。胆は清浄之府と為す、無出無入、其経は半表半裏在り、汗吐下可からず、法は宜しく和解醋す。邪本経に入り、乃ち表由りして而将に裏に至らんと、当に熱を徹し表を発し、迎えて之を奪う、太陰に傳へ令む勿れ。

1、柴胡は味苦微寒、少陽の主薬たり。以って陽を升し表に達するを君と為す。

2、黄芩は苦寒にして以って陰を養い熱を退るを臣と為す。

3、半夏は辛温にして能く脾を健やかにし胃を和して、以って逆気を散じて而嘔を止める。

4、人参甘草は正気を補うを以って中を和し。傳りて裏に入るを復た得ず、邪をせしめて佐と為す。

5、邪半表半裏に在らば、則ち営衛争う、故に薑棗の辛甘を以って用い営衛を和して使と為す也。

〔加減法〕

1、本方は前胡を柴胡に代えて小柴胡湯と名づく治は同じ。

2、本方に陳皮芍薬を加え柴胡雙解散と名づく治は同じ。

3、本方に芒硝を加え柴胡加芒硝湯と名づく。

4、本方に桂枝を加え柴胡加桂枝湯と名づく。傷寒六七日、発熱して微悪寒、肢節煩痛、微嘔して心下支結し、外証未だ去らざる者を治す。

5、本方より黄芩甘草を除き桂枝茯苓龍骨牡蠣鉛丹大黄を加え柴胡加龍骨牡蠣湯と名づく。傷寒八九日之を下し、胸満煩驚して、小便不利し、讝語身重く轉側可からず。

方剤集　311

6、本方より半夏人参薑棗を去り、桂枝乾姜花粉牡蠣を加え、柴胡桂枝乾薑湯と名づく。傷寒汗下の後、胸脇満して微結し、小便不利し、渇して嘔せず、但頭のみに汗出、往来寒熱し、心煩する者を治す。亦た瘧を発して寒多く熱少なく、或いは但だ寒して熱せざるを治す。

7、本方より半夏を去り花粉を加え、柴胡去半夏加栝蔞根湯と名づく、往来寒熱而渇し、及び労瘧を治す。

8、本方より柴胡黄芩を去り厚朴を加え、名付けて厚朴生姜半夏甘草人参湯と名づく、発汗後、腹脹満する者を治す。

9、本方より半夏を除き當歸白芍大黄を加え、柴胡飲子と名づく、肌熱蒸熱積熱、汗後の餘熱、脈洪實弦数なるを治す。亦た瘧疾を治す。

10、本方に羌活防風を加え、柴胡羌活湯と名づく、温疫にして少陽の証なるを治す。

11、本方に桔梗を加え、柴胡桔梗湯と名づく、春嗽を治す。

12、本方に平胃散を合わせ、柴平湯と名づく、湿瘧の身痛身重を治す。

13、本方に青黛薑汁を加え糊にて丸にして清鎮丸と名づく、嘔吐脉弦、頭痛及び熱嗽を治す。

14、本方一分に四物二分を加え、柴胡四物湯と名づく、婦人の日久しく虚労し、微しく寒熱あるを治す。

15、本方と四物を各半し、調経湯と名づく。

小青龍湯（しょうせいりゅうとう）

【出典】 後漢《傷寒論》

「傷寒、表解せず、心下に水気あり、乾嘔、発熱して欬、或いは喝し、或いは利し、或いは噎し、或いは小便不利し、少腹満、或いは喘する者、小青龍湯之を主る。

　小青龍湯方、

　麻黄去節　芍薬　細辛　乾薑　甘草炙　桂枝各三両、去皮　五味子半升

　半夏半升湯洗

右八味、水一斗を以って、先に麻黄を煮て煎じ、二升に減じ、上沫を去り、

諸薬を内れ、三升を煮取り、滓を去り、一升を温服する。」

「傷寒、心下に水気有り、欬して微喘、発熱して渇せず。湯を服し已り、渇する者、此寒去りて解さんと欲する也。小青龍湯之を主る。」

【出典】 後漢《金匱要略》痰飲咳嗽病脉證幷治第十二

「病溢飲者、当に其汗を発す。大青龍湯之を主る。小青龍湯亦之を主る。」

【出典】 後漢《金匱要略》痰飲咳嗽病脉證幷治第十二

「咳逆し、奇息し、臥を得ざるもの、小青龍湯之を主る。」

【出典】 後漢《金匱要略》婦人雜病脉証幷治第二十二

「婦人涎沫を吐し、醫反って之を下し、心下即ち痞し、当に先に其の涎沫を吐すを治す、小青龍湯之を主る。」

【参考】 明治《勿誤藥室方函口訣》巻下

「此の方は、表不解而心下水気ありて、咳喘する者を治す。又溢飲の咳嗽にも用ゆ。其の人、咳嗽喘急、寒暑に至れば必ず発し、痰沫を吐いて臥すること能わず、喉中しはめくなどは、心下に水飲あればなり。此の方に宜し。若し上気煩躁あれば石膏を加うべし。又、胸痛、頭疼、悪汗、汗出ずるに発汗剤を与うること禁法なれども、咳して汗ある症に矢張り小青龍にておし通す症あり、麻杏甘石臭気を汗出ずるに用ゆるも此の意なり。一老醫の伝に、此の場合の汗は必ず甚だしと、一徴とすべし。此の方を諸病に用いる目的は、痰沫、咳嗽、無裏熱の症を主とす。若し老痰になりて熱候深き者は清肺湯、清湿化痰の類に宜し。」

【参考】《雑病論識》

「ここでいう溢飲というのは、汗出でずして、水気四肢に帰して、身体疼重を致す等の証のあることが知られる。《三因》に、大青龍湯は溢飲、身体疼痛、汗出でず、拘急痛を治す。小青龍湯は溢飲、支飲、奇息、臥を得ず、及び喘満するを治す。とあるが二湯の本旨を得ると言うべし。」

【参考】《醫方集解》発表之剤

小青龍湯（行水、発汗）

主治：治傷寒表不解、心下有水気、乾嘔発熱而欬、或噎、或喘、或渇、或利、或小便不利、少腹満、短気不得臥。

方剤集 313

方義：此足太陽薬也。

(1)表不解　故以麻黄発汗為君

桂枝・甘草佐之、解表為佐。

(2)咳喘、肺気逆也　故用、芍薬酸寒、五味酸温、以収之。

(3)水停心下則腎躁　細辛・乾姜辛温、能潤腎、而行水。

半夏辛温、能収逆気、散水飲、為使也。

(4)外発汗、内行水、則表裏之邪散矣

小青龍湯加石膏湯（しょうせいりゅうとうかせっこうとう）

【出典】　後漢《傷寒論》肺痿肺癰咳嗽上気病脉証并治第七

「肺脹咳して上気、煩躁して喘、脉浮の者、心下に水有り、小青龍湯加石膏湯之を主どる。

小青龍湯加石膏方

麻黄三両　芍薬三両　桂枝三両　細辛三両　甘草三両　乾薑三両　五味子半升　半夏半升　石膏二両

右九味、水一斗を以って、先に麻黄を煮て、上沫を去り、諸薬を内れ、三升を煮取り、強人は、一升を服し、羸者は之を減じる、日に三服す、小兒は四合。」

【参考】《雑病翼方》

「小青龍加石膏湯。按ずるに《直指》、本方の麻黄を去って杏仁を加え、水気咳喘を治す。《易簡》は之を杏子湯と名づく。尤怡曰く、喘なる者は、積痰肺に在り、冷に遇えば即ち発し、喘鳴迫塞し、但だ坐し、臥するを得ず、外感内飲と相搏つなり。小青龍湯之を主るに宜し。若し肺に積熱あり、熱寒のため束する者は、越婢湯之を主るに宜し。」

滌痰湯（じょうたんとう）

【出典】　明《奇効良方》卷之一・風門・風證通治方。

「滌痰湯　中風心竅に痰迷し、舌強言を能わずを治す、

南星姜製　半夏湯洗七次、各二錢半　枳實麩炒、二錢　茯苓去皮、二錢　橘

紅一錢半　石菖蒲　人参各一錢　竹茹七分　甘草半錢

右一服を作し、水二鍾、生薑五片、一鍾に至り煎じ、食後に服す。」

小半夏加茯苓湯（しょうはんげかぶくりょうとう）

【出典】　後漢《金匱要略》卷中・痰飲欬嗽病脉證治第十二

「卒に嘔吐し、心下痞、膈間に水有り、眩し悸する者、小半夏加茯苓湯之を主どる。

　　　小半夏加茯苓湯方

　　　半夏一升　生薑半斤　茯苓四両

右三味、水七升を以って、一升五合を羹取り、分け温め再服する。」

【参考】　明治《勿誤藥室方函口訣》卷下

「此方は前方の症に停飲を兼ねて渇する者を治す、又停飲ありて嘔吐不食、心下鞕、或いは頭眩する者に効あり、総べて飲食進まざる者、或いは瘧疾日を経て食進まざる者、此方に生薑を培加して能く効を奏す。」

【参考】　小半夏湯・明治《勿誤藥室方函口訣》卷下

「此方は嘔家の聖剤なり、其の内、水飲の嘔吐は極めて宜し、水飲の症は、心下痞鞕し、背七八椎の処、手掌大の如き程に限りて冷ゆる者なり、此等の證を目的として此方を用ゆるときは百発百中なり、又胃虚嘔吐、穀不得下者、先ず此方を服せしめ、愈えざる者、大半夏湯を与ふ、是大小の弁なり。」

少腹逐瘀湯（しょうふくちくおとう）

【出典】　明《醫林改錯》下卷

「少腹逐瘀湯說

此方は、少腹の積塊疼痛を治す、或は積塊有りて疼痛せず、或は疼痛して積塊無く、或は少腹脹痛し、或は經血を見る時、先ず腰痠少腹脹し、或は經血が一ヶ月に三、五次見て、接連して斷えず、斷えても又た来る、其色は或紫、或黒、或塊、或崩漏して少腹疼痛を兼ねる、或粉紅して白帯を兼ねる、皆能く之を治す、効を盡く述べる可からず、更に奇す者出る、此方

の種子は神の如く、毎經の初めを見る日に吃み起め、一連に五付を吃み、四月を過えず、必ず胎在り、男女年歳與月と合成するを必須とし陽數方に子が生まる、男女兩人の如く、一單歳、一雙歳、必ず雙月を擇ぶ方に子生まる、兩單歳或いは兩雙歳の如く、必ず單月方を擇び子生まる、月を擇ぶは初め定準を爲す可からず、交接を以って定準と爲す、偶に二十日經過し結胎有る者を知る要となる、日期を切り記準とす、倘お月を份對せず、女生まれる、莫謂余方に驗なく、余は此方を用い、效は指屈を以って可からず、

道光癸未年、直隷布政司素納公、年六十、無子の因り甚だ憂う、之を余に商す、余曰く、此易き事耳、六月に至り、其れ如君此方を服さ令しむ、毎月五付、九月に至れば懷孕す、次年甲甲六月二十二日に至り少君生れ、今七歳矣、此方更に險有りて險なし之妙、孕婦體壯気足り、飲食減せず、並びに損傷無く、三個月前後にして、無き故に小産し、常に連傷數胎有る者、医書に頗る多く、仍然として滋陰養血、健脾養胃、安胎保胎を論議す、效する方は甚だ少なし、子宮内を知らず、先ず瘀血其の地を占めること有り、胎は三月に至り更に長ずる、其の内に容身の地無く、胎病は靠擠、血は胞胎に入ること能わず、従って傍より流れ而して下す、故に先ず血を見る、血は既に胞胎に入らず、胎の血養は無く、故に小産する、

如會は、三月前後を經て小産、或いは三、五胎を連傷し、今又た壞胎し、兩個月前後い至る、將に子宮内の瘀血を浄化して、小兒の身を長じるに容身之地有り、斷じて下し再び小産に至らず、若し已に小産を經れば、將に此方服三五付、或いは七八寸を服す、以って後に胎在り、無事を保つ可し、此方疾を去り、種子、安胎す、盡善其美、眞に良善の方也、

　少腹逐瘀湯

　小茴香七粒、炒　乾姜二部、炒　元胡一錢　没薬二錢、研　当帰三錢　川芎二錢　官桂一錢　赤芍二錢　蒲黄三錢、生　霊脂二錢、炒

水煎して服す。」

生脈散（しょうみゃくさん）

【別名】 生脈湯《丹溪心法》

【出典】 金《醫學啓源》卷之下・十二・用藥備旨・燥降收。

「麥門冬 気寒、味微苦寒、肺中伏火、脉気欲脱を治す、五味子、人参二味を加え、生脈散と為す、補肺中元気不足は、須べからく之を用ゆ。」

【出典】 金《内外傷辨惑論》卷中・暑傷胃気論。

「夫れ脾胃虚弱の人、六七月霖雨に遇い、諸物皆潤い、人汗し衣沾（うるおう）、身重短気、更に濕が旺じ逢い、熱を助け邪を為す、西北二方寒清に絶ず、人重之を感じ、則ち骨乏無力、其形は夢寐間の如し、濛濛として烟霧中の如し、身所を知らず有る也、聖人法を立て、夏月に宜しく補う者、天眞元気を補い、熱火を補うに非ざる也、夏に寒を食する者是也、故に人参を以って之甘にて補気し、麥門冬苦寒にて、熱を瀉し水之源を補い、五味子之酸にて、清薾燥金する、名づけて曰わく生脈散。」

【参考】 明治《勿誤藥室方函口訣》

「此方、世に《千金方》より出ると稱すれども確ならず、張潔古、李東垣より專ら用始めしなり、其旨は寒は血を凝し、暑は気を傷ると云て、暑と云ふ者は至てよく人の元気をそこなうもの也、尤老人虚人などの暑につかること甚だしく、六脈力なく甚に至ては結代するものあり、此方にて元気を引き立て脉を生ずると云ふ意也、但し暑中には限らず、一切元気弱き脉の病人には醫王や真武に此方を合して用ゆべし。」

生脈補中湯（しょうみゃくほちゅうとう）

【出典】 清《傷寒大白》卷四・小便不利

「誤汗過多、津液外に忙し而して不利の者、生脈益気湯を用ゆ」

「生脈補中湯 即ち生脈散合補中益気湯、

膀胱の者、州都之官、津液焉蔵し、気化則ち能く出ずるなり、此方脈を生じ津液を潤すを以って、補中の気化を助ける、家秘は車前子を加え、その効更に速い」

方剤集 317

逍遙散（しょうようさん）

【出典】 宋《太平惠民和劑局方》卷之九・治婦人諸疾。

「逍遙散　血虚労倦、五心煩熱、肢体疼痛、頭目昏重、心忪頰赤、口燥咽乾、發熱盗汗、減食嗜卧、及血熱相搏、月水不調、臍腹脹痛、寒熱瘧如くなるを治す、又室女血弱陰虚、營衛和せず、痰嗽潮熱、肌體羸痩、漸く骨蒸成るを治す、

　　甘草微炙赤、半両　芍藥白者　當歸去苗、剉、微炒　茯苓去皮、白者　白朮
　　柴胡去苗、各壹兩

右麁末を為し、毎服二錢、水壹大盞、焼生薑壹塊を切破り、薄荷少許、同じに煎じ柒分に至り、渣を去り熱服す、時候に拘わらず。」

【参考】 明治《勿誤藥室方函》卷上引《局方》

「逍遙散局方　血虚労倦、五心煩熱、頭目昏重、心忪頰赤、發熱盗汗、及び血熱相搏ち、月水不調し、臍腹脹痛し、寒熱瘧の如く、

　　柴胡　芍藥　茯苓　當歸　薄荷　白朮　甘草　生姜

右八味、或いは麥門、阿膠を加え、血虚發熱して止らず、或いは勞嗽者を治す、或いは地黄、莎草を加え、血虚鬱塞の者を治す、一に甘草を去り、橘皮、牡丹、貝母、黄連を加えて、《醫貫》逍遙散と名づく、一切の鬱証瘧に似たる者を治す、但だ其人、口苦く、清水、或は苦水を嘔吐し、面青く脇痛、耳鳴、脉濇なり。」

【参考】 明治《勿誤藥室方函口訣》卷下

「此の方は小柴胡湯の變方にして、小柴胡湯よりは少し肝虚の形あるものにして醫王湯よりは一層手前の場合にゆく者なり、此方、專ら婦人虚勞を治すと云へども、其の實は、体氣甚た強壮ならず、平生血氣薄く、肝火亢リ、或は寒熱往來、或は頭痛、口苦、或は頰赤、寒熱如瘧、或は月經不調にて申し分たえず、或は小便淋瀝澁痛、俗云ふせうかちの如く、一切肝火にて、種々申分あるものに効あり、《内科摘要》に牡丹皮、山梔子を加る者、肝部の虚火を鎮むる手段なり、譬ば産前後の口赤爛する者に効あるは、虚火上炎を治すればなり、東郭の地黄、香附子を加る者、此の裏にて、肝虚の症、水分の動悸甚だしく、両脇拘急急して思慮鬱結する者に宜し。」

318

【参考】

「肝は疏泄を主る。疎は通の意味。泄は散の意味。疏泄は、「通じながら散らばす」の意味。古人は肝気の疏泄を樹木の生長が盛んで根や枝を条達させる現象に例えており、柔和で舒暢（のびやか）な生理状態を表している。肝の疏泄作用は主に気機の調暢に関与している。肝気は疏泄を通じて全身の気機を昇発・通達・舒暢にし、臓腑・気血・經絡・器官の活動を伸びやかにする。」

薯蕷丸（しょよがん）

【別名】　大山蕷圓《太平惠民和劑局方・卷之五》

【出典】　後漢《金匱要略》血痺虚労病脉證并治第六

「虚労、諸々の不足、風気百疾は、薯蕷丸之を主どる、

　薯蕷丸方

　薯蕷三十分　當歸　桂枝　乾地黃　麯　豆黃巻各十分　甘草二十八分　芎藭　芍薬　白朮　麦門冬　杏仁各六分　人参七分　柴胡　桔梗　茯苓各五分　阿膠七分　乾姜三分　白斂二分　防風六分　大棗百枚為膏

右二十一味、之を末とし、煉蜜で和し丸とすること彈子大、空腹に一丸を酒服する、一百丸を剤と為す。」

【参考】　大山蕷圓《太平惠民和劑局方・卷之五　補虚損　附骨蒸》

「諸虚百損、五労七傷、肢体沈重、骨節酸疼、心中煩悸、唇口乾燥、面体色少なく、情思楽しまず、咳嗽喘乏、血を傷り気を動かし、夜に異夢多く、盗汗失精、腰脊強痛、臍腹弦急、嗜臥少起、喜驚多忘、飲食減少し、肌肉瘦瘁するを治す。又風虚にて頭目眩暈、心神寧からず、及び病後気が常に復せず、漸く労損と成るを治す。久しく服すれば、諸ての不足を補い、風気百疾を癒す、

　山蕷七両半　甘草炒七両　芎藭　杏仁酒浸去皮麸炒黃　麦門冬去芯　防風去蘆　白芍薬　白朮各一両半　白茯苓去皮　柴胡去蘆　桔梗各一両二錢半　神麯炒　熟乾地黃　當歸去蘆洗焙酒製　大豆黃巻炒　肉桂去皮各二両半　阿膠炒　人参各一両七錢半　白蘞　乾姜各七錢半　大棗蒸熟去皮核百個

上二十一味を同に細末とし、蜂蜜と蒸棗と同にして圓と為し、彈子大の如くし、毎服一圓、温酒或いは米飯にて化して下す、嚼み服すも亦得、食前に服す。常に服すれば、真気を養い、精を益し髓を補い、血を活かし顔を駐む。」

【参考】　30日分　180g（6g／日）

山薬30（1.0）　當帰　桂皮　神麴　干地黄　大豆黄巻各10（0.33）　甘草28（0.93）　人参7（0.23）　川芎　芍薬　白朮　麦門　杏仁各6（0.2）　柴胡　桔梗　茯苓各5（0.16）　阿膠7（0.23）　乾姜各3（0.1）　防風6（0.2）　大棗4（0.13）

参耆益元湯（じんぎえきげんとう）

【出典】　明《萬病回春》中暑

「注夏は陰血虚し、元気不足に属するなり、夏の始め春の末に頭疼き、脚軟え、食少なく体弱き者是れなり、其の症頭眩目花、腿酸き脚軟え、五心煩熱し、口苦く舌乾き、精神困倦し、無力にて睡を好み、飲食減少、胸膈利せず、形は虚怯の如く、脈は数にして無力なり、此を注夏と名ずく、参當益元湯を多服するに宜し、兼ねて補陰丸を服し調理すべし、

　　参耆益元湯　注夏病を治す、

　　人参去蘆五分　当帰　白芍薬　熟地黄　白茯苓去皮　麦門冬去心各一銭

　　五味子十粒　陳皮　黄柏酒炒　知母酒炒各七分　甘草二分

右剉み一剤とし、大棗一枚、烏梅一個、炒米一撮み、水煎して服す、飽悶には砂仁、白豆蔲を加え、悪心には烏梅、蓮肉、炒米を加える、嘔には竹茹を加え、煩躁には辰砂、酸棗仁、竹茹を加え、瀉には炒白朮、山薬、砂仁、烏梅を加え、熟地黄、知母、黄柏を去る、小水短黄には木通、山梔子を加え、胃脘開かずして飲食を思わざるには厚朴、白豆蔲、益智、砂仁、蓮肉を加え、熟地黄、黄柏、知母を去る、腰痛には杜仲、破故紙、茴香を加え、腿痿して力なきは牛膝、杜仲を加え、皮焦げるには地骨皮を加え、頭目眩暈するには川芎を加え、虚汗には黄耆、白朮、酸棗仁を加え、夢遺には牡蠣、辰砂、山薬、椿根皮を加え、虚驚煩熱するには辰砂、酸棗仁、竹茹を

加え、口苦口乾には山梔子、烏梅、乾葛を加う、発熱悪寒し、身重疼痛し、小便渋り、灑然として毛聳え、手足厥冷し、少しく老することあれば、身は即ち熱し、口開き前板の歯は燥き、脈弦細にて虚遅なるは表裏の中喝なり、補中益気湯加香薷、扁豆を用ゆ、熱あれば黄芩を加う」

【参考】 元《丹溪心法》中暑三附暑風注夏

「注夏は、陰虚に属し元気不足、夏の始め春の末に、頭疼脚軟、食少体熱の者は是です、補中益気湯去柴胡、升麻、加炒柏、白芍薬に宜しい、痰を挟む者、南星、半夏、陳皮を加え煎じて服す、又或いは生脈散を用ゆ、暑気に痰を挟む、火を挟む実の者、吐法を用ゆ可し」

腎気丸（じんきがん）

別名：八味地黄丸

【別名】　八味地黄丸《金匱要略》巻上、崔氏八味丸《金匱要略》巻上、
　　　　　八味《太平惠民和劑局方》巻之五、桂附地黄丸《醫宗金鑑》巻四十、
　　　　　桂附八味丸《醫方集解》、金匱腎気丸《内科摘要》巻下、八味地黄丸
　　　　　《小兒痘疹方論》。

【出典】　後漢《金匱要略》巻上・中風歴節病脉證幷治第五・附方。

「崔氏八味丸　脚気上入し、少腹不仁を治す、

　　熟地黄八兩　山茱萸　薯蕷各四兩　澤瀉　茯苓　牡丹皮各三兩　桂枝　附
　　子炮各一兩

右八味末とし、煉蜜にて和し、梧子大にし、酒にて十五丸を下す、日に再服す。」

【出典】《金匱要略》巻上・血痹虚労病脉證幷治第六

「虚勞腰痛、少腹拘急し、小便不利の者、八味腎気丸之を主る。」

【出典】《金匱要略》巻中・痰飲咳嗽病脉證治第十二。

「夫れ短気し微飲有り、當に従いて小便にて之を去る、苓桂朮甘湯之を主る。腎気丸亦之を主る。」

【出典】《金匱要略》巻中・消渇小便不利淋病脉證治第十三。

「男子消渇し、小便反つて多く、飲は一斗を以つて小便亦一斗なり、腎気

方剤集　321

丸之を主る。」

【出典】《金匱要略》巻下・婦人雜病脉證幷治第二十二

「問うて曰く、婦人病、飮食故の如く、煩熱して臥するを得ず、而して反つて倚息する者、何也。師曰く、此名付けて轉胞という、溺を得らざる也、胞系了戻するを以って、故に此病に致す、宜しく腎気丸之を主る。」

【参考】　宗《太平惠民和劑局方》巻之五・治諸虚

「八味圓　腎気虚乏、下元冷に應じ、臍腹疼痛、溺夜多く游り、脚膝緩弱し、肢體倦怠、面色黧黑、飮食を思わずを治す。又脚気上衝し、少腹不仁、虛勞不足し、及び渴して水を飮まんと欲し、腰重疼痛、少腹拘急、小便不利を治す。或男子消渴、小便反つて多く、婦人轉胞、小便不通、幷之を服すに宜し

牡丹皮　白茯苓　澤瀉各三兩　熟乾地黃捌兩　山茱萸　山藥各肆兩　附子炮、去皮臍　肉桂去粗皮、各二兩

右を末となし煉蜜にて圓となす、梧桐大の如くし、毎服壹拾伍圓から貳拾伍圓に至る、日に貳服す空心に温酒で下す。久しく服すれば陽の元を壯んにし、精髓を益し、活血し顏駐し、志を強くし身を輕くする。」

【参考】　明治《勿誤藥室方函》巻上引《金匱》

「八味丸料　金匱、一名腎気丸　脾胃虛寒、脉沈にして細、身冷え、自汗し、瀉利し、溺白し。此名付けて陰黃とす。凡そ黃疸、脉弱、口中和し、小便濁り、困憊殊に甚だしき者効有り。

地黃　山茱萸　薯蕷　澤瀉　茯苓　牡丹　桂枝　附子

右八味。一つ男の咳嗽、吐血、熱渴、痰盛、盜汗、夢精する者を治すに、本方に麥門、五味子を加えて愈ゆ。或は牛膝、車前子を加え済生腎気丸と名づく。」

【参考】　明治《勿誤藥室方函口訣》巻上

「此の方は專ら下焦を治す、故に《金匱》小腹不仁、或小便自利、或轉胞に運用す。又虛腫、或虛勞腰痛に用いて効有り。其の内消渴を治するは此方に限るなり。仲景が漢武帝の消渴を治すと云う小説あるといえども虛ならず。此方は、牡丹、桂枝、附子と合する處が妙用なり。《濟生方》に牛膝、

車前子を加うるは一着輸らる手段なり。《醫通》に沉香を加るは一等進みた
る策なり。」

参蘇飲（じんそいん）

【出典】　宋《三因極一病證方論》巻之十三・痰飲治方

「参蘇飲　痰飲の胸中に停積し、中脘閉じ、痰涎を嘔吐し、眩暈、嘈煩、
怔悸、噦逆、及び痰気人に中り、関節に停留し、手足曳、口眼喎斜、半身
不遂、食已れば卽ち嘔、頭疼し、発熱、狀は傷寒の如く、

　　　前胡　人参　紫蘇葉　茯苓各三分　桔梗　木香各半両　半夏盪　陳皮

　　　枳殻炒　甘草炙、各半両

右判散を為し、毎服四錢、水一錢半、薑七片、棗一枚、煎じ七分に至り、
滓を去り、空腹に服す、噦の者、乾葛を加え、腹痛は、芍薬を加う」

【参考】　宋《太平恵民和劑局方》巻之二・治傷寒・淳祐新添方

「参蘇飲　感冒にて発熱頭疼するを治す、或いは痰飲凝結に因り兼ねて
以って熱を為すに並びに宜しく之を服すべし、若し感冒発熱に因らば、養
胃湯を服する法の如くに被を以って蓋い、臥して連りに数服を進め、微汗
して則ち愈ゆ、尙餘熱あらば更に宜しく徐徐に之を服すべし、自然に平治
す、痰飲発熱に因らば、但連日頻りに此薬を進め、熱退くを以って期と為
す、預め止むべからず、前胡、乾葛ありと雖も、但だ能く肌を解する耳、
既に枳殻、橘紅の輩ありて、自ら能く中を寛くし膈を快くし、脾を傷ること
とを致さず、兼ねて大いに中脘痞満、嘔逆悪心を治す、胃を開き食を進む
こと、以って此に踰えることなく、性涼なるを以って、疑いを為すこと毋
れ、一切の発熱皆能く効を取る、必ずしも其の所因に拘わらるなり、小兒
室女も亦宜しく之を服すべし、

　　　陳皮去白　枳殻去穣、炒麩　桔梗去蘆　甘草炙　木香半両

　　　半夏湯洗柒次、薑製　蘇葉用葉　乾葛洗　前胡去苗　人参去蘆　茯苓去皮各

　　　三分

右咬咀して毎服四錢、水一錢半、生薑柒片、大棗壹個、陸分に煎じて滓を
去り、微しく熱を服す、時候に拘わらず、《簡易方》は木香を用いず只十

味なり」

新定拯陰理労湯 (しんていじょういんりろうとう)

【出典】 明《醫宗必讀》卷之六・虚勞

「新定拯陰理労湯　陰虚火動し、皮寒骨蒸、食少痰多、咳嗽短気、倦怠焦煩を治す、《内經》陰虚内熱之方」

　　牡丹皮一銭　　當歸身一銭酒洗　　麦門冬一銭去心　甘草炙四分　苡仁三銭

　　白芍薬七分酒洗　北五味三分　　人参六分　蓮肉三銭不去衣　橘紅一銭

　　生地黄二銭忌銅鐵器、薑汁酒炒透

水二鍾、棗一枚、一鍾に煎じ、分け二次に徐徐之を呷、肺脉を重按し有力の者、人参を去り、血有りは阿膠、童便を加え、熱盛は地骨皮を加え、泄瀉は歸、黄を減じ、山薬、茯苓を加え、倦が甚だしきは参三銭を用い、咳の者、燥痰也、貝母、桑皮を加え、嗽の者、湿痰也、半夏、茯苓を加え、不寐は棗仁を加え、汗多は亦た用う、此は余の自から之方立て、陰虚火熾を治すに用ゆ、譬濤暑伊鬱の如き時、商風颷颯然倏動し、則ち炎輪失う如く、久服すれば胃之虞敗は無し。」

神応養真丹 (しんのうようしんたん)

【出典】 宋《三因極一病證方論》卷之三・厥陰経脚気證兼治法。

「神応養真丹　陰肝経、四気は肝臓に進襲を為し、左癱右瘓、涎潮昏塞し、半身不随、手足頑麻、語言蹇渋、頭旋目眩、牙關緊急、気喘、自汗、心神恍惚、肢體緩弱、上攻頭目、下注脚膝、榮気凝滞、遍身疼痛するを治す、兼ねて婦人産後中風、角弓反張、堕車落馬、打撲損傷、瘀血内在するを治す、

　　当帰酒浸　天麻　川芎　羌活　白芍薬　熟地黄各等分

右末と為し、鶏子大の如き蜜圓、毎服一圓、木瓜兔絲子酒に浸し下す、脚痺、薏苡仁酒に浸し下す、中風、温酒米湯にて下す。」

【参考】 明《外科正宗》卷之三・附骨疽第三十二・附骨疽主治方

「神応養真丹　厥陰肝経、四気所襲を為し、脚膝無力、左癱右瘓、半身不随、

手足頑麻、言語蹇渋、気血凝滞、遍身疼痛者、並服し治す、

　　当帰　川芎　白芍　天麻　羌活　熟地搗膏　木瓜　兔絲子各等分

右細末と為し、地黄膏を入れ蜜を加え、桐子大如き丸、毎服百丸、空心に
温酒、鹽湯にて任せ下す。」

【参考】　明《外科正宗》巻之四・油風第八十八

「油風　乃 血虚、氣に隨い皮膚の栄養能わず、故に毛髪根空して脱落し片
を為す、皮膚光亮痒して虫が行く如し、此皆風熱虚に乗じ、攻注して然、
當に神応養真丹之を服し治す、外は以って海艾湯にて薫洗し、並効する、

　　神応養真丹鶴膝風門

治風寒暑湿襲於三陽部分、以致血脉不能榮運皮膚、虚痒発生、眉髪脱落、
皮膚光亮、服之」

神応養真湯 （しんのうようしんとう）

【出典】　平成《中医方剤輯要》

「神応養真丹　心肝血虚、頭暈目花、兩目干渋、或いは雀盲、肢体麻木、
爪甲淡白脆弱。面色蒼白或いは萎黄無華、疲倦乏力、唇色淡白、或いは頭
髪不澤、或いは不栄、或いは頭昏重痛、或しは時に掣痛し、或いは四肢筋
脉、拘攣疼痛し、或いは肢節屈伸不利し、或いは耳鳴耳聾し、或いは虚煩
易驚し、或いは形体消瘦し、或いは皮膚枯燥、瘙痒落屑し、或いは痛経掣
痛、并せて皆之を治す、

　　当帰　白芍　川芎　熟地黄各3　羌活　木瓜　龍骨　牡蠣　甜菊花　枸
　　杞子　兔絲子　橘皮　烏薬各1.5

右咬咀し、水煎して服す。」

真武湯 （しんぶとう）

【別名】　玄武湯《備急千金要方》巻第九

【出典】　後漢《傷寒論》辨太陽病脈證并治中

「太陽病、發汗、汗出解せず、其人仍発熱し、心下悸し、頭眩し、身瞤動
し、振振として地に擗と欲する者、真武湯之を主る、

真武湯方

茯苓　芍藥　生姜各三両、切　白朮二兩　附子一枚、炮、去皮、破八片

右五味、水八升を以って、三升を煮取り、滓（かす）を去り、七合を温服し、日に三服する。」

「少陰病、二三日不已（いえず）、四五日に至り、腹痛し、小便不利し、四肢沈重疼痛し、自下利する者、此水気有ると為す、其人或いは咳し、或いは小便利し、或は下利し、或いは嘔す者、真武湯之を主る、

真武湯方

茯苓三兩　芍藥三兩　白朮二兩　生姜三兩、切　附子一枚、炮、去皮、破八片

右五味、水八升を以って、三升を煮取り、滓（かす）を去り、七合を温服する、日に三服する、

若し咳の者、五味子半升、細辛一両、干薑一両を加える、

若し小便不利の者、茯苓を去る、

若し下利の者、芍藥を去り、干薑二兩を加う、

若し嘔の者、附子を去り、生姜を加え、前に足して半斤と為す。」

【参考】　明治《勿誤藥室方函口訣》巻下

「真武湯　此の方は内有水気と云うが目的にて、他の附子剤と違て、水飲の爲に心下悸し、身瞤動すること振振として地にたおれんとし、或いは麻痺不仁、手足引きつることを覚え、或いは水腫、小便不利、その腫虚濡（なん）にして力なく、或は腹以下腫ありて臂肩胸背羸痩（るいそう）、其の脉微細或は浮虚にして、大いに心下痞悶して飲食美ならざる者、或は四肢沈重、疼痛、下利するものに用いて効あり。方名は《千金》及び《翼》に従つて玄武に作るべし。」

参附湯（じんぶとう）

【出典】　宋《巖氏濟生續方》補遺・補虚評治

「参附湯　眞陽不足を治す、上氣し喘急し、自汗盗汗、氣虚頭暈し、但し是れ陽虚気弱之證、幷せて宜しく之を服す、

人参半両　　附子炮、去皮臍、一兩

右咬咀し、分け三服を作り、水二盞、生薑十片、煎じて八分に至り、滓を
去り、食前に温服する。」

【参考】　元《世醫得効方》卷第八・大方脉雑醫科・痼冷

「参附湯　　眞陽不足を治す、上氣喘息し、自汗盗汗、気短、頭暈、但し是
は陽虚気弱之證、拝せて宜しく之を服す、」

　　人参半両　　附子炮、去皮臍、一兩

右挫散、分け三服を作り、水二盞、薑十片にて煎じ、食前に温服する。」

【参考】　明《婦人良方校註補遺》

「参附湯　　陽気虚弱を治す、自汗悪寒し、或は手足逆冷し、大便自利し、
或は臍腹疼痛し、吃逆食せず、或は汗多く発痙等症、

　　人参一兩　　附子附子炮、五錢

一服を作る、薑棗水煎し、徐徐に服し、前方から人参を去り、黄芪を加え、
耆附湯と名付ける。」

参附龍骨牡蠣湯（じんぶりゅうこつぼれいとう）

【出典】　中華人民共和国《中医方剤臨床手冊》

「参附湯　　常用加減法

本方に龍骨、牡蠣を加え、即ち参附龍骨牡蠣湯、斂汗し、潜陽し、固脱の
作用有り、陰陽倶に竭し、汗出肢冷、面色浮紅、脉虚数或いは大無根を治
す」

参苓白朮散（じんりょうびゃくじゅつさん）

【出典】　宗《太平惠民和剤局方》

「参苓白朮散　　脾胃虚弱にて、飲食進まず、多困少力、中満痞噎、心忪気
喘、嘔吐泄瀉、及び傷寒咳嗽を治す。此の薬は中和にして熱せす、久しく
服すれは気を養い神を育て、脾を醒して色を悦はしめ、正を順らし邪を辟
く。

　　蓮子肉去皮　　薏苡仁　　縮砂仁　　桔梗炒令深黄色、各壹斤　　白扁豆薑汁浸去皮

方剤集　327

微炒、壹斤半　白茯苓　人参去蘆　甘草炒　白朮　山薬各弐斤

上を細末と為し、毎服二錢、棗湯にて調下す。小兒は歳数を量りて、加減して之を服す。」

【参考】　明治《勿誤藥室方函》巻上

「参苓白朮散　脾胃虚弱、飲食進まず、多困少力、嘔吐泄瀉するを治す。」

【参考】　明治《勿誤藥室方函口訣》巻下

「此の方は、脾胃の弱き人、飲食進まず泄瀉し易き者を治す。故に半井家にては、平素脾胃の至つて虚弱なる人、動（やや）もすれば腹の下ると云ふものに常用にすと云ふ。土佐道寿は、脾胃虚弱の候にて発熱悪寒の症あるを補中益氣湯とし、唯（ただ）労倦して飲食進まさるを此の方とす。又此の方の症にして下利一等重き《回春》の参苓白朮散とするなり。」

【参考】　《醫方集解》

〔主治〕「治脾胃虚弱、飲食不消、或吐或瀉」

〔製服〕　為末、、毎三錢、棗湯或米飲調服。

〔方義〕「此レ足ノ太陰陽明ノ薬也。治脾胃者、其ノ虚ヲ補ヒ、其ノ湿ヲ除キ、其ノ滞ヲ行ラシ、其ノ気ヲ調ノウ已（の）ミ。

人参　白朮　茯苓　甘草　山薬　薏仁　扁豆　蓮肉ハ皆ナ補脾ノ薬ナリ

然（しか）レドモ、茯苓　山薬　薏仁ハ脾ヲ理シ兼ネテ能ク湿ヲ滲（しめ）ラス

砂仁　陳皮ハ気ヲ調エ滞ヲ行ラスノ品也リ

然レドモ参　朮　苓　草ニ合ワセ、胃ヲ暖メ而又タ能ク中ヲ補フ

桔梗ハ苦甘ニシテ肺ニ入リ、諸薬ヲ能ク載セ上浮ス。又能ク地道ニ天気ヲ通ジ、昇降シテ和ヲ益スヲ気ヲシテ得サ使メ、且ツ以テ肺ヲ保チ燥ヲ防グ、薬之上僭（か）也」

【参考】　《上海中医薬大学方剤学教科書》

参苓白朮散

〔効能〕　益気健脾、滲湿止瀉。

〔主治〕　脾胃虚弱。食少、便溏、或は瀉、或は吐、四肢無力、形體消痩、胸脘悶脹、面色萎黄、苔白、質淡紅、脈細緩或は虚緩。

〔方解〕本方の証は脾気虚で湿を運化できず、湿が内から生じ、大便稀薄
或は泄瀉、苔白を現す。胃気弱になると食欲不振を現す。さらに脾
弱で水穀精微を運化できず、形體消痩、四肢無力、面色萎黄、脈細
虚緩が見られる。胃気失降になると、上逆するが嘔吐或は乾嘰（えつ）を現
す。中焦の気機不暢なので胸脘脹満を現す。本方は四君の平補脾胃
の気を主として扁豆、薏苡仁、山薬の甘淡、蓮肉の甘渋を配伍して
白朮を補助して、健脾、袪湿、止瀉を果たす。縮砂の辛温芳香醒脾
を加え、四君を佐して中州の運化を促進し、上下の気機を通じて吐
瀉を止める。桔梗は手太陰肺経の引経薬であり本方に配伍され、諸
薬を上焦に導いて肺を補益する。本方の証のほかに肺気虚、久咳痰
多を兼ねる場合も適応する。これは培土生金法の応用である。

【参考】《萬病囘春》薬性歌　回春壽世

蓮肉　　味甘、脾を健やかにし、胃を理し、瀉を止め、精を渋り、心を清
　　　　し気を養う。

薏苡仁　味甘、専ら湿痺を除く、筋節拘攣、肺癰、肺痿。

砂仁　　性温、胃を養い、食を進め、痛みを止め、胎を安じ経を通じ滞を
　　　　破る。

桔梗　　味苦、咽痛腫を療し、薬を載せて上升す。胸を開き壅を利す。

萹豆　　微凉、転筋吐瀉、気を下し、中を和し、酒毒を能く化す。

茯苓　　味淡、湿を滲し、竅を利し、白は痰涎を化し、赤は水道を通す。

人参　　味甘、大いに元気を補い、瀉を止め津を生ず、栄を調え衛を養う。

甘草　　甘温、諸薬を調和し炙すれば中を温め、生は火を瀉す。

白朮　　甘温、脾を健やかにし、胃を温め、瀉を止め、湿を除き、兼ねて
　　　　痰を殴つ。

山薬　　甘温、脾を利し、瀉を止め、腎を益し、中を補い諸虚治すべし。

【参考】　清《本草備要》

蓮子　　補脾、渋腸、固精。
　　　　甘温にして渋は、脾の果なり。脾は黄宮であり、故に能く水火
　　　　と交わり而して心腎と交わる。上下の君を安靖し、火邪に相う。

十二経脉の血気を益し、精気を渋り、腸胃を厚くし、寒熱を除く。脾泄久痢、白濁梦遺、女人崩帯及び諸血病を治す。大便燥者服す勿れ。心皮を去り蒸熟し焙して用いる。茯苓、山薬、白朮、枸杞を得れば良い。

黒くて水に沈む者は石蓮と為す。清心除煩、開胃進食、専ら赤痢、淋濁諸症を治す。蓮心を末にし、米飲にて下せば、産後の血蝎を療す。

薏苡仁　補脾胃、通、行水

甘淡、微寒にして土に属する、陽明胃の薬也。甘は胃を益し、土は水に勝つ、淡は湿を滲す。水を瀉すは土を益す所以なり、故に健脾という。水腫湿痺、胸気疝気、泄痢熱淋を治す。土を益すは金を生する所以なり、故に補肺清熱して、肺痿肺癰、咳吐膿血を治す。土を扶（たす）くるは、木を仰ぐ、故に風熱筋急拘攣を治す。但だ其の力は和緩で、他薬を倍して用うべきである。竹り熟し微し研る。殺蚘し堕胎す。

砂仁　即縮砂放逐、宣行気、調中辛、温辛竄。

肺を補い腎を益す、胃を和し脾を醒ます、快気し調中し、結滞を通行させる。

腹痛痞脹を治す、噎膈嘔吐、上気咳嗽、赤白瀉痢を治す。霍乱転筋、奔豚崩帯、袪痰し逐冷す、食を消し酒を醒ます、痛を止め胎を安じる。咽喉口歯浮熱を散じ、銅鉄骨硬に化す。広東省に出る、研って用いる。

桔梗　宣通気血、瀉火散寒、載薬上浮

苦、辛にして平。色白は金に属す、肺気分に入り熱を瀉す、手少陰心、足陽明胃経に兼ねて入り。気血を開堤し、表の寒邪を散ず、頭目咽喉、胸膈滞気を清利す。凡痰壅喘促、鼻塞。目赤、喉痺咽痛、歯痛、口瘡、肺癰干咳。胸膈刺痛。下痢腹痛、腹満腸鳴。并びに苦梗を以って之を開くに宜し。諸薬を舟楫にして、載せて之を上浮し、能く苦泄峻之剤を引き、ここに至高之分に至りて成功

す。養血排膿、補内漏。去浮皮、泔浸微炒用、畏龍胆、白笈、忌
猪肉。

白藊豆 補脾、除湿、消暑。

甘、温にて、腥香。色白く微黄は、脾之谷也り。脾を調え、胃を
暖める、三焦を通利し、濁を降ろし清を升らす、暑を消し湿を除
く、能く脾胃之暑を消し、渇を止め瀉を止むる、もっぱら中宮之
病。酒毒、河豚毒を解し。多食し壅気するを治す。

子 粗圓、色白者入薬、皮炒って研って用う。亦た浸して皮を去
れば生用者に及ぶ。

茯苓 補心脾、通、行水。

甘、温は脾を益し陽を助ける、淡は滲み竅を利し湿を除く。色白
は肺に入り瀉熱して膀胱を下通す。寧心益気、調営理衛、定魄安
魂す。憂怨驚悸。心下結痛、寒熱煩満、口焦舌干。咳逆。嘔噦。
膈中痰水。水腫淋労、泄瀉、遺精を治す。小便結者能く通し、多
者は能く止む。生津し止渇する。退熱し安胎する。松根の霊気を
結成す、以って大塊で堅く白者が良し、去皮、乳拌して蒸す。白
者は肺、膀胱気分に入る。赤者は心、小腸気分に入る。補心脾は
白が勝り、湿熱を利すは赤が勝さる、白蘞を悪み、地楡、秦艽、
亀甲、雄黄を畏れる、醋を忌む。

皮は、専ら能く行水し、水腫膚脹を治す。

人参 大補元気、生亦瀉火。

生：甘、苦、微涼。熟：甘、温。大補し肺中を元気にし、火を瀉
し、土を益し、金を生じる。目を明らかにし、心を開き智を益す、
精神を安じ驚悸を定め、煩渇を除く。血脉を通じ、堅積を破り、
痰水を消す。虚労内傷、発熱自汗、夢多く入れ混じり、嘔吐反胃、
虚咳喘促、瘧痢滑瀉、淋瀝脹満、中暑、中風、及び一切の血証を
治す。黄潤堅実で人の形をする者を良しとする。蘆を去って用い
る。補剤には熟を用い、瀉火には生を用いる。錬膏を服し、能く
何がなくても之があれば元気に帰る事ができる。人参が生えると

方剤集 331

き背陽を陰に向け、風や日光を喜ばない。焙って用いるを良しとし、鉄を忌む。茯苓を使となし五靈脂を忌む、皂角刺、黒豆、紫石英、人溲、鹹水を悪み、藜蘆に反す。人参蘆、能く痰涎を涌吐す、体虚の人之を用いて以って瓜帯に代う。

甘草　有補有瀉、能表能裏、可升可降。

味甘。生を用いれば気を平にし、脾胃の不足を補い心火を瀉す。炙を用いれば気を温め、三焦の元気を補い表寒を散ず。和剤に入れば則補益し、汗剤に入れば則解肌し、涼剤に入れば則邪熱を瀉し、峻剤に入れば則正気を緩め、潤剤に入れば則陰血を補う。能く諸薬の調和を助け、之をして争わず使しむ。肌を生じ痛みを止む、十二経を通じ、百薬毒を解し、故に国老の称号を有す。中満症は之を忌む。大きく結実な者を良とする。補中は炙を用い、瀉火は生を用う。陰茎中に達せば梢を用う。白朮、苦参、干漆を使と為し、遠志を悪み、大戟、芫花、甘遂、海藻に反す。然れども亦併用の者あり

白朮　補脾、燥湿。

苦は湿を燥かし、甘は脾を補い、温は中を和す。血に在れば補血し、気に在れば補気す。無汗は能く発し、有汗は能く止む。燥湿は則ち能く小便を利し、津液を生じ、泄瀉を止む、痰水腫満と黄疸湿痹を消す。補脾は則ち能く飲食を進め、労倦を被り、肌熱を止める。癥癖を化す。中を和せば則ち能く嘔吐を已む、痛を定め安胎する。血燥無湿の者は用いるを禁ず。能く膿を生じ作痛する、潰瘍は之を忌む。肥白の者は浙江省の地に出る。名付けて雲頭朮と云う。燥白の者は安徽省宣城県、歙県に出る。狗頭朮と名づく。やや浙江省が勝る。糯米泔水を用いて浸し、陳壁土で炒める。或いは蜜水で炒し、人乳に拌ぜて用う。

山薬　古名薯蕷。補脾肺、濇精気。

色が白いは肺に入り、味甘いは脾に帰す。脾肺の二経に入り、其の不足を補い、其の虚熱を清す。腸胃を固め、皮毛を潤し、痰涎

を化し、瀉利を止む。肺は腎母と為し、故に又腎を益し陰を強め、虚損労傷を治す。脾は心子と為し、故に又心気を益し、健忘遺精を治す。生にて搗き、癰瘡を敷き、腫硬を消す。色白く堅き者薬に入る。

清胃散 (せいいさん)

【出典】 金《脾胃論》巻下・調理脾胃治験

「清胃散 脾胃熱薬を服す因で、而して上下牙痛忍ぶ可からずに致るを治す、頭脳に満熱牽引し、大痛を發す、此足陽明と別絡にて脳に入る也、喜寒悪熱し、此陽明経熱盛に中り、而して作るす也、

眞生地黄 當歸身以上各三部 牡丹皮三錢

黄連揀浄、六部、如黄連不好、更加二部、如夏月倍之、大抵黄連臨處、増減無定

升麻一錢

右細末と為し、都に作り一服す、水一盞半、煎じ七分に至り、粗を去り、放冷し之を服す。」

清営湯 (せいえいとう)

【出典】 清《温病條辨》巻之一・上焦篇

「三十、脈虚、夜寐不安で、煩して渇し、舌赤、時に譫語有り、目常に開き閉じず、或いは喜閉して開かず、暑は手の厥陰に入る也。手の厥陰の暑温、清営湯之を主る。舌白滑者、与える可からず。

夜寐不安は、心神虚して陽が陰に入るを得らざる也。煩渇舌赤は、心が恣ままに用い心体虧也。時有譫語は、神明乱を欲する也。目常開不閉は、目は火戸の為、火性は急で、常にその火を泄するを以って開を欲し、且陽が陰に下交せず也。或いは喜閉不開者は、陰は亢陽を損う為、陰損じて陽光を見るのを嫌う也。故に清営湯を以って営中の熱を急清して、離中の虚を保つ也。若し舌白滑、惟熱重くなければ、湿亦重し、湿重ければ柔潤の薬を忌む、当に湿温の例中に之を求め、故に清営湯を与う可からず也、

清営湯

犀角三錢　生地五錢　玄參三錢　竹葉心一錢　麦冬三錢　丹參二錢　黄連

一錢五分　銀花三錢　連翹連心用二錢

水八杯、三杯を煑取り、日に三服す。」

生化湯（せいかとう）

【出典】　清《傳青主女科》産後編上巻・産後諸症治法・血塊

「此症古方に拘ること無く、妄りに蘇木、蓬、棱用い、人命を軽くを以って、

其の一に應じ血を散じる方、破血藥、倶に用ゆを禁ず、山楂は性緩と雖も、

亦能く命に害、擅ままに用ゆ可からず、惟生化湯血塊系の聖藥也、

生化湯原方

當歸八錢　川芎三錢　桃仁十四粒、去皮尖、研　黒薑五分　炙甘草五分

黄酒を用い、童便各半にて煎じて服す。」

清肝止淋湯（せいかんしりんとう）

【出典】　清《傳青主女科》女科上巻・赤帯下五

「婦人帯下有り而して色紅の者、血に似て血に非ず、淋瀝斷たず、所謂赤

帯也。夫れ赤帯は亦た濕病、濕是れ土之氣、宜しく見黄白之色を見る、今

黄白を見ずして赤を見る者、火熱故え也。火色は赤、故に帯下も亦た赤耳。

惟だ是れ帯脈は於腰臍之間に於いて係わり、近乎陰之地に至る、火に有り

宜しからず。而して今火症を見て、どうして其れ命門に於いて路通し、而

して命門之火出で而して之を燒くだろうか？　帯脈は腎に於いて通じるを

知らず、而して腎氣は肝の於いて通じ、婦人の憂思は脾を傷り、又鬱怒は

肝を傷るを加え、於是れ肝經之鬱火は内熾し、脾土を下刻し、脾土は運化

を能わず、濕熱之氣蘊は帯脈之間に於いて致り、而して肝は血を臟せず、

亦た帯脈之内に於いて滲み、皆脾氣に由いて受傷し、運化に力無く、濕熱

之氣、氣に随い下陷し、血に同じくして倶に下り、血に似て血に非ず之形

象の所以なり、其の色に於いて現れる也。其の實血與濕は兩に分ける能わ

ず、世人は赤帯を以って心火之屬と誤るなり。治法は須からく肝火を清し

而して脾氣を扶ける、則ちなんとか愈ゆであろう、方は清肝止淋湯を用ゆ、

白芍一兩、醋炒　當歸一兩、酒洗　生地五錢、酒炒　阿膠三錢、白面炒　粉丹皮三錢

黄柏二錢　牛膝二錢　香附一錢、酒炒　紅棗十個　小黒豆一兩

水にて煎じ服す。一劑にて少し止り、二劑にて又少し止り、四劑にて全て愈ゆ、十劑にて再發せず、此方但だ主に肝之血を補い、全く脾之濕の者を利せず、以って赤帯之病を為す、火重くして濕輕き也、火之所を失い以って旺んなる者、血之衰に因り、血を補い即ち制火制し以って足る。且つ水與血合し而して赤帯之症を為す、こともあろうに其の濕を濕に非ずと辨ずる能わず、則ち濕は亦た盡し化して而して血を為すなり、血を治し則ち濕も亦た除くの所以なり、又どうして利濕を多様する必要があろうか！此方之妙、妙は純に血を治すに於いて在り、少し清火之味を加え、故に獨奇し奏功する、倘お其濕を一たび利し、反って引火下行し、難に轉じ速効するなり、或いは問曰、先生前に其の脾土之氣を助くと言う、今但だ其肝木之血を補うとは何ぞ也？　平肝を以って芍薬を用ゆを知らず、則ち肝氣舒を得て行り、肝氣舒すれば自ら土を克せず、脾は克を受けず、則ち脾土は自ら旺ゆ、是れ平肝正に脾を扶う所以耳、又どうして人參、白朮之品を加え、累事に致る必要があろうか。」

清経散（せいけいさん）

【出典】　清《辨證録》卷之十一・婦人科・經調門

「婦人経来先期する者、其の経水甚だしく多く、人の血熱の極みを以って為す、誰も腎中の水、火旺を知らず、夫れ火旺則ち血熱、水旺則ち血多く、此有餘の病、不足の症の非ず也、有害不薬に似て、但有餘で過、則ち子宮大熱し、亦受孕し難き、男の精の虜、爍乾有りと恐れる。太過の者之を損じ、亦既に濟之道也。然るに火は其の有餘を任せる可からず、水断てば之不足に使えず。治法は但少しく其火を清し、水にて瀉すを必ずとせず、方を用ゆ、

牡丹皮三錢　地骨皮五錢　白芍三錢　青蒿二錢　黄柏五分　熟地三錢　茯苓二錢

方剤集　335

水で煎し服す、此方清経散と為すと名づく、二剤を服し自ら平也。」

清骨滋腎湯（せいこつじじんとう）

【出典】 清《傅青主女科》上巻・種子・骨蒸夜熱不孕

「婦人に骨蒸夜熱有り、火焦は體に遍じ、口乾舌燥、欬嗽吐沫、子を生む難き者、人は陰虚火動を為すを以って也、誰も骨髄内熱を知らず、夫れ・・・、方用清骨滋腎湯、

地骨皮一両、酒洗　丹皮五錢　沙参五錢　麦冬五錢　元参五錢、酒洗　五味子五分、炒研　白朮三錢、土炒　石斛二錢

水で煎じ、連服し三十剤、而して骨蒸解し、再服六十劑、自から受孕す、此方之妙」

清暑益気湯（せいしょえっきとう）

【出典】 金《脾胃論》巻中

「《刺志論》に云う、気虚して身熱し、之を得るは傷暑なり、熱が気を傷るが故なり、《痿論》に云う、遠くの所有り行きて労倦し、大熱に逢いて渇し、渇則ち陽気は内にて伐（そこ）なう。内にて伐なえば則ち熱は腎に舍（やど）る、腎は水臓也、今、水は火に勝ること能わず、則ち骨枯れて髄虚する、足は身を任せず、骨痿を発す、故に《下経》に曰う、骨痿の者、大熱を生ずる也、此れ湿熱は痿を成し、人骨にして乏無力令しめ、故に痿を治し独り陽明をとる、時当に長夏なれば、湿熱大いに勝り、蒸蒸而して燬（さか）り、人は之多く四肢困倦を感じ、精神短少、動作を懶（おこた）り、胸満気促、肢節沈疼す、或は気高く喘し、身熱而して煩し、心下膨痞し、小便黄而して少、大便溏而して頻、或は痢は黄糜の如く出で、或は泔色の如し、或は渇し或は渇せず、飲食を思わず、自汗し身重し、或は汗少なき者、血先ず病みて気病まざる也、その脈中に洪緩を得る、若し湿気相搏ち、必ず之を加えて以て遅、遅は病に互換少差と雖も、其の天、暑湿にして則ち一也、宜しく清燥之剤を以って之を治す、《内経》に云う、陽気の者、外を衛もり而して固と為す也、炅（ひ）すれば則ち気泄れる、今、暑邪は衛を干（おか）す、故に身熱して自汗す、

黄耆甘温補を以って君と為す、人参、陳皮、當歸、甘草甘微温、補中益気を臣と為し、蒼朮、白朮、沢瀉は滲利除湿す、升麻、葛根苦甘平は、善く肌熱を解し、又た風を以て湿に勝る也、湿勝れば則ち食消さず而して痞満を作す、故に炒曲甘辛、青皮辛温は食を消し気を快くす、腎は燥を悪む、急いで辛を食し以て之を潤す、故に黄柏苦辛寒は、甘味を借り熱を瀉し水を補うを以ってす、虚者其の化源を滋し、人参、五味子、麦門冬酸甘微寒を以て、天暑が庚金（肺）を傷るを救い佐と為すなり、名付けて曰く清暑益気湯、

　　清暑益気湯

　　黄耆汗炒減五分　蒼朮泔浸、去皮　升麻已上各一錢　人参去蘆　澤瀉　神麺炒黄　橘皮

　　白朮已上各五分　麦門冬去心　黄柏酒洗、去皮、二分或三分　葛根二分　五味子九枚

右件同じく咬咀し、都て一服に作り、水二大盞にて、一盞に煎じ至り、渣を去り、大いに温服す、食後に、剤の多少は、病に臨み斟酌す」

【参考】　明治《勿誤藥室方函口訣》

「此方は注夏病の主剤なり、虚弱の人、夏になれば羸痩して倦怠し、或いは泄利、或いは乏喘し、四肢煩熱する者を治す、此方は東垣の創意にて多味に過ぎたり、即効を取るには近製に方を用うべし、老人なれども持薬には此方を宜しとす、餘は近製の条下に具す」

【参考】　明治《勿誤藥室方函口訣》

「清暑益気湯《医学六要》

　　人参　白朮　麦門　五味　橘皮　甘草　黄柏　當歸　黄耆

此方は注夏病を主とす、《医学入門》春末夏初毎に遇い、頭疼脚軟、食少体熱、名付けて注夏病、之の治方、補中益気湯去升柴加黄檗、芍薬、五味子、麦門冬、即ち此方一類の薬なり、又張三錫新定方には麦門五味なく升麻薑棗あり、治飲食不節、労役所傷、腹脇満悶、短気遇春則口淡無味、遇夏雖熱猶有悪寒、飢則常如飽、不喜食冷物云云、是亦注夏病の主方なり、然れども注夏病は大抵此の方を服せしめ、《萬葉集》に拠って鰻鱺を餌食

方剤集　337

とし、閨房を遠ざくれば、秋冬に至って復する者なり、《金匱》に云う、春夏劇、秋冬瘥える、亦此病を謂うに似たり」

清暑益気湯（せいしょえっきとう）

【出典】　清《温熱経緯》巻四

「濕熱證、濕熱は気を傷り、四肢困倦、精神減少、身熱し気高く、心煩溺黄、口渇自汗、脉虚の者、東垣清暑益気湯主治とし用ゆ、

同一に熱渇し自汗而して脈虚神疲、便ち中気傷を受け、陽明鬱熱に非らざれば、清暑益気湯乃ち東垣の所製、方中に薬味頗る多く、學者当に於いて臨床時斟酌して去取す可す也、雄按、此脈此證、自ら清暑益気治すを以って宣ぶ、但東垣の方、清暑の名有ると雖も、而して清暑の實は無き、顴江江南仲治孫子華之案、程杏軒治汪木工之案を知るべし、故に臨床時須く斟酌して去取する也、

餘此等の證を治す毎に、輒ち西洋参、石斛、麦冬、黄連、竹葉、荷桿、知母、甘草、粳米、西瓜翠衣等、暑熱を清し而して元気を益すを以って、手を取り応ずること無く効也、」

清心蓮子飲（せいしんれんしいん）

【出典】　宋《太平恵民和劑局方》巻之五・治痼冷・寶慶新増方

「心中蓄積、事常に煩躁するに因り、思慮労力、憂愁抑鬱し、是れ小便白濁、或いは沙漠有ることを到り、夜夢走泄し、遺瀝澁痛し、便赤く血の如く、或いは酒食過度に因り、上盛下虚し、心火炎上、肺金剋を受け、口舌乾燥し、漸く消渇を成し、睡臥安からず、四肢倦怠し、男子の五淋、婦人の帯下赤白、及び病後の気収斂せず、陽は外に浮き、五心煩熱するを治す、薬性温平にして、冷ならず熱ならず、常に服して心を清し神を養い、精を秘し虚を補い、調胃を滋潤し、気血を調和す、

　　石蓮子去心　白茯苓去皮　黄耆蜜炙　人参各七銭半　麦門冬去心　地骨皮
　　黄芩　甘草炙　車前子各半両

右剉散し、三銭を毎服し、麦門冬十粒、水一盞半　煎じて八分を取り、滓

を去り水中に沈めて冷まし、空心食前に服す、発熱には柴胡薄荷を加え煎
じる。」

【参考】 明《外科正宗》巻之三・下疳論第三十六・下疳主治方

「清心蓮子飲黄耆　赤茯苓　人参　地骨皮　黄芩　甘草　併澤瀉　麦門加上效堪堪
題疳

心經濕熱小便赤渋、玉茎腫痛、或いは茎竅作疼、心火上炎し上盛下虚に及
び、口苦咽乾煩躁し渇を作し、又虚陽口渇を治す、小便白濁し夜は安静、
蓋し則ち発熱する者、

　　石蓮子　黄耆　黄芩　赤茯苓　人参各一錢　炙甘草　澤瀉　麦門冬　地
　　骨皮各五錢

水二鐘、八分に煎じ、空心併びに食前に服す。」

【参考】 明治《勿誤薬室方函口訣》巻下

「此方は、上焦の虚火亢（たか）ぶり下元之が為に守を失い、気淋白濁等の症をな
す者を治す、又遺精の症、桂枝加龍蠣の類を用いて効なき者は上盛下虚に
属す、此方に宜し、若し心火熾（さか）んにして妄夢失精する者は龍胆瀉肝湯に宜
しい。一体此方は脾胃を調和するを主となす、故に淋疾下疳に因る者に非
ず、又後世の五淋湯、八正散の之く處に比すれば虚候の者に用ゆ、名医方
考には勞淋の治効を載す、加藤謙齊は小便餘瀝を覚ゆる者に用ゆ、余、数
年歴験するに、勞動力作して淋を発する者と、疝家などにて小便は佳なり
通ずれども跡に残る心持ありて了然たらざる者に効あり、又咽乾く意あり
て小便餘瀝の心を覚ゆるは猶更（なおさら）此方の的当とす、正宗の主治は拠とするに
足らず。」

清燥救肺湯（せいそうきゅうはいとう）

【出典】 清《温病條辨》巻之一・上焦篇

「五八、諸気膹鬱し、諸もろ痿喘嘔の因は燥者なり、喻氏清燥救肺湯之を
主る。

　清燥救肺湯方、

　石膏二錢五分　甘草一錢　霜桑葉三錢　人参七分　杏仁泥、七分　胡麻仁炒

研、一銭　阿膠八分　麦冬不去心、二銭　枇杷葉去浄毛、炙六分
水一碗、六分煮て、頻頻に二、三次温服する。痰多は貝母、瓜蔞を加え、
血枯は生地黄を加え、熱甚だしきは犀角、羚羊角、或牛黄を加える。」

生地黄散 (せいぢおうさん)

【出典】　金《素問病機氣宜保命集》巻下・婦人胎産論第二十九。

「諸々の血に寒なく、衄血、下血、吐血、溺血皆熱に属す、但し血家の證、
皆宜しく此の薬を服す、生地黄散、
　　生地黄　熟地黄　枸杞子　地骨皮　天門冬　黄耆　芍薬　甘草　黄芩
右各等分にし同じく剉み、一両を毎服す、水一盞半、一盞に至り煎じ、滓
を去り温服す、脈微、身涼し、悪風、一両毎に桂半銭を加ゆ、吐血の者此
證に多い。」

清肺湯 (せいはいとう)

【出典】　清《醫宗金鑑》巻四十一・雑病心法要訣

「清肺湯、卽麥冬、天冬、知母、貝母、甘草、橘紅、黄芩、桑皮也、
痰燥有りは出し難し、栝樓子を加え、痰多きは半夏を加え、喘には杏仁を
加え、胸膈氣不快は枳殻、桔梗を加ゆ、久しくして即ち宜しく斂めるは、
五味子を加ゆ」

聖愈湯 (せいゆとう)

【出典】　金《蘭室祕藏》巻下

「聖愈湯　諸悪瘡出血多く心煩不安し、睡眠を得れず、亡血故也、此薬を
以って之を主どる、
　　生地黄　熟地黄　川芎　人参已上各三分　當歸身　黄耆已上各五分
右咬咀、麻豆大の如く、都作一服す、水二大盞、煎じ一盞に至り、粗を去
り、稍熱し、時に無く服す、」

折衝飲 (せっしょういん)

【出典】 江戸《産論》巻之一

「病侯に曰く、妊娠二三月血塊下り、

治法に曰く、當に剖して之を視るに、恐れるに是傷産也、已に傷産を知れ
ば、當に折衝飲を興え、但だ血塊の者を下す可し也、乃ち傷産に非ざるを
知る也、

　　折衝飲方

　　芍薬　桃仁　桂枝各一錢　紅花半錢　當歸　芎藭　牛膝各八分　牡丹皮

　　延胡索各五分　甘草一分

右十味、水二合半を以って、一合半を煑取り、服す。」

【参考】 明治《勿誤藥室方函》

「妊娠二三月、血塊を下すを治す、

　　桂枝　芍薬　桃仁各一錢　当帰　川芎　牛膝各八部　延胡索五分　紅花半

　　錢　牡丹五分

右九味。按ずるに《聖惠方》牛膝散、木香を去り、紅花を加う。」

【参考】 明治《勿誤藥室方函口訣》

「此方は《婦人良方》の牛膝散に加減したる者なり。産後、悪露尽きざる者、
及び婦人瘀血に属する諸症に用ひて宜し。世醫桂苓丸と同様に見做すれど
も、桂苓丸は癥瘕を主とし、此方は行血和潤を主とするなり。」

宣鬱通経湯 (せんうつつうけいとう)

【出典】 清《傳青主女科》巻上・經水未來腹先疼

「婦人經前に腹疼有り、数日後に經水行る者、其の經來の多くは紫黒塊、
人の寒極まり為すを以って然る也、誰も熱極まり火化せずを知らず、夫れ
肝は木に属し、其の中に火有り、舒は則ち通暢し、鬱は則ち揚がらず、經
は行るを欲し肝は應せず、則ち抑拂し其気は疼を生じる、然るに經満ち則
ち蔵に内る能わず、肝中之鬱火焚焼し、内に逼り經に出で、則ち其火亦之
に因って怒洩れる、其の紫黒の者、水火兩に戦う之の象也、其の塊を成す
者、火煎し成形之状也、經を失い其の經を為す者は、正に鬱火内を奪い其

方剤集 341

の權耳、治法は宜しく肝中之火大いに洩れ、然るに肝之火洩れ、肝の鬱解せず、則ち熱之標去る可し、熱之本未だ除かず也、其れ　何を益すを能う、方は宣鬱通經湯を用ゆ、

　　　白芍薬五錢、酒炒　　當歸五錢、酒洗　　丹皮五錢　　山梔子三錢、炒

　　　白芥子二錢、炒研　　柴胡一錢　　香附子一錢、酒炒　　川鬱金一錢、醋炒

　　　黄芩一錢、酒炒　　生甘草一錢

水で煎じ連けて四剤、月斷下り先に腹疼せず経行の後にするは、此方肝之血を補い肝之鬱を解す、肝之気を利して肝之火を降ろす、奏功之速さの所以なり。」

桑菊飲（そうぎくいん）

【出典】　清《温病條辨》巻一・上焦篇

「六、太陰風熱、但咳、身に甚だしい熱はなく、微渇の者、辛涼軽剤、桑菊飲之を主どる。咳、熱傷肺絡也、身不甚熱、病不重也、渇而微、熱不甚也、恐病輕薬重、故立軽剤方、

　　　辛涼軽剤桑菊飲方

　　　杏仁二錢　　連翹一錢五分　　薄荷八分　　桑葉二錢五分　　菊花一錢　　苦梗二錢

　　　甘草八分　　葦根二錢

水二杯、一杯を煑て取り、日に二服す。二三日解せず、気粗し喘に似て、燥で気分証に在れば、石膏、知母を加える。舌絳で暮熱、燥が甚だしく、邪初めて営に入れば、玄參二錢、犀角一錢を加える。血分に在る者、薄荷と葦根を去り、麦門冬と細生地、玉竹、丹皮各二錢を加える。肺熱甚だしいものは、黄芩。渇する者は花粉を加える。」

「五五、燥を感じ咳の者、桑菊飲之を主どる、亦救肺衛の軽剤也」

桑杏湯（そうきょうとう）

【出典】　清《温病條辨》巻一・上焦篇

「五四、秋は燥氣を感じ、右脉数大、手太陰気分を傷る者、桑杏湯之を主る、前人の云うに、六気の中、蓋然にあらずを以って惟燥は病を為さず、蓋し

《内經》を以って少秋は燥を一條に於いて感じ、故に此議有る耳、陽明の如きは天之年を司り、燥金之病無く、大抵春秋二令、気候は夏冬之偏寒偏熱に較べ平和と為す、其れ冬夏之伏氣に於いての由は而して病の者重く、本氣自病の者軽き耳、其れ本氣自病之燥證に於いての由は、初起必ず肺衛に在り、故に桑杏湯を以って気分之燥を清す也、

　桑杏湯方辛涼法

　桑葉一錢　杏仁一錢五分　沙参二錢　象貝一錢　香豉一錢　梔皮一錢　梨皮一錢

水二杯、一杯を煮取り、之を頓服す、重き者再び作り服す」

桑螵蛸散（そうひょうしょうさん）

【出典】　宋《本草衍義》巻之十七・桑螵蛸

「自ら採る者は眞、市中所售者、恐れて皆桑中得ず者、本圖經の浸炮の法に属し、不若蒸過を佳と為す、隣家に一男子有り、小便日に数十次、稠い米泔の如き、色亦白、心神恍惚とし、痩瘁食減し、以って女勞之を得ず、此桑螵蛸散を服しせしめ、未だ一劑、神魂を安じ心志を定む、健忘、小便数を治し、心気を補う

　桑螵蛸　遠志　菖蒲　龍骨　人参　茯神　當歸　龜甲醋で炒り已上各一両

末と為し、夜卧人参湯で調え二錢を下す、桑上無き者は、即ち餘者を用い、仍なお炙桑白皮を以って之を佐とすべし、蓋し桑白皮水を行し、意は桑螵に摂すを以って腎經に就く、桑螵蛸を用いるの意は此の如く、然るに男女の虚損、益精、陰痿、夢失精、遺溺、疝瘕、小便白濁、神衰關わらざる也。」

【参考】　清《成方便讀》

「夫便数の一証、下において火盛に属する者有り、下虚不固に属するものあり、ただし火あれば、その便は必ず短にして赤く、或澁にして痛み、自らの脈証有り、其不固なるを、或水火交わらず、或脾腎の気弱り、時に便せんと欲して禁止する能わず、老人小児多くこれあり、凡そ小児の睡中に遺溺するは、また腎虚の致るに属す、桑螵蛸は補腎固精し、遠志とともに腎に入り、よく腎気を通じ、上は心に達し、菖蒲は心竅を開き、君主とし

て参帰の補を得受けしむ、而茯苓の下行を用うるは、心気を降ろして腎に下行す、かくのごとくして心腎は自ずと交わる、龍と亀はみな靈物、一は即ち肝に入りてその魂を安じ、一は即ち腎に入りてその志を寧んず、肝は疏泄を司り、腎は閉臓を主るを以って、両臓各各其職を守れば、宜しく前証皆愈ゆるなり。」

雙和湯（そうわとう）

【出典】 宋《太平惠民和劑局方》卷之五・補虚損・寶慶新増方

「男子婦人の五勞六極七傷にて、心腎倶に虚し、精血気少、遂に虚勞と成すを治す。百骸枯瘁、四肢倦怠、寒熱往来、咳嗽咽乾、行動喘乏、面色萎黄、略触れる所有れば、他疾に成り易し。或いは冷に傷れるときは、則ち宿食消えず、脾疼腹痛、瀉痢吐逆し、或いは熱に傷れるときは、則ち頭旋目眩、痰涎気促、五心煩熱し、或いは飢飽動作、喜怒驚恐に因り、病随って至り、或いは虚脹して食を思わず、或いは多食して肌肉を生ぜず、心煩するときは則ち虚汗盜汗するを治す。一切の虚勞敢えて燥薬を服せざる者は、並びに宜しく之を服すべし。常に服すれば中を調え気を養い、血を益し神を育て、胃を和し食を進め、虚損を補う。

　　白芍薬七兩半　黄耆蘆を去り、蜜炙　當歸洗い蘆を去り、酒製　熟地黄淨め洗い、酒蒸す　川芎蘆を去る、各三両　甘草炙る　肉桂粗皮を去り、火を見らず各二両二錢半

右を細末と為し、毎服二錢、水一盞半、生薑三片、大棗子一枚、煎じて六分に至り、空心・食前に服す。生冷菓子等の物を忌む。」

続命湯（ぞくめいとう）

【出典】 後漢《金匱要略》中風歴節病脉證幷治第五

「《古今録驗》続命湯、中風痱、身體自ずから収むること能わず、口言うこと能わず、冒昧痛む處を知らず、或いは拘急して轉側するを得ざるを治す。

　麻黄　桂枝　當歸　人参　石膏　乾姜　甘草各三両　芎藭一兩

　　杏仁四十枚

右九味、水一斗を以って、煮て四升を取り、一升を温服する。當に小しく
汗をすべし。薄く脊を覆いて、几に憑りて坐し、汗出づれば則ち愈ゆ。汗
せざれば更に服す。禁ずる所無きも、風に當ること勿れ。并びに但だ伏し
て臥すことを得ず、咳逆上気し、面目浮腫するを治す。」

【参考】 明治《勿誤藥室方函口訣》巻上

「此方は偏枯の初起に用いて効あり。其他、産後中風、身体疼痛する者、
或いは風湿の血分に渉りて疼痛止まざる者、又は後世、五積散を用ふる症
にて熱勢劇しき者に用ゆべし。」

【参考】 《黄帝内經霊枢》熱論

「痱の病為るや、身に痛み無き者は、四肢収まらず、智乱るること甚だし
からず、其の言うこと微しく知るは、治す可し、甚だしければ則ち言うこ
と能わず、治す可からず也。」

【参考】 明治《勿誤藥室方函》小続命湯

「小続命湯千金 卒中風、死せんと欲し、身体緩急し、口目不正、舌強ば
り語る能わず、奄奄忽忽、神情悶亂するを治す、諸風之を服して皆験あり、
人をして虚せざらしむ。

　　附子一枚　防風一兩半　芍薬　防已　杏仁　人参　川芎　麻黄　黄芩
　　甘草　桂枝各一兩　生薑五分
右十二味。」

【参考】 明治《勿誤藥室方函口訣》小続命湯

「小続命湯　此方は中風初起、病経絡にある者の主治とす、《金匱》続命湯
とは陰陽の別あり、症に随って撰用すべし、楓亭は此の方の症にして桂附
の用い難き者に烏薬順氣飲を用ひ、又此方の症にして上気強く面浮腫する
者には、西州小続命湯を用ゆなり。」

【参考】 宋《太平惠民和劑局方》諸風附脚気　烏薬順氣飲

「烏薬順氣飲　男子・婦人一切の風気攻注、四肢骨節疼痛、遍身頑麻、頭
目旋暈するを治す、及び癰瘓にて語言塞渋、筋脈拘攣するを療す、又脚気
にて歩履艱難、脚膝軟弱、婦人の血風、老人の冷気上攻、胸臆両脇刺痛、
心腹膨張、吐瀉腸鳴するを治す。

麻黄根去節　陳皮去白　烏薬去木各二両　川芎　白僵蚕去絲去嘴炒　枳殼去

穰麩炒　白芷　甘草炒　桔梗各一兩　乾姜炮半両

右細末を為し、毎服三錢、水一盞、薑錢三片、大棗一枚、煎じて七分に至

り、温服する。如し四時の傷寒にて、憎寒壮熱、頭痛肢体倦怠には、葱白

三寸を加えて、同じく煎じ併服して汗を出して差ゆ、如し閃挫して身体疼

痛するには、温酒にて調服す、遍身掻痒し、之を抓けば瘡と成るには、薄

荷三葉を用い煎じ服す、常に服すれば風を疏し気を順らす、孕婦は服すべ

からず。」

蘇合香丸 (そごうこうがん)

【出典】　宋《蘇沈内輪良方》巻後

「蘇合香丸　肺痿客忤鬼氣、傳屍狀連、痷瘲等の疾を治す、又心痛、霍亂

吐痢、及び諸瘲を治す、瘀血月閉、痃癖疔腫驚癇、邪鬼孤媚、瘴癘^{しょうれい}等の疾

を治す、

　　蘇合香　白朮　硃砂　沈香　訶子肉　丁香　木香　香附子　白檀香

　　乳香　蓽撥　烏犀屑　安息香各一両　麝香　龍脳各半両

右末と為し、煉蜜にて鶏頭實大の如く丸にし、毎服一丸、温酒にて嚼し下

し、人参湯亦た得る」

【参考】　宋《太平恵和劑局方》巻之三・治一切氣

「蘇合香圓　傳屍骨蒸^{でんし}、痷殜肺痿^{ちょうちょう}、痙忤鬼気卒心痛^{しゅご}、霍亂吐利、時氣鬼魅

瘴癘^{しょうぎゃく}にて、赤白暴利、瘀血月閉、痃癖疔腫驚癇、鬼忤人に中り、小兒の

吐乳、大人の狐狸等の疾を療す、

　　蘇合香油安息香膏の内に入れる　熏陸香別に研る　龍脳研る各一両　青木香

　　白朮　白檀香　丁香　朱砂研り水飛す　沈香　香附子炒り毛を去る　烏犀

　　鐻屑す　蓽撥

　　安息別に末と為し無灰酒一升を用い、熬りて膏とす　麝香研る　訶梨勒煨し^{かりろく}

　　皮を去る各二両

右細末と為し、研薬を入れ匀え、安息香膏幷びに煉白蜜を用い和劑し、毎

服施園圓すること梧桐子大の如くし、早朝に井花水を取りて、温冷意に任

せて、四圓を化し服す、老人小兒は一圓を服すべし、温酒にて化服するも亦得、并びに空心に之を服す、蠟紙を用いて一圓を裹み、弾子大の如くなるを、緋絹袋に盛り、心に当てて之を帯ぶれば、一切の邪神敢えて近づかず、龍脳去りて、麝香蘇合香圓と名付け、一切の冷気にて胸膈噎塞、腸中虚鳴、宿飲消さざるを治す、餘證並びに同じ」

蘇子降気湯 (そしこうきとう)

【出典】 宋《太平惠民和劑局方》巻之三・一切気・宝慶新增方。

「蘇子降気湯　男女虚陽上り攻め、気升降せず、上盛下虚して、膈壅に痰多く、咽喉不利し、咳嗽し、虚煩して飲を引き、頭目昏眩、腰疼脚弱し、肢體倦怠し、腹肚疞刺、冷熱気瀉し、大便風祕し、澀滯し通ぜず、肢體浮腫し、飲食に妨げあるを治す、

　　紫蘇子　半夏湯洗柒次各二兩半　川當歸去濾壹兩半　甘草爁貳兩　前胡去蘆

　　陳皮去白壹兩半　厚朴去麁皮、薑汁拌炒各壹兩　肉桂去皮壹兩半

右細末と為し、毎服二大錢、水壹盞半、生薑貳片を入れ、棗子壹個、紫蘇伍葉、同じに煎じ、八分に至り、滓を去り、熱服す、時候に拘ず、常に服すれば神を清し順氣し、五臟を和し、滯氣を行らし、飲食を進み、湿気を去る。」

【参考】 明治《勿誤藥室方函口訣》巻下

「此方は脚気上気を治する方なれども、今の脚気には効少なし。上気は今の喘息のことにて、虚気亢ぶり喘鳴する者の効あり。故に後世にて足冷喘急を目的として用ゆ。又耳鳴、鼻衄、歯搖、口中腐爛、咳血、水腫、喘満等の症、足冷の侯あれば必ず効あり。《易簡方》に『下元虚冷、并せて尊年気虚之人、元上壅之患、補薬を服して得らざる者、之立効を用う』とあり。此の意、脚気に用ゆるにも、又雑病に用ゆるにも、よき口訣と知るべし。又此方に天南星、川芎、細辛、桔梗、茯苓を加えて大降気湯と名ずけ、痰咳甚だしく或は水気ある者を治す。症に臨んで試むべし。」

― た ―

大柴胡湯（だいさいことう）

【出典】　後漢《傷寒論》辨太陽病脉證并治中

「太陽病、過經十餘日、反って二,三之を下し、後四,五日、柴胡の證仍お在る者は、先ず小柴胡を與う、嘔止まず、心下急、鬱鬱微煩する者、未だ解せずと為すなり、大柴胡湯を與えて之を下せば、則ち愈ゆ、

　　大柴胡湯方

　　柴胡半斤　黄芩三両　芍薬三両　半夏半升、洗　生薑五両、切　枳實四枚、炙　大棗十二枚、擘

右七味、水一斗二升を以って、六升を煮取り、滓を去り再煎し、一升を温服し、日に三服す、一方に大黄二両を加う、若し加えざれば、恐らく大柴胡湯と為さず、」

【出典】　後漢《傷寒論》辨太陽病脉證幷治下

「傷寒十餘日、熱結んで裏に在り、復た往来寒熱する者は、大柴胡湯を與う、但だ結胸して大熱無き者は、此れ水結んで胸脇に在りと為すなり、但だ頭微かに汗出づる者は、大陷胸湯之を主どる、」

「傷寒発熱、汗出で解せず、心中痞鞕、嘔吐して下利の者、大柴胡湯之を主どる、」

【参考】　後漢《金匱要略》腹満寒疝宿食病脉證治第十

「之を按じ心下満痛する者は、此を実と為す、當に之を下すべし、大柴胡湯に宜し、」

【参考】　明治《勿誤藥室方函口訣》巻上

「此方は少陽の極地に用ゆるは勿論にして、心下急、鬱鬱微煩と云うを目的として世の所謂る痼証の鬱塞に用ゆるときは非常の効を奏す、恵美三伯は此の症の一等重きに香附子、甘草を加う、高階枳園は大棗、大黄を去り、羚羊角、釣藤、甘草を加う、何れ（いず）も痼証の主薬とす、方今、半身不随して不語するもの、世医中風を以って目すれども、肝積、經遂を塞ぎ、血氣の順行あしく、遂に不遂を為すなり、肝実に属する者、此の方に宜し、尤も

348

左脇より心下へかけて凝り、或いは左脇の筋脈拘攣し、之を按じて痛み、大便秘し、喜怒等ノ證を目的とすべし、和田家の口訣に、男婦共に櫛けずる度に髪ぬけ年不相応に髪の少なきは肝火のなす処なり、此の方大いに効ありと云う、又痢疾初起、発熱、心下痞して嘔吐ある症、早く此の方に目を付くべし、又小児疳労にて毒より来たる者に、此の方に當歸を加え用ひて其の勢を挫き、其の跡は小柴胡、小建中ノ類にて調理するなり、其の他、茵陳を加へて発黄、心下痞鞕者を治し、鷗鵑菜を加へて蚘虫熱嘔を治するノ類、運用最も広し、」

大承気湯（だいじょうきとう）

【出典】　後漢《傷寒論》辨陽明病脈證并治

「陽明病、脈遅にして汗出ずると雖も、悪寒せざる者は、其の身必ず重く、短気腹満して喘す。潮熱有る者は、此れ外解せんと欲す。裏を攻むべきなり。手足濈然として汗出ずる者は、此れ、大便已に鞕きなり。大承気湯之を主どる。若し汗多く、微しく発熱悪寒する者は、外未だ解せざるなり。其の熱潮せずれば、未だ承気湯を与うべからず。若し腹大満して通ぜざる者は、小承気湯を与うべし。微しく胃気を和し、大いに泄下せしむ勿れ、

　大承気湯方

　大黄四両、酒洗　厚朴半斤、炙、去皮　枳実五枚、炙　芒硝三合

右四味、水一斗を以って、先に二物を煮て、五升を取り、滓を去り、大黄を内れ、更に二升を煮て取り、滓を去る。芒硝を内れ、更に微火で一両沸させ、分けて温め再服す、下を得れば、餘を服す勿れ。」

濈然：絶え間なく

「陽明病、潮熱し、大便微しく鞕き者は、大承気湯を与うべし。硬からざる者は、之を与えず。若し大便せざること六七日なれば、恐らく燥屎あらん。之を知らんと欲するの法は、少しく小承気湯を与え、湯の腹中に入りて、転失気する者は、此れ燥屎有り。乃ち之を攻むべし。若し転失気せざる者は、此れ但だ初頭硬く、後必ず溏す。之を攻むべからず。之を攻むれば必ず腹脹して、食す能わざるなり。水を飲まんとい欲する者は、水を与

うれば則ち噦す。其の後発熱する者は、必ず大便復た硬くして少なきなり。小承気湯を以って之を和す。転失気せざる者は、慎んで攻む可からずなり。」

「傷寒、若しくは吐し若しくは下して後、解せず。大便っせざること、五、六日、上十餘月に至り、日晡所潮熱を発し、悪寒さず、独語して、鬼状を見わすが如し、若し劇しき者は、発すれば則ち人を識らず。循衣摸床、惕れて安からず、微喘して直視す。脉弦の者は生き、濇の者は死す。微の者は、但だ発熱譫語する者は、大承気湯之を主る。若し一服して利すれば後服を止む。」 循衣摸床：衣服の縁を撫でたり布団の上を摩ったり　惕：恐れ戦く

「陽明病、譫語して潮熱有り。反って食し能わざる者は、胃中に必ず燥屎五六枚あるなり。若し能く食する者は、但だ鞭きのみ、宜しく大承気湯にて之を下すべし」

「汗出でて譫語する者は、燥屎有りて胃中に在るを以て、此れ風と為すなり。須らく之を下すべき者は、經過すれば乃ち之を下すべし。之を下すこと若し早ければ、語言必ず乱る。表虚し裏実するを以ての故なり。之を下すれば則ち愈ゆ。大承気湯に宜し。」

「二陽の併病、太陽の証罷んで、但だ潮熱を発し、手足漐漐として汗出で大便難にして譫語する者は、之を下せば則ち愈ゆ、大承気湯に宜し。」

漐漐：絶え間なく

「陽明病、之を下して、心中懊憹して而して煩し、胃中に燥屎有る者は、攻む可し。腹微満し、初頭鞭く、後必ず溏すれば、之を攻む可からず。若し燥屎有る者は大承気湯に宜し。」 懊憹：煩悶して耐え難い様

「大いに下して後、六七日大便せず、煩して解せず、腹満して痛む者は、此れ燥屎有るなり。然る所以の者は、本宿食あるの故なり。大承気湯に宜し。」

「病人、小便不利し、大便乍ち難く、乍ち易く、時に微熱有り。喘冒して臥する能わざる者は、燥屎有るなり。大承気湯に宜し。」

「病を得て二三日、脈弱にして太陽柴胡の証無く、煩躁して心下鞭、四五日に至り、能く食すと雖も、小承気湯を以って、少少与えて、之を微しく

350

和し、少しく安からしめ、五六日に至り、承気湯一升を与う。若し大便せ
ざること六七日、小便少なき 者は、食す能わずと雖も、但だ初頭鞕、後
必ず溏す。未だ定まって鞕と成らず之を攻むれば必ず溏す。須らく小便を
利し、屎定まり鞕となり、乃ち之を攻む可し。大承気湯に宜し。」

「傷寒六七日、目中了了たらず、睛和せず。表裏証無く、大便難にして、
身に微熱ある者は、此れ実すと為すなり。急いで之を下せ。大承気湯に宜
し。」

　　　目中不了了：両目がぼんやりとする　　睛不和：目にイキイキとした動きがない

「陽明病、発熱して汗多き者は、急に之を下せ。大承気湯に宜し。」

「発汗して解せず、腹満して痛む者は、急に之を下せ。大承気湯に宜し。」

「腹満減せず、減ずるも言うに足らざるは、当に之を下すべし。大承気湯
に宜し。」

「陽明少陽の合病は、必ず下利す。其の脈負ならざる者は順なり。負なる
者は失なり。互に相剋賊するを名付けて負と為すなり。脈滑にして数の者
は、宿食あるなり。当に之を下すべし、大承気湯に宜し。」

【出典】　後漢《傷寒論》辨少陰病脈證并治

「少陰病、之を得て二三日、口燥き咽乾く者は、急に之を下せ。大承気湯
に宜し。」

「少陰病、自利清水、色純青、心下必ず痛み、口乾燥する者は、急に之を
下せ。大承気湯に宜し。」　　　　　　　　色純青：汚水にして黄色なきをいう

「少陰病、六七日腹張り大便せざる者は、急に之を下せ。大承気湯に宜し。」

【出典】　後漢《傷寒論》弁可下病脈証并治第二十一

「脈双弦にして遅の者は、必ず心下鞕。脈大にして緊の者は、陽中に陰あ
るなり。以 て之を下すべし。大承気湯に宜し。」

「病腹中満痛する者は、此れ実と為すなり、当に之を下すべし、大柴胡湯
に宜し。」

【出典】　後漢《金匱要略》痙湿喝病脈證并治第二

「痙の病為る、胸満口噤し、臥して席に着かず、脚攣急し、必ず齘歯す。
大承気湯を 与える可し。」　　　臥不着席：反張　齘歯：甚だしい牙緊と歯軋り

方剤集　351

【出典】　後漢《金匱要略》巻上・腹満寒疝宿食病脉證治第十

「問うて曰く、人の病に宿食有り。何を以って之を別たん。師の曰く、寸口の脉浮にして大にして、之を按ぜば反って濇。尺中も亦微にして濇。故に宿食有るを知る。大承気湯之を主る。」

「脈数にして、滑の者は、実なり。此れ宿食あり。之を下すれば愈ゆ。大承気湯に宜し。」

「下利し食を欲せざる者は、宿食有るを以っての故なり。当に之を下すべし。大承気湯に宜し。」

【出典】　後漢《金匱要略》巻中・嘔吐噦下利病脈證治第十七

「下利、三部の脈皆平。之を按じて心下堅の者は。急に之を下せ。大承気湯に宜し。下利、脈遅にして滑の者は、実なり。利未だ止むを欲せず、急に之を下すべし。大承気湯に宜し。

下利し脈反って滑は、当に去る所有るべし。之を下せば乃ち愈ゆ。大承気湯に宜し。下利差えて後、其の年月日に至り、復た発する者は、病尽きざるを以っての故なり。当に之を下すべし。」

【出典】　後漢《金匱要略》婦人産後病脈證并治第二十一

「問うて曰く、新産の婦人に三病有り。一は痙を病み、二は鬱冒を病み、三は大便難しとは、何の謂ぞや。師の曰く、新産にして血虚し、多く汗出て、喜風に当たる。故に痙を病ましむ。亡血し復汗して、寒多し。故に鬱冒せしむ。津液を亡くし胃燥く、故に大便難し。産婦の鬱冒は、其の脈微弱にして、嘔して食する能わず。大便 反って堅く、但だ頭汗出ず。然る所以の者は、血虚して厥し、厥して必ず冒す、冒家が解せんと欲するときは、必ず大汗いず、血虚して下厥し、孤陽上がり出ずるを以っての故に頭汗出ず。産婦の喜汗出る所以の者は、陰を亡くして血虚し、陽気独り盛んなり。故に当に汗出で陰陽乃ち復すべし。大便堅く、嘔して食す能わざるは、小柴胡湯之を主る。病解して、能く食し、七八日更に発熱する者は、此れを胃実と為す。大承気湯を主どる。」

「産後七八日、太陽の証無く、少腹堅く痛むは、此れ悪露尽きざるなり。大便せずして煩躁して発熱し、脈を切するに微実なるは、再び発熱を倍す。

日晡時煩躁する者は、食せず、食すれば則ち譫語し、夜に至って愈ゆるは、大承気湯に宜しく之を主る。熱裏に在り、結んで膀胱に在るなり。」

【参考】　後漢《金匱要略》巻上・腹満寒疝宿食病脉證治第十

「病者腹満し、之を按ずれば痛まずは虚と為す、痛む者は実と為す。之を下す可し。舌黄未だ下さざる者は、之を下せば、黄は自から去る。」

「腹満し時に減じ、復た故の如く、此れ寒と為す。當に温薬を與ゆ。」

【参考】　明治《勿誤薬室方函口訣》巻上

「此方は胃実を治するが主剤なれども、承氣は即ち順氣の意にて、気の凝結甚だしき者に活用すること有り。当帰を加えて発狂を治し、乳香を加えて痔病を治し、人参を加えて胃気を鼓舞し、又四逆湯を合して温下するが如き、妙用変化窮まりなしとす。他は《本論》及び呉又可氏の説に拠りて運用すべし。」

【参考】　明治《傷寒翼方》

「大承氣湯加人参湯。《温疫論》に曰く、如し人、肉食して病 適《たまたま》来たり、以って停滞し胃に在るを致す。大小承気湯を用いて連下するも惟是れ臭水稀糞のみ。承気湯中に於いて但人参一味を加えて之を服す。三四十日停る所の完穀完肉と雖も、是に於いて方《か》に下る。蓋し承氣、人参の力を籍《けだ》りて胃気を鼓舞し、宿物始めて動くなり。」

「《六書》黄龍湯。心下硬痛、純清水を下利し、譫語、発渇、身熱を患うる有するを治す。庸《もちゆる》医此の証を識らず、但下利を見て便わち呼んで漏底傷寒と為して、便わち熱薬を用いて之を止む。就ち薪を抱いて火を救うが如し。死者多し。殊に知らず、此れ熱邪裏に伝わるに因り、胃中の燥屎結実し、此の利は内寒にして利するに非ず、乃ち日を逐い自ら湯薬を飲んで利するなり、宜しく急に下すべきを。名付けて結熱利症と曰う。身に熱ある者宜しく此の湯を用うべし。大黄、芒硝、枳實、厚朴、人参、当帰、甘草、右七味。薑棗水煎す。按ずるに呉又可曰く、凡そ下を失し、以って循衣摸床、撮空肉惕《さつくうにくてき》を致し、目了了たらす、邪熱愈盛んに元気将に脱せんとする者、勢竟《つい》に下すべからず。又下さざるを得る。已を得ざれば陶氏黄龍湯を用い之を下すと。是れ亦一活用に出す。然れども此の方、人参を用うる者、

其の意、硝黄の力をして、愈鋭ならしむるに在り。脈氏《醫通》に云う。
人参を用うるは、借りて以って胃気を資助し、其の薬力を行らせれば、則
ち大黄輩を以って破敵の攻を振うを得るなり。虚して補を兼ねるの謂に非
ざるなりと、以って見るべきのみ。」

大補丸（だいほがん）
別名：大補陰丸

【別名】　大補陰丸《醫學正傳》

【出典】　元《丹溪心法》巻三

「大補丸　陰火を降し、腎水を補う、

　黄柏炒褐色　知母酒浸炒、各四両　熟地黄酒蒸　亀板酥炒、各六両

右末となし、猪脊髄にて蜜丸とす、七十丸を服す、空心に鹽白湯にて下す」

【参考】　清《張氏醫通》巻十六・祖方　大補丸

「大補丸　陰虚火旺、煩熱して饑易し、足膝疼熱するを治す、

大補丸四両に知母四両、熟地黄、亀板各六両を加え、猪脊髄にて和し蜜丸
とす、梧子大にし、空心に姜鹽白湯にて五十丸を下す。」

大補元煎（だいほげんせん）

【出典】　明《景岳全書》巻之五十一德集・新方八陣・補陣

「大補元煎　男婦気血大懷し、精神失守し危劇等の證、此回天賛化し、救
本培元の第一の要方なり、本方與えた後、右帰飲出入を互いに思う、

　人参補気補陽、此を以って主と為し、少は則ち一、二錢を用い、多くは則ち一、
　二両を用ゆ　山薬炒二錢　熟地補精補陰、此を以って主と為し、少は則ち二、三
　錢、多は則ち二、三両を用ゆ　杜仲二錢　當歸二、三錢、若し泄瀉の者は之を去
　る　山茱萸一錢、畏酸呑酸の如き者は之を去る　枸杞二、三錢　甘草一、二錢
水二鐘、七分に煎じ、食遠く温服し、元陽不足寒多き如き者、本方に附子、
肉桂、炮薑之類を加え、宜しく隨いて之を用ゆ、気分虚に偏よる如き者、
黄耆、白朮、を加え、胃口多く滯の如き者は必ず用いず、血滯の如き者は、
川芎を加え、山茱萸を去る、滑泄の如き者は、五味、故紙之屬を加ゆ。」

脱花煎（だつかせん）

【出典】 明《景岳全書》巻之五十一徳集・新方八陣・因陣

「脱花煎　凡そ臨盆将に産の者、宜しく先に此薬を服す早めの薬最も佳なり、併せて産難を治す、經に曰く、或いは死胎下ざる倶に妙、

當歸七八盞或一両　肉桂一二盞或三錢　川芎　牛膝各二両　車前子錢半

紅花一錢、催生者、此味を用いずも亦た加

水二鐘、八分に煎じ、熱し服す、或いは服後に酒数杯を飲む亦た妙、若し腹中に胎死、或いは堅く濇り下せず者、朴硝三五錢を加え即下す、人参を随い加ゆ宜し、若し陰虚の者、必ず熟地三五錢を加ゆ。」

暖肝煎（だんかんせん）

【出典】 明《景岳全書》巻之五十一徳集・新方八陳・熱陳

「暖肝煎　肝腎陰寒、少腹疼痛、疝気等證を治す、

當歸二、三錢　枸杞三錢　茯苓二錢　小茴香二錢　肉桂一、二錢　烏薬二錢

沈香一錢或木香亦可

水一鐘半、生薑三、五片を加え、七分に煎じ、食遠にて温服す、寒の甚だしき如き者、呉茱萸、乾薑を加え、再に甚だしき者、附子を加う。」

地黄丸（ぢおうがん）
別名：六味丸、六味地黄丸

【別名】 補腎地黄丸《幼幼新書》巻第六引《集驗方》、補肝腎地黄丸《奇効良方》巻之六十四、六味地黄丸《正體類要》下巻、六味丸《口歯類要》、錢氏六味丸《張氏醫通》巻十六

【出典】 宗《小兒薬證直訣》巻下・諸方

「地黄圓　腎怯失音、顖開不合、神不足、目中白睛多、面色皎白等方を治す、

熟地黄八錢　山萸肉　乾山薬各四錢　澤瀉　牡丹皮　白茯苓去皮、各三錢

右末に為し、煉蜜で圓め、格子大如くし、空心に温水で三圓を下す」

【参考】 明《正體類要》下巻・方薬

「六味地黄丸加肉桂、五味、各一両、名加減八味丸　傷損の症、腎肺二經

の虚損、発熱し渇を作り、頭暈目花、咽燥唇裂、歯堅固せず、腰腿痿軟、

小便頻赤、自汗盗汗、便血諸血、失暗し水泛痰の聖薬と為し、血虚発熱の

神剤なり、若し傷骨損重し、暗者の如く言が不能なら、此を水煎して服す、

亦効あり、

　　　熟地黄八銭、杵膏自製　山茱萸肉　乾山薬各四銭　牡丹皮　白茯苓　澤瀉

　　　各三銭

右末に為し、地黄丸を和し、格子大にし、毎服七八十丸、空心食前に滚湯_{こんとう}

で下す」

【参考】　明《古今醫鑑》巻之七・補益

「六味地黄丸　形體痩弱、無力多困、腎氣久虚、寝汗発熱、五臓虧損、遺

精便血、消渇淋濁等の症を治す、此薬は不躁不寒で、専ら左尺腎水を補う、

兼ねて脾胃を理し、少年の水虧火旺陰虚の症、最も之を服すに宜し、

　　　澤瀉三両　准熟地黄八兩、薑汁炒　乾山薬酒蒸、四兩　山茱萸肉酒蒸去核、

　　　四兩　白茯苓三兩　牡丹皮去骨、三兩

右細末に為し、蜜で練り丸に為し、梧桐子_{ごどうしし}大如くし、毎七十丸を空心に白

湯で下す。」

【参考】　明《萬病囘春》巻之四・補益

「六味丸一名地黄丸、一名腎気丸　腎虚渇を作り、小便淋閉し、気壅痰涩_{きょう}、頭

目眩暈、目花耳聾、咽燥き舌痛み、腰腿痿軟等の症を治す、及び腎虚発熱、

自汗盗汗、便血諸血、失暗_{しついん}し、水泛痰の聖薬と為し、血虚発熱の神剤なり、

又腎陰虚弱、津液不降、敗濁痿を為すを治す、或咳逆を治し、又は小便失

禁を治し、精気の虚脱を収め、養血滋腎を為し、火を制し水を導き、機関

を使い利し脾土を健實ならしむ、

　　　熟地黄八銭、杵きて膏をなし、鐵器を忌む　山茱萸酒にて蒸して核を去る　乾

　　　山薬各四兩　牡丹皮　白茯苓皮を去る　澤瀉各三兩

右を各別に末に為し、地黄膏に和し煉蜜を加えて丸と為し、梧桐子大の如

くし、毎服一百丸を空心に滚水_{こんすい}で送下す」

【参考】　明《景岳全書》巻之五十三圖集・古方八陣・補陣

「金匱六味地黄丸 即金匱腎気丸　亦名地黄丸、腎水虧損、小便淋閉、頭目

眩暈、腰腿痿軟、陰虚発熱、自汗盗汗、憔悴 痩弱、精神疲困、失血失音を治す、水泛は痰を為し、病は腫脹し、壮じて水制の剤也。

　熟地黄蒸して擣き、八兩　山茱萸　山薬炒り、各四兩　丹皮　澤瀉　白茯苓
　各三兩

右細末に為し、地黄膏に和し蜂蜜を加えて丸と為し、格子大にし、毎服七八十丸、空心食前に滾白湯、或淡鹽湯で下す、此の方水煎湯を用い、又六味地黄湯と名づく、八味丸も亦同じように下す」

逐瘀止血湯（ちくおしけつとう）

【出典】　清《傳青主女科》閃跌血崩

「婦人高く升りて墜落有り、或いは閃挫し傷を受け、悪血に致るを以って下流し、血崩の状如きの有る者、若し崩を治すを以って、徒に益すに非ず又之れ害也、蓋し此の状の症、必ず之を手に按じ疼痛す、之久しく則ち面色萎黄、形容枯槁、乃ち是瘀血作祟し、幷びに血崩に非ず比べる可し、倘瘀を解すを知らず補澀を用い、則ち瘀血内に攻む、疼み時に止む事無く、反って新血生むを得ずに到る、旧い血化する事無く、死して悟らず、どうして傷めることが出来ようか。治法は瘀を去るを以って行血須る、疼むを止むを以って活血し、則ち血自ら止まり愈ゆ、方は逐瘀止血湯を用ゆ、

　生地一両、酒炒　大黄三錢　赤芍三錢　丹皮一錢　當歸尾五錢

　枳殻五錢、炒　亀板三錢　醋炒　桃仁十粒、泡、炒、研

水で煎じ服す、一剤で疼み軽く、二剤にて疼み止む、三剤にて血亦全て止まり、必ず再服せず、此の方之妙、妙は活血之中、佐は下滯之品を以って、故に逐瘀は掃う如く、而して止血神の如し、或いは跌閃升墜を疑い、是外から内を傷る、内傷之重と比べずと雖も、而して既に血崩し、則ち内之所を傷り、亦軽く為さず、何を以って其の瘀を治すにためらうのか、意外にも跌閃升墜、内傷からでなく外傷から及ぶを以っての者と比す可し、蓋し本実は不抜、其の標病を去る可し耳、故に曰く、急則治其標。」

方剤集　357

中満分消丸 (ちゅうまんぶんしょうがん)

【出典】 金《蘭室祕藏》卷上・中満腹脹門・諸腹脹大皆屬於熱論

「中満分消丸　中満熱脹、臌脹、気脹、水脹、此寒脹の類に非ずを治す

白朮　人参　炙甘草　猪苓去黒皮　薑黄已上各一錢　白茯苓去皮　乾生薑

砂仁已上各二錢　澤瀉　橘皮已上各三錢　知母炒、四錢　黄芩去腐炒、夏用、

一両二錢　黄連淨炒　半夏湯洗七次　枳實炒、已上各五錢　厚朴薑製、一両

右茯苓、澤瀉、生薑の他を除き、共に極細末に為し、右の三味を入れ、匀

に和し、湯に浸し䒱餅で丸を為し、梧桐子大の如く、毎服一百丸、熱で焙

し、白湯で下す、食に遠じて服し、量は病人大小で加減する。」

調胃承気湯 (ちょういじょうきとう)

【出典】 後漢《傷寒論》辨太陽病脈證幷治第五

「發汗後、悪寒する者は、虚するが故也。悪寒せずして、但熱する者は実

するなり、当に胃気を和すべし、調胃承気湯を与う。

調胃承気湯方

芒硝半斤　甘草二両炙　大黄四両去皮清酒浸

右三味、水三升を以って一升を煮取り、滓を去り、芒硝を内れ、更に煮て

両沸し、頓服す。」

「太陽病、三日、発汗して解せず、蒸蒸として発熱する者は胃に属するな

り。調胃承氣湯之を主る。」

【参考】 明治《勿誤藥室方函口訣》卷下

「此方は承氣中の軽剤なり。故に胃に属すと云ひ、胃気を和すと云ひ、大

小承気の如く腹満燥屎を主とせず、唯熱の胃に属して内壅する者を治す。

雜病に用ゆるも皆此の意なり。」

猪苓湯 (ちょれいとう)

【出典】 後漢《傷寒論》辨陽明病脉證幷治第八

「若し脉浮、発熱し、渇して飲水を欲す、小便不利の者、猪苓湯之を主る、

猪苓去皮　茯苓　澤瀉　阿膠　滑石碎各一両

右五味、水四升を以って先に四味を煮て二升を取り、滓を去り、内に阿膠を下し、烊消す。七合を温服し、日に三服す。」

【出典】　後漢《傷寒論》辨陽明病脉證并治第八

「陽明病、汗出多くして渇す者、猪苓湯を與えるべからず。以って汗多く胃中燥くは、猪苓湯復た其小便を利す故也。」

【出典】　後漢《傷寒論》辨少陰病脉證并治第十一

「少陰病、下利六七日、欬而嘔、渇、心煩、眠を得らざる者、猪苓湯之を主る。」

【参考】　明治《勿誤藥室方函口訣》巻上

「此方は下焦の蓄熱、利尿の専劑とす。若し上焦に邪あり、或表熱あれば、五苓散の証とす。凡そ利尿の品を津液の泌別を主とす。故に二方倶に能く下利を治す。但し其の位異なるのみ。此方は、下焦を主とする故に、淋疾或血尿を治す。其の他、水腫実に属する者、及び下部水気有つて呼吸常の如くなる者に用ひて能く功を奏す。」

鎮肝熄風湯（ちんかんそくふうとう）

【出典】　清《醫學衷中参西録》

「鎮肝熄風湯　牛膝　代赭石　龍骨　牡蠣　龜版　白芍　玄參　天門冬
　　　　　　川棟子　麦芽　茵陳　甘草」

【主治】　類中風

【攻効】　鎮肝熄風、滋陰潜陽。

痛泄要方（つうせうようほう）

【出典】　元《丹溪心法》巻二・泄瀉十

「痛泄を治す、

　炒白朮三両　炒芍薬二両　炒陳皮半両　防風一両

久瀉加升麻六錢

右剉み八貼に分け、水煎或いは丸にて服す」

【参考】　明《醫方考》巻之二・泄瀉門・第十二引劉草窗

「劉草窓痛泄要方、

　炒白朮三両　　炒芍薬二両　　防風一両　　炒陳皮一両半

痛泄止まらざる者、此方之を主る、

瀉責之脾、痛責之肝、肝責之實、脾責之虚、故に痛瀉令しむ、是方也、炒朮は健脾所以、炒芍は瀉肝の所以、炒陳は醒脾の所以、防風は散肝の所以、或いは問う、痛泄は何を以って責之傷食ではないのか、余曰く、瀉を得て便減じ、瀉令しめて而して痛止まらず、故に責之土敗木賊也」

葶藶大棗瀉肺湯（ていれきたいそうしゃはいとう）

【出典】　後漢《金匱要略》肺痿肺癰咳嗽上氣病脉證并治第七

「肺癰、喘して臥を得ず、葶藶大棗瀉肺湯之を主る、

　葶藶大棗瀉肺湯方

　葶藶熬令黄色搗丸如弾子大　　大棗十二枚

右先に棗を水三升を以って二升を煮取り、棗を去り葶藶を内れ、一升を煮取り頓服する。」

「肺癰、胸満張し、一身面目浮腫し、鼻塞清涕出し、香臭酸辛を聞けず、咳逆上気し、喘鳴迫塞するは、葶藶大棗瀉肺湯之を主る。」

【出典】　後漢《金匱要略》痰飲欬嗽病脉證并治第十二

「支飲、息を得ず、葶藶大棗瀉肺湯之を主る。」

【参考】　明治《勿誤藥室方函口訣》巻下

「此方は、肺癰の初起及び支飲を治す。葶藶、苦寒、肺中の気閉を泄す。故に喘して臥するを得ざる者及び息するを得ざる者に用ゆ。大棗を伍する者は十棗湯、皂莢丸と同意なり。葶藶は苦味の者を用ゆ。」

天王補心丹（てんのうほしんたん）

【出典】　明《校註婦人良方》巻之六・婦人熱勞方論第一・薛氏附方。

「天王補心丹　寧心保神し、益血固精し、壮力強志、人をして忘れず、三焦を清め、痰涎を化し、煩熱を袪き、驚悸を除き、咽乾を療し、心神を育養する、

人参去蘆　茯苓　玄參　丹参　桔梗　遠志各五錢　當歸酒浸　五味　麥門
　　冬去心　天門冬　柏子仁　酸棗仁炒各一両　生地黄四両
　右末を為し、練蜜桐子大とし、硃砂用い衣を為し、毎服二、三十丸、臨臥
　に竹葉煎湯にて送り下す。」

【参考】　明《攝生總要・攝生秘剖》第一。
　「天王補心丹　心血不足し、神志不寧し、津液涸竭し、健忘怔忡し、大便
　不利し、口舌生瘡等證を治す、
　　人参去蘆　丹参微炒　玄參微炒　白茯苓去皮　五味子隈　遠志去木炒　桔
　　梗各五錢　當歸身酒洗　天門冬去心　麥門冬去心　柏子仁炒　酸棗仁炒各二
　　兩　生地黄酒煎、四両　辰砂五錢為衣
　右末を為し、煉って蜜丸とし、梧桐子大の如く、空心に白滾湯にて三錢を
　下す、或いは圓眼湯倶に佳し、胡荽、大蒜、羅蔔、魚腥、燒酒を忌む。」

天麻鈎藤飲 (てんまこうとういん)

【出典】　中華人民共和国《雜病證治新義》
　「天麻鈎藤飲　高血圧頭痛、暈眩、失眠を治す、
　　天麻　鈎藤　生決明　四肢　黄芩　川牛膝　杜仲　益母草　桑寄生　夜
　　交藤　茯神
　製して煎じ剤を服す」
【功用】　平肝熄風、清熱安神
【主治】　肝陽上亢、肝風上擾、眩暈頭痛、搖頭震顫、耳鳴失聡、失眠、舌強
　　手麻、半身不遂、皮膚有蟻行感。

桃核承気湯 (とうかくじょうきとう)

【出典】　後漢《傷寒論》辨太陽病脉證幷治中
　「太陽病解せず、熱膀胱に結び、其の人狂の如く、血自ら下る、下る者は
　愈ゆ、其の外解せざる者は、倘お未だ攻む可からず、當に先ず其の外を解
　すべし、外解し已り但だ少腹急結する者は、乃ち之を攻む可し、桃核承気
　湯に宜し、

桃核承気湯方

　　桃仁五十個、去皮　大黄四両　桂枝二両、去皮　甘草二両、炙　芒硝二両

味五味、水七升を以って、二升半を煮取り、滓を去り芒硝を内れ、更に火

に上せ微沸し、火より下す、食に先だちて五合を温服し、日に三服す、當

に微利すべし」

【参考】　明治《勿誤藥室方函口訣》

「此方は傷寒蓄血、少腹急結を治するは勿論にして、諸血證に運用すべし、

譬えば吐血、衄血止まざるが如き、此の方を用ひざれば効なし、又走馬疳、

斷疽、出血止まざる者、此の方に非ざれば治すること能わず、癰疽及び痘

瘡、紫黒色にして内陥せんと欲する者、此の方にて快下するときは思いの

外発揮する者なり、又婦人陰門腫痛或いは血淋に効あり、若し産後悪露下

ること少なく腹痛者と胞衣下らずして日を経る者とは、此の湯を煮上げて

清酒を入れ、飲みあんばい宜しくして、徐徐に与ふべし、又打撲、経閉等、

瘀血の腰痛に用ゆ、瘀血の目的は必ず昼軽くして夜重き者なり、痛風抔にな
ど

て昼軽くして夜痛みはげしきは血による者なり、又数年歯痛止まざる者、

此の方を丸として服すれば験あり、其の他、荊芥を加えて痙病及び発狂を

治し、附子を加えて血瀝腰痛及び月信痛を治するが如き、其の効挙げて数

へがたし」

当帰飲子（とうきいんし）

【出典】　宋《巖氏濟生方》巻之六・疥癬門

「當歸飲子　心血凝滞し、内蘊風熱し、皮膚に遍身瘡疥を発見する、或い

は腫、或痒、或農水浸淫、或赤疹瘟瘟、

　　當歸去蘆　白芍薬　川芎　生地黄洗　白蒺藜子炒、去尖　防風去蘆

　　荊芥穂各一兩　何首烏　黄耆去蘆　甘草炙各半両

右咬咀し、毎服四錢、水一盞半、薑五片、煎じて八分に至り、滓を去り、

温服す、　時候に拘わらず、」

【参考】　明治《勿誤藥室方函口訣》巻上

「此方は老人の血燥よりして瘡疥を生ずる者に用ゆ、若し血熱あれば温清

飲に宜し、又此方を服して効なきもの四物湯に荊芥、浮萍を加え長服せしめて効あり」

当帰建中湯（とうきけんちゅうとう）

【出典】　後漢《金匱要略》巻下・婦人産後病證治第二十一

「《千金》内補當歸建中湯　産後虚羸不足して、腹中刺痛止らず、吸吸として少気し、或いは苦しく少腹中急し、摩痛は腰背に引き、飲食を能わず、産後一月は、日に四、五劑を服することを得て善と為す、人を強壮宜しくせしむ、

　　當歸　芍藥　甘草　生薑　桂心　大棗

右六味、水一斗を以って、三升を煮取り、分け三服す、一日令盡、若し大虚は、飴糖六兩を加え、湯を成し之を内れ、火に於いて上煖し飴を消しせしめ、若し去血過多、崩傷内衄止らずは、地黄六兩、阿膠二兩を加え、八味を合し、湯を成し阿膠を内れ、若し當歸無きは、芎藭を以って之に代え、若し生薑無きは、乾姜を以って之に代える。」

【参考】　明治《勿誤薬室方函口訣》巻上

「辨、小建中湯の条下に詳らかにす。方後、地黄、阿膠を加ふる者、去血過多の症に用ひて十補湯などよりは確当す。故に余、上部の失血過多に《千金》の肺傷湯を用ひ、下部の失血過多に此方を用ひて、内補湯と名づく。」

当帰四逆湯（とうきしぎゃくとう）

【出典】　後漢《傷寒論》辨厥陰病脉證幷治

「手足厥寒し、脉細絶えんと欲す者、當歸四逆湯之を主どる、

　　當歸三両　桂枝三両去皮　芍薬三両　細辛三両　甘草二両半　通草二両
　　大棗二十五枚、擘

右七味、水八升を以って、三升を煮取り、滓を去り、一升を温服する、日に三服する。」

【参考】　明治《勿誤薬室方函口訣》巻上

「此方は厥陰表寒の厥冷を治する薬なれども、元桂枝湯の変方なれば、桂枝湯の症にして血分の閉塞する者に用い効あり、故に先哲は、厥陰病のみなに非ず、寒熱勝復して手足冷に用ゆ可しと云う、又、加呉茱萸生薑は後世の所謂る疝積の套剤となすべし、陰癩の軽きは此の方にて治するなり、若し重き者は禹攻散を兼用すべし。」

当帰地黄飲 (とうきぢおういん)

【出典】　明《景岳全書》巻之五十一徳集・新方八陣・補陣

「當歸地黄飲　腎虚腰膝疼痛等の證を治す、

　　當歸二三錢　熟地三五錢　山薬二錢　杜仲二錢　牛膝一錢半　山茱萸一錢

　　炙甘草八分

水二鐘、八分に煎じ、食に遠じ服す、下部の虚寒の如きは、肉桂一二錢を加え、甚だしき者は仍附子を加う、帯濁多き如きは、牛膝を去り、金櫻子二錢、或いは故紙一錢を加え、気虚の如き者は、人参一二錢、枸杞二三錢を加う。」

当帰芍薬散 (とうきしゃくやくさん)

【出典】　後漢《金匱要略》婦人妊娠病脉證并治第二十

「婦人懐妊、腹中疞痛するは當歸芍薬散之を主どる。」

　　當歸芍薬散

　　當歸三両　芍薬一斤　茯苓四両　白朮四両　澤瀉半斤　芎藭半斤、一作三両

右六味、杵いて散と為し、方寸匕を取り、酒に和し、日に三服す。」

「婦人、腹中諸疾痛は當歸芍薬散之を主どる。」

【参考】　明治《勿誤薬室方函口訣》巻上

「此方は吉益南涯得意にて諸病に活用す。其の経験《続建殊録》に悉し。全体は婦人の腹中疞痛を治すが本なれども、和血に利水を兼ねたる方故、建中湯の症に水気を兼ねる者か、逍遙散の症に痛みを帯ぶる者か、何れにも広く用ゆべし。華岡青洲は、呉茱萸を加えて多く用ひられたり。又胎動腹痛に此方は疞痛とあり、芎帰膠艾湯には只腹痛とありて軽きに似たれど

も、爾らず。此方は痛み甚だしくして大腹にあるなり、膠艾湯は小腹にあつて腰にかかる故、早く治さざれば将に堕胎の兆となるなり。二湯の分を能く辨別して用ゆべし。」

桃紅四物湯（とうこうしもつとう）

【出典】　清《醫宗金鑑》巻四十四・婦科心法要訣・調輕門・先期證治。

「若し血多く塊有り、色紫粘稠、仍内に瘀血有れば、四物湯に桃仁、紅花之を破り加えて用ゆ、桃紅四物湯と名づく。

　　四物湯、

　　熟地黄二錢　川芎一錢　白芍炒二錢　當歸二錢

右粗末と為し、水煎して服す、桃紅四物湯即ち桃仁、紅花を加う。」

【参考】　明《玉機微義》巻之三十一・腰痛門・理血之剤引《元戎》

「《元戎》加味四物湯、瘀血腰痛を治す、本方に桃仁、紅花を加う。」

導赤散（どうしゃくさん／どうせきさん）

【出典】　宋《小兒藥證直訣》巻下・諸方

「導赤散　小兒心熱し、其の睡を視るに、口内気温し、或いは面を合して睡し、上竄に及び咬牙し、皆心熱也、心気熱則ち心胸亦熱す、欲するも言うを能わず、而して就に冷すの意有り、故に面に合して睡す、

　　生地　甘草梢　木通各等分

右同じく末を為し、毎服三錢、水一盞、竹葉を入れ同じく煎じ五分に至り、食後に温服す、一本は甘草をもちいず、黄芩を用ゆ。」

合面睡：布団に俯せに寝る

【参考】　宋《太平惠民和劑局方》巻之六・積熱　附火証

「大人小兒、心経内虚し、邪熱相乗じ、煩躁悶亂、流れて下經に伝わり、小便赤渋淋瀝、臍下満痛するを治す、

　　生乾地黄、甘草、木通各等分、

右を㕮咀し、毎服三錢、水一戔、竹葉少し許りを同じに煎じて六分に至り、滓を去り温服する。時に拘わらず服す。」

【参考】 清《醫宗金鑑》

「赤色は心に属す、導赤は、心経の熱を除き小腸より出だす、心と小腸は
表裏をなすをもってなり、然して見る所の口糜舌瘡、小便黄赤、茎中作痛、
熱淋下利などの証、みな心は熱を小腸に移すの証、故に黄連を用いてその
心を直瀉せずして、生地を用いて滋腎涼心し、木通にて小便を通利し、甘
草梢をもって佐とし、その最下熱を瀉するを取る。茎中の痛み除くべく、
心経の熱は導くべきなり、これはすなわち水虚し火実せざるものこれによ
ろしきは、利水して陰を傷らず、瀉火して胃を伐せざるを以ってなり、も
し心経実熱なれば、すべからく黄連・竹葉を加え、甚だしければ更に大黄
を加うべし、また釜底抽薪の法なり。」

導痰湯（どうたんとう）

【出典】 宋《傳信適用方》巻一引清虚皇甫担傳

「導痰湯　痰厥、頭昏暈を治す、清虚皇甫担傳

　　半夏四両、湯洗七次　　天南星一両、細切、薑汁浸　　枳實去穣、一両　　橘紅一両
　　赤茯苓一両

右轟末を為し、三大錢を毎服す、水兩盞、棗十片を一盞に至り煎じ、滓を
去り、食後に温服する。」

【参考】 宋《嚴氏濟生方》巻之二・痰飲論治

「導痰湯　一切の痰厥、頭目旋暈し、或いは痰飲留積し散らず、胸膈痞塞
し、胸脇脹満し、頭痛吐逆し、喘急痰嗽し、涕唾粘稠、座臥不安、飲食思
わざる、

　　半夏湯泡柒次　　天南星炮、去皮　　橘紅　　枳實去瓢、麩炒　　赤茯苓去皮、各壹
　　兩　　甘草炙、半両

右㕮咀し、肆錢を毎服す、水貳盞、生薑拾片、捌分に至り煎じ、滓を去り、
食後に温服する。」

菟絲子丸（とししがん）

【出典】 宋《太平惠民和劑局方》巻之五・治諸虚

「菟絲子圓　腎気虚損し、五勞七傷し、少腹拘急し、四肢痠疼、面目黧黒、唇口乾燥し、目暗耳鳴し、心忪気短し、夜夢驚恐、精神困倦し、喜怒常無く、非憂して楽しまず、飲食無味、挙動乏力、心腹脹満し、脚膝痿緩、小便滑数、房室擧らず、股内濕痒し、水道澁痛し、小便出血、時に餘瀝有りを治す、幷せて之を宜しく服す、久しく服すれば骨髄を填めて、絶傷を續き、五臓を補い、萬病を去り、視聴を明らかにし、顔色を益し、身を軽くし年を延べ、聴耳明目する、又方用龍齒參分、遠志去苗、心、半両、黒豆煮、不用石龍芮、澤瀉、肉蓯蓉

　　菟絲子浄洗、酒浸　澤瀉　鹿茸去毛、酥炒　石龍芮去土　肉桂去粗皮　附子炮、去皮、各壹兩　石斛去根　熟乾地黄　白茯苓去皮　牛膝酒浸壹宿、焙乾　続断　山茱萸　肉蓯蓉酒浸、切、焙　防風去苗　杜仲去粗皮、炒　補骨脂去毛、酒炒　蓽澄茄　沈香　巴戟去心　茴香炒各叁分　五味子　桑螵蛸酒浸、炒　芎藭　覆盆子去枝、葉、萼各半両

右細末を為し、酒に煮て麵糊を以って圓を為し、梧桐子の如く、毎服貳拾圓、温酒或鹽湯にて下す、空心に服す、脚膝無力の如しは、木瓜湯にて下す、晩食前に再服す。」

独活寄生湯（どっかつきせいとう）

【出典】　唐《備急千金要方》巻第八・諸風・偏風第四

「治腰背痛、独活寄生湯

夫れ腰背痛の者、皆腎気虚弱の由、冷湿地風に當る處に臥すを得る也、速く治す時なくば、脚膝に流入を喜し、偏枯冷痺緩弱疼重を為し、或いは腰痛攣脚重痺する、宜しく急いで此方を服す。

　　独活三両　寄生　杜仲　牛膝　細辛　秦艽　茯苓　桂心　防風　芎藭
　　人参　甘草
　　當歸　芍薬　乾地黄各二両

右十五味、咬咀し、水一斗を以って、三升を煑取り、三分に分け、身を温め冷やすこと勿れ也、喜虚下利の者乾地黄を除き、湯を服す、蒴藋葉火燎を取り、席上に厚く安じ、及熱眠上、冷復燎之、冬月に根を取り、春は茎

を取り熬り、臥之佳其餘薄熨、蒴藋蒸也に及ばず、諸處の風濕亦此法を用い、新しく腹痛轉動を患い産じるを得ず、及び腰脚攣痛し、屈伸得ず、痹弱の者、宜しく此湯を服す、風を除き血を消す也。」

【参考】 宋《太平惠民和劑局方》卷之五・治痼冷・實慶新增方

「獨活寄生湯 腎氣氣弱、腰背疼痛するを治す、此の病は冷濕の地に臥し、風に当たるに因りて得る所にして、特に速やかに治さざれば、流れて脚膝に入り、偏枯冷痹と為り、暖弱疼重、或いは腰痛脚重、攣痹す、宜しく急に此を服すべし。

獨活参兩 桑寄生 當歸酒浸、培乾 白芍藥 乾地黃酒洗、蒸 牛膝去蘆、酒浸 細辛去苗 白茯苓去皮 防風去蘆 秦艽去土 人参 桂心不見火 芎藭 杜仲製炒斷絲 甘草炙、各貳兩

右剉み散を為し、毎服肆大錢、水壹盞半、柒分に煎じ、滓を去り、空心に服す、氣虚下利、地黃を除き、幷せて新しく腹痛轉動を産じるを得ず、及び腰脚攣痛、痹弱屈伸するを得ざるを治す、此の湯は最も能く風を除き血を消す、《肘後方》に附子壹枚有りて、寄生、人参、甘草、當歸無し、近人將に歷節風並びに脚氣流注を治す、甚だ効有り。」

— な —

内補丸 (ないほがん)

【出典】 清《女科切要》卷二・白淫

「白淫陽虚に於いて責む、當に益火之源、鹿茸肉蓯蓉人参之類、宜しく内補丸にて治す、要は症に臨んで在り斟酌する、火無く火有りて之を用い、庶に誤り無くなり、

鹿茸 絲子 紫苑茸 黃耆 肉桂 桑螵蛸 肉蓯蓉 附子製 茯神 白蒺藜

右末を為し、蜜丸緑豆大の如く、二十丸を毎服す、食に遠くし酒服す、火の者有れば用いる忌む宜しく清心蓮子飲を服す。」

肉蓯蓉丸（にくじゅようがん）

【出典】　明《奇効良方》巻之三十五・諸淋通治方

「肉蓯蓉丸　稟賦虚弱、小便数、亦失禁を治す、

　　肉蓯蓉八両　　熟地黄六両　　五味子四両　　菟絲搗餅、二両

右細末を為し、酒で煮て山薬糊で丸を和し、梧桐大の如く、毎服七十丸、空心に鹽酒を用い送下す」

二至丸（にしがん）

【出典】　明《醫便》巻一

「二至丸　上を清し下を補う第一方、價廉でも攻は極めて大きい、常に服する累は奇効有り、冬至の日に冬青子を取り多少に拘わらず、陰乾し、蜜酒を以って透し拌ぜ、一晝夜盒し、粗布袋にて擦り皮を去り、晒し乾かし末と為し、新瓦瓶に貯し収め、夏至の日を待ち旱蓮草数十斤を取り、搗いた自然汁を熬り膏にし、前薬末と和し丸を為す、梧桐子大の如く、毎服百丸、臥時に臨んで酒で送下す、その攻甚だしく大、初服にて老者に使い能く夜起きるの累無く、膂力の倍を加えせしむに旬日もなく、又能く白鬚髪を變え黒と為し、腰膝を理し、筋骨を壯んにし、陰を強め走らず、酒食痰火の人服し、尤も更に奇効する。」

【参考】　清《醫方集解》補養之剤第一

「二至丸補腎　腰膝を補い、筋骨を壯んにし、陰腎を強め、髭髪を烏くし、价廉でも攻は大。

　　冬青子卽女貞實冬至日采、多少に拘わらず、陰乾し、蜜酒拌で蒸し、一夜を過し、粗袋で擦り皮を去り、晒し乾かし末と為し、瓦瓶に貯し収め、或いは先に旱蓮を熬り膏を旋配し用ゆ、旱蓮草夏至日に采り、多少に拘わらず、汁に搗いて熬り膏にし、前薬と和し丸を為す、臥に臨んで、酒で服し、一方に桑椹を乾かし加え丸を為し、或いは桑椹熬膏に入れ和す。」

二仙湯（にせんとう）

【出典】　中華人民共和国《上海中医学院曙光医院験方》

「二仙湯上海中医学院曙光医院験方　腎陽不足、虚火浮越、頭暈、頭痛、目眩、肢冷、尿頻、陽萎、早泄、婦女月経不調

　　仙茅三至五錢　葳霊仙三至五錢　當歸三錢　巴戟天三錢　黄柏錢半至三錢

　　知母錢半至三錢

日に一剤を服す、水で煎じ、二次に分け服す。」

二陳湯（にちんとう）

【出典】　宋《太平恵民和劑局方》卷之四・痰飲・附咳嗽

「二陳湯　痰飲が患いを為し、或いは嘔吐悪心、或いは頭眩心悸、或いは中脘不快、或いは発して寒熱を為し、或いは生冷の食の因で、脾胃和せざるを治す。

　　半夏湯洗柒次　橘紅各伍兩　白茯苓參兩　甘草炙、壹兩半

右㕮咀を為し、毎服肆錢、水一盞を用い、生姜柒片、烏梅壹個、同じに煎じて陸分にす、滓を去り熱服す、時候に拘わらず。」

人参養榮湯（にんじんようえいとう）

【出典】　宋《太平恵民和劑局方》卷之五・治諸虚・淳祐新添方

「人参養榮湯　積労虚損にて四肢沈滞、骨肉酸疼、呼吸として気少なく、行動喘啜、少腹拘急し、腰背強痛し、心虚驚悸し、咽乾き唇燥き、飲食味無く、陰陽衰弱し、悲憂惨戚し、多臥少起、久しき者は積年、急なる者は百日、漸く痩削に至り、五臓の気竭き、振復すべきこと難きを治す、

　　白芍薬三両　当帰　桂心粗皮を去る　甘草炙　陳橘皮　人参　白朮煨　黄耆各一両　熟地黄製　五味子　茯苓各七錢半　遠志炒り、心を去る　半両

上を剉散し、毎服肆錢、水壹盞半、生薑盞片、棗子貳枚、煎じ柒分に至り、滓を去り温服す、便精遺泄には龍骨一両を加え、欬嗽には阿膠を加え甚だ妙なり。」

― は ―

柏子養心丸 (はくしようしんがん)

【出典】 清《古今圖書集成醫部全錄》卷三百三十一・頤養補益門引
《體仁匯編》

「柏子養心丸　補血寧心し、滋陰壯水する、

　柏子仁蒸晒去殻、四両　枸杞子酒洗晒、三両　麦門冬去心　當歸酒浸　石菖

　蒲去毛洗淨　茯神去皮心、各一兩　熟地酒蒸　元参各二両　甘草去粗皮、五錢

右末を為し、内に柏子仁、熟地黄を除き、蒸し過し、石器内で泥の如く搗

き、余薬を末とし匀しく和し、煉蜜を加え丸を為す、梧桐子大とし、毎服

すること四十から五十丸に至る、睡り臨に白湯にて送下する。」

【参考】 中華人民共和国《中医大辞典》方剤分冊

「又名柏子養心丹、

　柏子仁四両　枸杞子三両　麥門冬　當歸　石菖蒲　茯神各一両　玄蔘　熟

　地黄各二両　甘草五錢

末を為し、煉蜜にて丸を為し、梧桐子大にし、毎服すること四十から五十

丸に至る、養心安神、補腎滋陰の功能があり、榮血不足、心腎調え、精神

恍惚、怔忡驚悸、夜睡多夢、健忘盜汗を治す。」

白頭翁湯 (はくとうおうとう)

【出典】 後漢《傷寒論》辨厥陰病脈証并治第十二

「熱痢下し重き者、白頭翁湯之を主どる、

　白頭翁湯方

　白頭翁二両　黄柏　黄連　秦皮各三両

右四味、水七升を以って二升を羹取り、滓を去り、一升を温服する、愈ざ

るは更に一升を服す。」

「下痢、欲して飲水の者は、有熱を以って也、白頭翁湯之を主どる。」

【参考】 明治《勿誤藥室方函口訣》巻上

「此方は陰部の熱利を主とす、熱利とは、外證は真武湯などの如くべつた

方剤集　371

りとして居れども、裏に熱ありて咽乾き渇し甚だしく、便、臭気ありて后
重し、舌上は反って胎なし。此症、若し虚弱甚だしきものは阿膠、甘草を
加えて用ゆべし。《金匱》に産後とあれども一概に拘わるべからず。此方又、
傷寒時疫等、渇甚だしくして水飲咽に下る時は直ちに利する者に宜し。」

麦門冬湯（ばくもんどうとう）

【出典】　後漢《金匱要略》巻之上・肺痿肺癰欬嗽上氣病脉證治第七

「大逆上氣し、咽喉不利し、逆を止め気を下ろす者は、麥門冬湯之を主ど
る、

　麥門冬湯方

　麦門冬七升　半夏一升　人参　甘草各二両　粳米三合　大棗十二枚
右六味、水一斗二升を以って、六升を煑取り、温め一升を服し、日に三度
び夜一服する。」

【参考】　明治《勿誤藥室方函》巻上

「栗園先生曰く、按ずるに《金匱》の本条、肺痿の字無し。《肘後方》に云う、
肺痿、咳唾、涎沫止まず、咽燥きて渇するを治すと。沈明宋曰く、余竊か
に擬して肺痿の主方と為すと。蓋し《肘後》に本ずく。

　麦門七升　半夏一升　人参二両　甘草二両　粳米三合　大棗十二枚
右六味。或いは地黄、阿膠、黄連を加え、吐血、下血、虚極なる者を治す。
地黄或いは石膏を加え、咳血及び血証後の上逆する者を治す。」

【参考】　明治《勿誤藥室方函口訣》巻上

「此方は《肘後》に云ふ通り、肺痿、咳唾、涎沫不止、咽燥而渇する者に用
ゆるが的治なり。《金匱》に大逆上氣と計りありては漫然なれども、蓋し肺
痿にても頓嗽にても勞嗽にても妊娠咳逆にても、大逆上氣の意味ある処へ
用ゆれば大いに効ある故、此の四字簡古して深旨ありと見ゆ。小児の久咳
には此方に石膏を加へて妙驗あり。さて咳血に此方に石膏を加ふるが先輩
の経験なれども、肺痿に變ぜんとする者、石膏を日久しく用ふれば不食に
なり、脉力減ずる故、《千金》麥門冬湯類方の意にて、地黄、阿膠、黄連
を加えて用ゆれば工合よく効を奏す。又《聖惠》五味子散の意にて、五味、

桑白皮を加えて咳逆甚だしき者に効あり。又老人津液枯稿し、食物咽につまり、膈証に似たる者に用ゆ。又大病後、薬を飲むことを嫌ひ、咽に喘気有つて、竹葉石膏湯の如く虚煩なき者に用ゆ。皆咽喉不利の餘旨なり。」

八正散 (はっせいさん)

【出典】 宋《太平惠民和劑局方》卷之六・治積熱

「八正散 大人、小兒の心経邪熱、一切の蘊毒を治す、咽乾口燥し、大いに渇き飲を引き、心忪面熱し、煩躁して寧からず、目赤睛疼し、唇焦鼻衄し、口舌生瘡し、咽喉腫痛するを治す、又小便赤渋、或いは癃閉し通ぜざるを治す、及び熱淋、血淋、並びに宜しく之を服す、

車前子 瞿麦 萹蓄亦名地萹竹 滑石 山梔子仁 甘草炙 木通 大黄麵裏、煨、去麵、切、焙、各一片

右散を為し、毎服すること二錢、水一盞、燈心を入れ、煎じ七分に至り、滓を去り、食後、臥に臨んで温服す、小兒は量りて少少之を與う。」

八仙長寿丸 (はっせんちょうじゅがん)

別名：味麦地黄丸

【出典】 清《古今圖書集成醫部全錄》卷三百三十一

「八味地黄丸體仁彙篇 滋補之功甚だ奇し、之軽視すること勿れ、

熟地黄酒蒸 山茱萸酒浸去核、取浄肉各八錢 丹皮 澤瀉各二錢小便多以益智仁代 白茯神去皮木 山薬各四錢 五味去梗 麥冬去心各五錢

右細末を為し、煉蜜にて丸を為し、毎日空心に白湯にて七十丸を下す、冬天は酒にて下す亦宜し。」

【参考】 明《壽世保元》丁集・補益

「・・・六味地黄丸・・・腎水が不能養脾土を養うこと能わず痰唾多く、麥門、五味を加え、薑湯にて下す、八仙長寿丸と名ずく、」

【参考】 清《張氏醫通》第十六・祖方・崔氏八味丸

「清金壯水丸 腎蔵水虧火旺、蒸熱咳嗽を治す、

八味丸去桂附、加麦門冬三両、去心 五味子一両」

半夏厚朴湯 (はんげこうぼくとう)

【出典】 後漢《金匱要略》婦人雜病脉証幷治第二十二

「婦人、咽中に炙臠の如く有る、半夏厚朴湯之を主どる、

半夏厚朴湯方

半夏一升　厚朴三両　茯苓四両　生姜五両　乾蘇葉二兩

右五味、水七升を以って、四升を煮取り、分け温め四服し、日に三、夜に一服する。」

【参考】 宋《太平惠民和劑局方》卷之四痰飲附咳嗽

「喜・怒・悲・思・憂・恐・驚の気、結びて痰涎と成るを治す。状は破絮の如く、或は梅核の如く、咽喉の間に有り、喀けとも出ず、咽めとも下らず、此れ七気の為す所なり。或は中脘痞満、気は舒快せす、或痰涎壅盛、上気喘急、或痰飲中結に因りて、嘔逆悪心、並に宜しく之を服すべし、

紫蘇葉二両　厚朴三両　茯苓四両　半夏五両

上を咬咀して毎服四錢、水一盞半、生姜七片、大棗一個、煎して六分に至り、滓を去り溫服す、時候に拘わらす、若し思慮過度に因りて、陰陽を分たす、清濁相干して、小便白濁するには、此の薬を用いて靑洲の白圓子を下す、最も切当と為す。婦人悪阻に尤も宜しく之を服すへし。一名は厚朴半夏湯、一名は大七気湯と云う。局方に七気湯有り、半夏五両　人参 官桂 甘草各一両を用い、生姜煎服す、大いに七気、併せて心腹絞痛するを治す。然れとも薬味太た甜し、恐らくは未た必すしも能く疼みを止め気を順らさす。一方に七情に傷られ、中脘快からす、気升降せす、腹脇脹満するを治す、香附子炒半斤、橘紅六両、甘草一両を用いて煎し服す、尤も妙なり。好事は、其れ気を耗らすと謂う、則ち然らす、蓋し是の病ありて、是の薬を服すなり。」

【参考】 明治《勿誤藥室方函口訣》卷上

「此の方は《局方》四七湯と名づく。氣劑の権輿なり。故に梅核気を治のみならず、諸気疾に活用してよし。《金匱》《千金》に据えて婦人のみに用ゆるは非なり。蓋し婦人は気鬱多き者故、血病も気より生する者多し。一婦人、産後気舒暢せず、少し頭痛もあり、前医血症として芎帰の剤を投すれ

とも不治、之を診するに脉沈なり。気滞に因つて痰を生するの症として、此の方を与ふれは不日に愈ゆ。血病に気を理するも亦一手段なり。東郭は水気心胸に畜滞して利しがたく、呉茱萸湯などを用ひて倍通利せさる者、及び小瘡頭瘡内攻の水腫、腹脹つよくして小便甚た少なき者、此の方に犀角を加へて奇効を取ると云ふ。又浮石を加えて嘔噎の軽症に効あり。雨森氏の治験に、睾丸腫大にして斗の如くなる人、其の腹を診すれば必ず瀦水阻隔して心腹の気升降せす、因つて此の方に上品の犀角末を服せしむること百日餘、心下開き、漸漸嚢裏の蓄水も消化して痊ゆ。又身体巨瘤を発する者にも効あり。此の二証に限らず、凡て腹形あしく水血に毒の痼滞する者には皆此の方にて奇効ありと云ふ、宜しく試むべし。」

半夏瀉心湯（はんげしゃしんとう）

【出典】　後漢《傷寒論》辨太陽病脉證幷治下

「傷寒五六日、嘔して発熱する者は、柴胡湯の證具わる、而るに他薬を以って之を下し、柴胡の證仍お在る者は、復た柴胡湯を與う、此れ已に之を下すと雖も、逆と為さず、必ず蒸蒸として振い、却って発熱汗出でて解す、若し心下満して鞕痛する者は、此れを結胸と為す、大陥胸湯之を主どる、但だ満して痛まざる者は、此れを痞と為す、柴胡之を與うるに中らず、半夏瀉心湯に宜し、

半夏瀉心湯方

半夏半升、洗　黄芩　乾薑　人参　甘草炙、各三両　黄連一両　大棗十二枚、擘

右七味、水七升を以って、六升を煑取り、滓を去り、再煎して三升を取り、一升を温服し、日に三服す、」

【参考】　後漢《金匱要略》嘔吐噦下利病脉證治第十七

「嘔して腸鳴り、心下痞する者、半夏瀉心湯之を主どる、」

【参考】　明治《勿誤薬室方函口訣》巻上

「此の方は飲邪併結して心下痞鞕する目的とす、故に支飲或いは澼飲ノ痞鞕には効なし、飲邪併結より来たる嘔吐にも噦逆にも下利にも皆運用し

て特効あり、《千金翼》に附子を加ふるものは、即ち附子瀉心湯の意にて、飲邪を温散させる老手段なり、又、虚労或いは脾労等の心下痞して下利する者、此の方に生薑を加へてよし、即ち生薑瀉心湯なり、又、痢病嘔吐つよき者に、《無尽蔵》の太乙丸を兼用して佳なりと云う」

半夏白朮天麻湯（はんげびゃくじゅつてんまとう）

【出典】　清《医学心悟》第三巻・頭痛

「痰厥頭痛の者、胸膈多痰、動則眩暈、半夏白朮天麻湯之を主どる、

　　半夏白朮天麻湯

　　半夏一錢五分　白朮　天麻　陳皮　茯苓各一錢　甘草炙五分

　　大棗三個　蔓荊子一錢　虚者は人参を加う

水で煎じ服す、」

半夏白朮天麻湯（はんげびゃくじゅつてんまとう）

【出典】　金《脾胃論》巻下・調理脾胃治験

「范天騋之内、素脾胃之證有り、時に煩躁顯れ、胸中不利、大便不通、冬の初めに外に出て晩歸る、寒気拂鬱を為し、悶亂大きく作り、火を得ず升故也、醫有熱を疑い、疎風丸を以って治す、大便行り而して病減らず、又薬力小を疑い、復た七八十丸を加え、兩行を下し、前證仍減せず、復吐逆に添え、食は停まるに能わず、痰唾粘稠、湧き出で止まらず、眼黒頭旋し、悪心煩悶、氣短促し上喘無力、言を欲せず、心神顚損し、復た兩次下し、則ち其胃を重く虚す、而して痰厥頭痛を作す、半夏白朮天麻湯を製して之を主どり而して愈ゆ、

　　半夏白朮天麻湯

　　黄柏二分　乾薑三分　天麻　蒼朮　白茯苓　黄耆　澤瀉　人參已上各五分

　　白朮　炒麴已上各一錢　半夏湯洗七次　大麥糵麵　橘皮已上各一錢五分

右の件㕮咀し、半両を毎服す、水二錢、煎じ一盞に至り、粗を去り、熱に帯び服し、食前、」

【参考】　明治《勿誤藥室方函口訣》巻上

「此方は痰飲、頭痛が目的なり、其の人、脾胃虚弱、濁飲上逆して常に頭痛を苦しむもの、此方の主なり、若し天陰風雨毎に頭痛を発し、或いは一月に二三度宛、大頭痛、嘔吐を発し、絶食する者は、半硫丸を兼用すべし、凡て此方は食後胸中熱悶、手足倦怠、頭痛睡眠せんと欲する者効あり、又老人虚人の眩暈に用ゆ、但し足冷を目的とするなり、又濁飲上逆の症、嘔氣甚だしき者は呉茱萸湯に宜し、若し疝を帯ぶる者は当帰四逆加呉茱萸湯に宜し。」

萆薢分清飲（ひかいぶんせいいん）

【別名】　程氏萆薢分清飲《中醫方劑學広義》

【出典】　清《醫學心悟》第四巻・赤白濁

「濁の因二種有り、一つの由は腎虚して精を敗り流注す、一つの由は湿熱が膀胱に滲入して、腎気虚し、補腎の中に兼ねて利水する、蓋し腎経に二竅有り、溺竅開き則ち精竅閉る也、湿熱の者、導湿の中に必ず兼ねて脾を理す、蓋し土旺し則ち能く湿に勝る、且つ、土賢く凝すれば則ち水自から清く澄む也、補腎には、菟絲子丸之を主どる、湿を導くには、萆薢分清飲之を主る、

　　　萆薢分清飲

　　川萆薢二錢　黄柏炒褐色　石菖蒲各五部　茯苓　白朮各壹錢　蓮子仁七分

　　丹参　車前子各一錢五分

水煎し服す。」

【功用】　清熱利湿、分清泌濁

【主治】　赤白濁属湿熱、淋病

祕精丸（ひせいがん）

【出典】　宋《巖氏濟生方》巻之四・虚損論治

「祕精圓　下虚胞寒、小便白濁し、或いは米泔の如く、或いは若し凝脂し、腰重く力少なく、

　　牡蠣煅　兔絲子酒浸　蒸培、別研　龍骨生用　五味子　韭子炒　白茯苓去

皮

白石脂煅　桑螵蛸酒炙、各等分、

右細末を無し、酒糊で圓を為し、梧桐子大の如く、七十圓を毎服す、空心に温酒で、塩湯任せて下す。」

百合固金湯（びゃくごうこきんとう）

【出典】　明《愼齋醫書》巻七・陰虚

「手太陰肺病、悲哀傷肺の因有りて、胸肺の前肺心に間熱募るを患い、咳嗽咽痛、喀血悪寒し、手大拇指は白肉際間を循り肩背に上がり、火烙の如く胸前に至る、百合固金湯に宜し、

熟地　生地　歸身各三錢　白芍　甘草各一両　桔梗　玄參各八分　貝母
麥冬　百合各錢半

咳嗽の如くは、初め五味子二十粒を加え一二服す。」

【参考】　清《醫方集解》

「百合固金湯　肺傷咽痛、喘嗽痰血肺金受傷、則腎水之源絶、腎脈狭咽、虚火上炎、故に咽痛、火上薫肺、故喘嗽、痰因火生、血因火逼、

生地黄二錢　熟地黄三錢　麥冬錢半　百合　芍薬炒　當歸　貝母　生甘草
一錢　玄參八分」

【参考】　明治《勿誤薬室方函口訣》巻下

「此方は咽痛、咳血を主とす、咳血は肺傷湯、麦門冬湯地膠連にて大抵は治すれども、咽痛激しき者に至っては、此方に非ざれば効なし。」

白虎加人参湯（びゃっこかにんじんとう）

【出典】　後漢《傷寒論》辨太陽病脈證并治上第五

「桂枝湯を服し、大汗出ずる者、大煩渇解せず、脈洪大なる者、白虎加人参湯之を主どる。

白虎加人参湯方

知母六両　石膏一斤、碎、綿裏　甘草炙、二両　粳米六合　人参三両

右五味、水一斗を以って、煮て米熟し、湯成りて滓を去り、一升を溫服す、

日に三服す。」

「傷寒、若しくは吐し、若しくは下して後、七八日解せず、熱裏に結びて在り、表裏倶に熱し、時々悪風、大渇、舌上乾燥して煩し、水数升を飲まんと欲する者、白虎加人参湯之を主どる。」

「傷寒、大熱無く、口渇煩し、心煩し、背微悪寒する者、白虎加人参湯これを主どる。」

「傷寒、脈浮、発熱、汗無く、其の表解せざる者は、白虎湯を与うべからず。渇して水を飲まんと欲し、表証無き者は、白虎加人参湯これを主どる。」

【参考】 明治《勿誤藥室方函口訣》

「此方は白虎湯の症にして、胃中の津液乏して、大煩渇を発する者を治す。故に大汗出の後か、誤下の後に用ゆ。白虎湯に比すれば少し裏面の薬なり。是を以って表症あれば用ゆべからず。」

【参考文献】 白虎湯《勿誤藥室方函口訣》巻下

「此方は、邪熱肌肉の間に散漫して、大熱大渇を発し、脈洪大、或いは滑数なるものを治す。成無己は此方を辛涼解散、清粛肌表の剤と云いて、肌肉の間に散漫して汗ならんとして、今一いき出できらぬ者を、辛涼の剤を用いて肌肉の分を清粛してやれば、ひへてしまる勢に、発しかけたる汗の出できるようになるなり。譬えて言はば、糟袋の汁を手にてしめて絞りきつて仕舞ふ道理なり。是の故に白虎は承氣と表裏の剤にて、同じ陽明の位にても、表裏倶に熱と云い、或いは三陽合病と云いて、胃実ではなく、表へ近き方に用ゆるなり。」

伏龍肝湯（ふくりゅうかんとう）

【出典】 唐《備急千金要方》巻第四・婦人方下・赤白帯下崩中漏下第三。

「伏龍肝湯　崩中赤白を去り、或いは豆汁の如きの方を治す、

　伏龍肝如弾丸、七枚　生地黄五両　生薑五両　甘草　艾葉　赤石脂　桂心　各貳兩

右七味咬咀し、水一斗を以って、三升を煮取り、四に分け服す、日三夜一。」

【参考】 明治《勿誤藥室方函口訣》巻下

方剤集　379

「此方は、崩漏、帯下等の症、芎帰膠艾の類を与え、血を減じたれども赤白相兼ね、或いは豆汁の如き止まざるに宜し、若し瘀水計り多く下る者は蘭室祕藏の升陽燥湿湯に宜し。」

茯苓甘草湯（ぶくりょうかんぞうとう）

【出典】 後漢《傷寒論》辨太陽病脈證并治第六

「傷寒、汗出で渇する者五苓散之を主どる、渇ざる者茯苓甘草湯之を主どる、

茯苓甘草湯方

茯苓二両　桂枝二両去皮　生薑三両切　甘草一両炙

右四味、水四升を以って二升を煮取り、滓を去り、分け温め三服す。」

【出典】 後漢《傷寒論》辨厥陰病脉證并治第十二

「傷寒厥して心下悸するは、宜しく先ず水を治すべし、當に茯苓甘草湯を服すべし、却って其の厥を治す、爾らざれば、水漬胃に入り、必ず利を作すなり、茯苓甘草湯、」

茯苓桂枝白朮甘草湯（ぶくりょうけいしびゃくじゅつかんぞうとう）
別名：苓桂朮甘湯

【出典】 後漢《傷寒論》辨太陽病脈證并治中。

「傷寒、若しくは吐し、若しくは下した後、心下逆滿し、気上りて胸を衝き、起きては則ち頭眩し、脉沉緊、汗を發すれば則ち經を動じ、身振振として搖を為す者、茯苓桂枝白朮甘草湯之を主どる、

茯苓四両　桂枝三両去皮　白朮　甘草炙各二両

右四味、水六升を以って、三升を煮取り、滓を去り、分け温め三服す」

【出典】 後漢《金匱要略》卷中・痰飲咳嗽病脉證治第十二

「痰飲を病む者、當に温薬を以って之を和するなり、心下に痰飲有り、胸脅支満し、目眩するは、苓桂朮甘湯之を主どる、

苓桂朮甘湯方

茯苓四両　桂枝三両　白朮三両　甘草二両

右四味、水六升を以って、三升を煑取り、滓を去り、分け温め三服す、小便則ち利す」

「夫れ短気するは微飲有り、當に従いて小便之を去る、苓桂朮甘湯之を主どる、腎気丸も亦た之を主どる」

【参考】 明治《勿誤藥室方函口訣》巻下

「此方は支飲を去を目的とす、気咽喉に上衝するも目眩するも手足振掉するも皆水飲に因る也、起則頭眩と云が大法なれども、臥して居て眩暈する者にても心下逆満さへあれば用る也、夫にて治せざる者は澤瀉湯なり、彼方はたとひ始終眩なくしても冒眩と云ふものにて顔がひつぱりなどする候あるなり。又此方、動悸を的候とすれば柴胡姜桂湯に紛れやすし。然れども此方は顔色明らかにして、表のしまりあり。第一脈が沉緊になければ効なき者あり。又此方に没食子を加へて喘息を治す。又水気より来たる痿躄に効あり。矢張り足ふるひ、或いは腰ぬけんとし、劇者は臥して居ると脊骨の辺にひくひくと動き、或いは一身中、脉の処ひくひくとして耳鳴逆上の候ある者なり。本論の所謂る久而成痿の症、何病なりともあらば、此方百発百中なり。」

附子理中湯 (ぶしりちゅうとう)

【出典】 宋《三因極一病證方論》巻之二・中寒治法

「附子理中湯 五臓寒に中り、口噤、四肢剛直、失音不語を治す。昔武士遄りを守り、大雪、出張し外観を瞻る、忽然と暈倒し、時林繼作り醫官を随行し、この薬を以って灌ぐ兩剤にて遂に醒ます。

　　大附子炮去皮臍　人参　乾姜炮　甘草炙　白朮各等分

右散剉を為し、毎服四大錢、水一盞半、煎じて七分、滓を去り、時を以って服さず、口噤すれば、則ち斡開して之を灌ぐ。」

【参考】 明治《勿誤藥室方函口訣》巻下

「此方は理中丸の方後による者なり。理中湯は専ら中焦を主とする故、霍亂吐瀉の症にて、四肢厥冷する者は四逆湯より反つて此方が速やかに応するなり。後世にては中寒に用ゆれども、中寒は桂枝加附子湯、四逆湯を優

とす。」

平胃散（へいいさん）

【出典】 朝鮮《醫方類聚》巻之十・五臓門

「胃気不和、気を調え食を進ます、平胃散方

蒼朮去黒皮、羅に搗いて末を為し、四両　厚朴麄末を去り、生薑汁を塗り、炙し香熟令しめ、三両　陳橘皮洗い淨く令め、培乾し、三両　甘草炙黄、一両

右件の薬四味、羅に搗いて散と為し、毎服二錢、水一中盞、生薑二片を入れ、棗二枚、同に煎じ六分に至り、滓を去り、食前に温服す」

【参考】 宋《太平恵民和劑局方》巻之三・治一切気

「脾胃和せず、飲食思わず、心腹脇肋脹満刺痛、口苦くして味無く、胸満短気、嘔噦悪心、噫気呑酸、面色萎黄、肌体痩弱、倦怠嗜臥、体重節痛するを治す、常に多く自利し、或いは霍亂を発し、及び五噎八痞、膈気翻胃、並びに宜しく之を服すべし

陳皮去白、五十両　厚朴粗皮を去り、水に浸すこと一宿にして剉み、生姜汁にて製し炒る、五十両　甘草剉み炒る、十両　蒼朮粗皮を去り、米泔に二日浸し、培り乾かし炒る、五斤

七分に至り、大棗、生薑を去り、熱を帯びて空心・食前に服す、塩一捻りを入れて、沸湯に点服するも亦得、常に服すれば気を調え暖め、宿食を化し、痰飲を消し、風・寒・冷・湿四時非節の気を辟く」

【参考】 明治《勿誤薬室方函口訣》巻上

「此方、後世家は称美すれども顕効はなし、唯《金匱要略》橘皮大黄芒硝三味方の軽症に用い、或いは傷食、備急円にて快下之後、調理に用いて宜し、凡て食後、食化せず、心下に滞り、又食後、腹鳴り下利するときは反って快き症に用ゆ、但し胞衣を下すに芒硝を加え、小兒虫症、腹痛啼哭を治するに硫黄を加ふるが如きは、理外の理、不可測の妙を寓するものなり」

保陰煎（ほいんせん）

【出典】 明《景岳全書》巻之五十一徳集・新方八陣・寒陣

「保陰煎　男婦帯濁遺淋、色赤帯血、脉滑多熱、便血不止、及び血崩血林、或いは経期太いに早い、凡そ一切の陰虚内熱動血等の證を治す、

　　生地　熟地　芍薬各二錢　山薬　川続斷　黄芩　黄蘗各一錢半

　　生甘草一錢

水二鐘、七分に煎じ、食に遠じて温服す、水小なく多熱の如きは、或いは怒火動血を兼ねる者、焦梔子一二錢を加え、身熱し夜熱の如きは、地骨皮一錢五分を加え、肺熱多汗の者、麦冬、棗仁を加え、血熱甚だしき者、黄連一錢五分を加え、血虚血滞し、筋骨腫痛する如きは、當歸二三錢を加え、気滞して痛む如きは、熟地を去り、陳皮、青皮、丹皮、香附に属すを加え、血脱血滑が、便血に及び久しく止まらざる者は、地楡一二錢、或いは烏梅一二個、或いは百薬を一二錢を煎じ加う、文蛤も亦たす可し、少年の如く、或いは血氣正盛の者、熟地黄、山薬は必ず用いらず、肢節筋骨疼痛或いは腫の者、秦芃、丹皮各一二錢にすべし。」

防風通聖散（ぼうふうつうしょうさん）

【出典】　金《黄帝素問宣明論》巻之三・風論

「夫れ風熱拂鬱とし、風は熱に於いて大きく生じ、熱を以って本と為し、而して風を表と為し、風は風の者を言う、卽ち風熱の病也、氣壅滞し、筋脉拘倦し、肢體焦痿し、頭目昏眩、腰脊強痛し、耳鳴耳塞、口苦舌乾し、咽嗌不利、胸膈痞悶、咳嘔喘満、涕唾粘稠、胃腸は燥熱を結び、便溺淋閉し、或いは夜臥寝汗、咬牙睡語、筋惕驚悸、或いは調胃は拂鬱を結び、水液は周身に於いて浸潤能わず、而して但小便多出の者と為す、或いは湿熱内鬱し、而して時に有汗洩らす者、或いは亡液が因で燥を成し淋閉の者、或いは腸胃躁鬱が因で、水液外に於いて宣行する能わず、反って停濕を以って泄し、或いは燥濕往来、而して時に結び時に泄す者、或いは表之、陽中正気衛気之也、邪熱與相い合し、并びに裏に於いて入り、陽は陰を以って極まり而して戦、煩渇の者中気寒故戦、裏熱甚則渇、或いは虚気し久しく已らざる者經言、邪熱與衛気幷入於裏、則寒戦也、幷出之於表、則發熱、大則病作離、則病已、或いは風熱走注し、疼痛麻痺の者、或いは腎水眞陰衰虚し、

心火邪熱暴れ而して僵仆、或いは卒中して久しく不語、一切の暴瘖而して
不語、語は聲出でず、或いは暗風癇の者、或いは頭風を洗い、或いは破傷、
或いは中風に諸潮搐し、幷せて小兒諸疳積熱、或いは驚風積熱、傷寒疫癘
而して辨を能う者、或いは熱甚だしく拂結し而して反って不快の者出で、
或いは熱黑陷將に死す、或いは大人小兒風熱瘡疥が久しく不愈及ぶ者、或
いは頭に屑を生じ、徧身黑鼾し、紫白斑駁、或いは面鼻紫赤風刺隱疹を生
じ、俗に呼ぶ肺風を爲す者、或いは、風癘を成し、世に傳う大風疾者、或
いは腸風痔漏、幷せて酒が過ぎ熱毒、解利暑邪所傷を兼ね、傷寒未だ發汗
せずを調理し、頭項身體疼痛の者、幷せて諸證を兩感し、產後血液損虛を
兼ねて治す、陰氣衰殘、陽氣鬱甚だしきに至り、諸熱證を爲す、腹滿澀痛、
煩渴喘悶、譫妄驚狂、或いは熱極生風而して熱は燥鬱し、舌強口噤、筋惕
肉瞤一切の風熱燥證、鬱而して惡物下さず、腹滿撮痛而して昏の者惡物過
多而不吐者、不宜服之、大小瘡及び惡毒を消徐を兼ね、墮馬打撲傷損疼痛を
兼ねて治す、或いは熱結の因により、大小便澀滯不通し、或いは腰腹急痛、
腹滿して喘悶の者、

　　防風通聖散

　　防風　川芎　當歸　芍藥　大黃　薄荷葉　麻黃　連翹　芒硝各半兩

　　石膏　黃芩　桔梗各一兩　滑石三兩　甘草二兩　荊芥　白朮　梔子各一部
右末を爲し、每服二錢、水一大盞、生薑三片にて、煎じ六部に至り、溫服
す、涎嗽は半夏半兩、薑製を加う」

防已黃耆湯（ぼういおうぎとう）

【出典】　後漢《金匱要略》痓濕暍病脉證治第二

「風濕、脈浮、身重く、汗出で、惡風する者、防已黃耆湯之を主どる、

　　防已黃耆湯方

　　防已一兩　甘草半兩、炒　白朮七錢半　黃耆一兩一分、去蘆
右剉み麻豆大、每抄五錢匕、生薑四片、大棗一枚、水盞半、八分に煎じ、
滓を去り、溫服し、良久しく再服す。喘する者、麻黃半兩を加う。胃中不
和の者、芍藥三分を加う。氣上衝する者、桂枝三分を加う。下に陳寒有る

者、細辛三分を加う。服した後、當に蟲の皮中を行く如くなるべし。腰従り下氷の如くなれば、後被上に坐し、又一被を以って腰以下に纏、温め、微汗せしめれば、差ゆ。」

【出典】　後漢《金匱要略》水気病脉證幷治第十四

「風水、脈浮、身重く、汗出で、悪風する者、防已黄耆湯之を主どる。腹痛は芍薬を加う。

　　防已黄耆湯方

　　防已一両　黄耆一兩一分　白朮三分　甘草半両、炒

右剉み、毎服五錢匕、生薑四片、棗一枚、水盞半にて、八分を煑取り、滓を去り温服す、良久しく再服する。」

【参考】　防已黄耆湯《勿誤藥室方函口訣》巻上

「此方は風湿表虚を治す。故に自汗久しく止まず、皮表常に湿気ある者に用いて効あり。蓋し此方と麻黄杏仁薏苡甘草湯と虚実に分あり。彼方は脈浮、汗不出、悪風者に用ひて汗を発す。此は脈浮にして汗出、悪風の者に用ひて解肌して愈ゆ。即ち傷寒中風に麻黄湯、桂枝湯の分あるが如し。身重は湿邪なり、脈浮、汗出は表虚する故なり。故に麻黄を以って発表せず、防已を用ひて之を駆るなり。《金匱要略》治水治痰の諸方、防已を用ゆるもの、気上に運りて水能く下に就くに取るなり。服後如虫行及腰以下如氷云云、皆湿気下行の徴と知るべし。

【参考】　《黄帝内經・素問》水熱穴論篇第六十一

「帝曰、諸水は皆腎に生じる、岐伯曰、腎者は牝臟也、地気の上りは腎に属して水液を生じる也、故に至陰と曰う、勇にして勞甚しきは、則ち腎汗出ず、腎汗出して風に逢えば、内藏府に入ることを得ず、外皮膚に越ることを得ず、玄府に客し、皮裏を行り、傳わりて胕腫を為す、本は腎、名を風水と曰う、所謂玄府者は、汗空也。」

【参考】　後漢《金匱要略》水気病脉證幷治第十四

「風水、其脈自ら浮、外證は骨節疼痛、悪風、」

「脈浮にて洪、浮は則ち風と為し、洪は則ち気と為す、風気相搏、風強ければ則ち隱疹を為し、身體癢を為す、癢は泄風と為し、久は痂癩を為す。

気強ければ則ち水と為し、以って俯仰し難し、風気相搏、身體洪腫す、汗出れば乃ち愈ゆ、悪風則ち虚、此を風水と為す、不悪風者、小便通利す、上焦に寒有り、其口多涎、此を黄汗と為す。」

補中益気湯（ほちゅうえっきとう）

【別名】　醫王湯《和田泰庵方函》

【出典】　金《内外傷辨惑論》巻中・飲食勞倦論。

「苟も飲食節を失い、寒温適せず、則ち脾胃乃ち傷る、喜怒憂恐し、勞役過度、而して元気を損耗し、既に脾胃虚衰し、元気足らず、而して心火獨り盛ゆ、心火の者陰火也、下焦於いて起り、其系心に於いて繋る、心は主どらざるにして、相火は之に代わり、相火は下焦胞絡の火、元気の賊也、火と元気兩立する能わず、一勝則ち一負、脾胃気虚し、則ち腎に於いて下流し、陰火を得て以って其の土位に乗じ、故に脾胃之證、之を得て始めて則ち気高くして喘する、身熱して煩し、其脉洪大で頭痛する、或いは渇して止まらず、皮膚風寒に任えず寒熱を生じ、蓋し陰火上衝し、則ち気高して喘する、身は煩熱し、頭痛を為し、渇を為し、而して脉洪大、脾胃の気下流し、穀気は升浮を得ずして、是春成の令行われず、則ち陽無く其の營衛護を以って、風寒に任えず、乃び寒熱を生じ、皆脾胃の気足らず所致也、然に、外感風寒を與え得る所の證顔同にして理は異る、脾胃を内傷し、乃び其気を傷り、外感風寒し、乃び其形を傷り、外を傷り有餘を為し、有餘の者は之を瀉す、其の内を傷るを不足と為す、不足の者之を補す、之を汗す、之を下す、之を吐す、克之を克す、皆瀉也、之を温む、之を和す、之を調う、之を養う、皆補也、内傷不足の病は、苟も外感を作した有餘の病と誤認して反って之を瀉す、則ち其虚を虚す也、《難經》云う、實を實し虚を虚す、損を不足させ而有餘を益す、此如く死す者、醫之を殺す耳、然に則奈何日う、惟だ當に甘温の劑を以って、其中を補い、其陽を升し、甘寒を以って其の火を瀉し則ち愈ゆ、《内經》曰う、勞者は之を温め、損者は之を温め、蓋し温め能く大熱を除く、大いに苦寒の藥にて、胃土を瀉す耳を忌む、今補中益気湯を立つ、

補中益気湯

　黄耆勞役病熱甚者一銭　甘草炙、已上各五分　人参去蘆　升麻　柴胡　橘皮

　當歸身酒洗　白朮已上各三分

右の件咬阻し、都て一服作り、水二盞、煎じて一盞に至り、粗を去り、早

飯後に溫服す、之の傷の重き如き者は二服にて愈ゆ、量の軽重は之を治

す。」

【出典】　金《内外傷辨惑論》卷中・四時用藥加減法。

「《内經》曰く、胃は水穀の海と為す、又云う、腸胃は布と爲す、物無くは

包まず、無物無くは入らず、寒熱涼皆な之有る、其不一の病と爲す也、故

に隨時、補中益気湯中の證に於いて、四時加減法於後に權立す、之の手拊

を以って、而肌表熱の者、表證也、只補中益気湯を一二服服し、微汗を得

れば則已る、正に發汗に非ざる、乃ち陰陽の気和し、自然に汗出ずる也、

若し更に煩亂し、腹中に或は周身に刺痛が有るが如しは、皆血澀て足ら

ず、當歸身五分或一銭を加える、精神短少の如しは、人参五分、五味子

二十個を加える、頭痛は蔓荊子三分を加え、痛み甚しきは川芎五分を加え

る、項痛腦痛は、藁本五分、細辛三分を加え、諸の頭痛は、併せて此の四

味を足して用いる、有痰の有りて頭痛する如きは、沉重し懶倦の者、乃ち

太陰の痰厥頭痛は、半夏五分、生姜三分を加える、耳鳴、目黄、頰頷腫、

頸肩臑肘臂外後廉痛、面赤、脉洪大の者は、羌活一銭、防風、藁本已上各

七分、甘草五分を以って、其經血を通すは、黄芩、黄連已上各三分を以っ

て、其腫を消すは、人参五分、黄耆七分、元気を益し邪を瀉火するは、一

服作し之を與う、喉痛頷腫、脉洪大、面赤の者は、黄芩、甘草已上各三分、

桔梗七分を加う、口乾喉乾の者は、葛根五分を加え、胃気を引き升し上行

し以って之を潤す、夏月の如きに咳嗽する者は、五味子二十五個、麥門去

心五分を加え、冬月の如きに咳嗽するは、根節を去していない麻黄五分を

加え、秋涼の如きは亦た、春月の天温には、只だ仏耳草、款冬花已上各五

分を加う。

若し久病の痰嗽は、肺中に火伏す、人参を去り、痰嗽を增すを防ぐを以っ

て益す耳。食下らず、及び胸中胃上に寒有り、気澀滯するは、靑皮、木香

已上各三分、陳皮五分を加え、此の三味定法となす、冬月の如くは、益智仁、草豆蔲仁已上各五分に加え、夏月の如きは、少し黄芩、黄連已上各五分を加う、秋月の如きは、檳榔、草豆蔲、白豆蔲、縮砂以上各五分を加え、春始り猶寒き如きは、少し辛熱之剤を加え、以って春気の不足を補う、爲風藥の佐を為し、益知、草豆蔲を加える也、心下痞、夯悶の者、芍藥、黄連已上各一銭を加う、腹脹して痞えるもの、枳實、木香、縮砂仁已上各三分、厚朴七分を加える、天寒く如きは、少し乾薑或いは中桂桂心を加える也。心下痞、中寒を覚えるは、附子、黄連已上各一銭を加え、食能わずして心下痞は、生薑、陳皮已上各一銭を加え、納食して心下痞は、黄連五分、枳實三分を加え、脉緩有痰して痞えるは、半夏、黄連已上各一銭を加え、脉弦、四肢満して便難く心下痞は、黄連五分、柴胡七分、甘草三分を加え、腹中痛する者は、白芍藥五分、甘草三分を加え、惡寒し冷痛を覚える如きは、中桂五分を加え、夏月の如きに腹中痛し、不惡寒し、不惡熱の者は、黄芩、甘草已上各五分、芍藥一銭を加える、治す時熱也は、腹痛が寒凉時に在れば、半夏、益知、草豆蔲之類を加う、腹中の如き痛、惡寒して脉弦の者、是は木來剋土也、小建中湯之を主どる、蓋し芍藥の味酸、土中に於いて木を瀉す君と為す、脉沉細の如くし、腹中痛、是は水來侮土、以って理中湯之を主どる、乾薑辛熱、土中の於いて水を瀉し、以って主と為す也、脉緩の如く、體重節痛し、腹脹自利し、米穀化せず、是は濕勝つ、以って平胃散之を主どる、蒼朮の苦辛温、濕を瀉すを主と為す也、脇下痛、或いは脇下縮急は、倶に柴胡三分、甚だしければ則ち五分、甘草三分を加える、臍下痛の者、眞熱地黄五分を加う、已らざる如き者、大寒に及ぶ也、肉桂五分を加う、遍閲《内經》中　悉く言うに小腹痛は皆寒、傷寒厥陰之證に非らざる也、及び下焦の膀胱に血結べば、仲景は以って抵當湯並びに抵當丸之を主どる、小便遺失、肺金虚也、宜しく安臥し氣、以黄者人参之類補之、不愈、則是有熱也、黄蘗生地黄、已上各五分、切禁勞役を養う、臥して多驚する如き、小便淋溲の者、邪は少陽厥陰に在り、宜しく太陽經所の藥を加える、更に柴胡五分を添える、淋の如きは、澤瀉五分を加う、此は下焦の風寒の合病也、經云う、腎肝の病同一にして治す、倶に下焦に在ると為

す、非風藥經に非ず則ち可からず、及び濕熱の客邪を受けた也、宜しく升
擧發散して以って之を除く、大便秘澀するは、當歸一錢、大黄酒洗煨五分
或一錢を加う、大便せず者、成し煎じ藥を正す、先に青者を一口用い、玄
明粉五分或一錢を調す、大便行じ則ち止む、此病は不宜大きく之を下すは
宜しからず、必ず凶に變じる證也、脚膝痿軟し、行歩乏力、或いは痛み、
及び腎肝伏熱には、少し黄蘗五分を加え、空心に服す、已らずは更に漢防
已五分を加う、脉緩し、顯沉困し、怠情無力の者、蒼朮、澤瀉、人參、白
朮、茯苓、五味子以上各五分を加う。」

【参考】 明《女科撮要》卷下・附方幷注

「補中益気湯　元気足らず、四肢倦怠し、口乾發熱し、飲食味無く、或い
は飲食節を失い、勞倦身熱し、脉洪大で力無く、或いは頭痛發熱し、或い
は惡寒自汗し、或いは気高く喘し、身熱して煩するを治す、

　　　黄耆炙、一錢五分　甘草炙　人參　當歸酒拌　白朮炒、各一錢　升麻　柴胡

　　　各三分　陳皮一錢

右薑棗にて水煎し服す。」

【参考】 明《保嬰撮要》卷九・虚羸

「補中益気湯　中氣虚弱し、體疲食少し、或いは發熱煩渇等症を治す、

　　　人參　黄耆各八部　白朮　甘草　陳皮各五分　升麻　柴胡各二部　當歸一

　　　錢

右薑棗にて水煎し、空心午前に服す。」

【参考】 明《保嬰撮要》卷十五・肌肉不生

「補中益気湯　小兒稟賦足らず、營衛の気短促し、寒は腠理薄く、閉鬱し
て瘡瘍を為す、或は瘡瘍の因で尅伐之劑を服し、気血虧損して消散を能わ
ず、或いは潰気血虧損じて已った因で生肌を能わず、或いは惡寒發熱し、
煩躁倦怠し、飲食少思等症、

　　　人參　黄耆炒　白朮炒　甘草炒　當歸　陳皮各五分　柴胡　升麻各三分

右薑棗にて水煎し服す。」

【参考】 明《古今醫鑑》卷之四・内傷

「補中益気湯　中氣足らず、肢体倦怠し、口乾發熱し、飲食味無く、或い

は飲食節を失い、勞倦身熱し、脉大で虚、或いは頭痛惡寒し自汗、或いは気高くして喘、身熱して煩、或いは脉微細軟弱、自汗し體倦し食少なし、或いは中氣虚弱して攝血を能わず、或いは飲食勞倦して瘧痢を患い、或いは脾胃虚の因で瘧痢して愈えず、或いは元気虚弱して、風寒感冒し、發表に勝らず、宜しく此れ之の代わりに用ゆ、或いは房に入りて後感冒し、或いは感冒した後に房に入り、亦た此湯を用ゆ、急は附子を加え、或いは瀉利腹痛すれば、急に附子理中湯を用ゆ、

嫩黄芪蜜水侵炒、一錢半、脾胃虚、肺気先絶用之、以益皮毛而閉腠理、止自汗

人参去蘆、一錢、上喘気短、元気大虚、用以補之

甘草炙、一錢、甘温以瀉火熱、而補脾胃中元気、若脾胃急痛、腹中急縮者用之

已上三味、除渇熱、煩熱之聖藥也、

白朮土炒、一錢、苦甘温、除胃中熱、利腰臍間血

柴胡五分、能使胃中之清気左旋而上達

升麻五分、能使胃中之清気從右而上遷

橘紅一錢、理胸中之気、又能助陽気上升、以散滞気、助諸脾胃爲用

當歸酒洗、一錢、用之以和血脉

右剉み一劑とし、生薑三片、水煎し温服する。」

【参考】　明《壽世保元》乙集二巻・中風

「一論中風等症、内傷の因の者、風邪の外來に非ず、及び本気は自病也、多くの因は勞役過度、眞気耗散し、憂喜忿怒其気を傷る者、而して卒倒昏して人を知らず、則ち左癱右瘓を為す、口眼喎斜、四肢麻木、舌木強硬、言語不清等證、宜しく此方となす、

補中益気湯

黄芪蜜水炒、一錢五分　人参去蘆、一錢　白朮去油蘆、炒、一錢　陳皮一錢

當歸酒洗、一錢　柴胡去蘆、五分　升麻五分　甘草炙、一錢

右剉み一劑とし、生薑棗子にて水煎し服す、酒炒黄栢三分を加え、滋腎水を以って、陰中の伏火を瀉す也、紅花三分、心に入り養血し、一つ中風卒倒し、勞傷が因の者、勞役に於いて過し、元気を消耗し、脾胃虚弱し、風寒を任えず、故に昏冒する也、宜しく此方とす、一つ左癱右瘓には、防風、

390

羌活、天麻、半夏、南星、木香を加える、一つ語言蹇澀には、石菖蒲、竹瀝を加える、一つ口眼喎斜には、薑炒黄連、羌活、防風、荆芥、竹瀝、薑汁を加え、一つ中風痰喘には、中気虚が因にて、飲食素少、忽《たちまち》痰壅気喘、頭揺目劄《もくとう》し、揚手擲《なげうつ》足、脉を候うを以って難し、其の面色を視れば、黄中に青を見る、此肝木が脾土に乗じ、本方に依り白茯苓、半夏を加え水煎し、熱に臨んで薑汁を加え同服する、一つ中風には、面目十指倶に麻れ、気虚に及ぶ也、大附子、製木香、羌活、防風、烏薬、麥門冬を加う、一つ善飲、舌本強硬、語言不清、此れ脾虚濕熱とす、神麴、麥芽、乾葛、澤瀉を加う。」

【参考】　明《壽世保元》辛集八巻・小兒科・脾胃

「小兒諸病の一論には、攻伐の薬の因で、元気損傷し、脾胃衰憊《すいはい》し、悪寒發熱、肢體倦怠、飲食少思し、或いは兼ねて飲食勞倦し、頭痛身熱し、煩躁し渇を欲し、脉洪大弦虚、或いは微細軟弱、右關《かん》寸獨し甚はだしく、亦宜しく之を用ゆ、大凡《おおよそ》久病は、或いは尅伐之劑を過服し、元気を虧損《きそん》し、而して諸症悉倶の者、最も宜しく此湯を調じ補う、若し前症の有るもの無く、兒に致り患者と為す、尤も宜しく之を用う、

　　補中益気湯

　　黄芪蜜水炒　揀參《かんじん》各八部　白尣去油蘆　當歸身酒洗、各一錢　陳皮　甘草炙、

　　各五分　升麻　柴胡各二分

右剉み、薑棗にて煎じ、空心に温服す。」

【参考】　明治《勿誤藥室方函》巻上

「醫王湯即内外傷辨惑補中益気湯　脾胃乃ち傷み、勞役過度、元氣損耗し身熱頭痛、或いは渇して止らず、風寒に任えず、気高く喘するを治す、又發汗後二三日、脉尣《こう》、面赤、悪熱し、或いは下利二三行、舌上に有胎或無胎、而して食欲なく、熱飲を喜び、食進み難し、重者は寝れず、問うに譫語妄言有り、眼目赤きを治す、

　　黄耆　甘草　人参　升麻　柴胡　橘皮　當歸　白尣

右八味、麥門、五味子を加え、味麥益気湯と名づく、又醫王合生脈と稱す、乾姜、附子を加え、姜附益気湯と名づく、芍藥、茯苓を加え調中益気湯と

名づく。」

【参考】 明治《勿誤薬室方函口訣》巻上

「此方元來、東垣が建中湯、十全大補湯、人参養栄湯などを差略して組立し方なれば、後世家にて種々の口訣あれども畢竟小柴胡湯の虚候を帯る者に用ゆべし、補中だの益気だの升提だのと云う名義に泥むべからず、其虚候と云ものは、第一手足倦怠、第二語言軽微、第三眼勢無力、第四口中生白沫、第五失食味、第六好熱物、第七當臍動悸、第八脉散大而無力等は、八症の内一二症あれば、此方の目的となして用ゆ、其他、薛立齊が所謂飲食勞役にして瘧痢を患う等証、因に脾胃虚して久しく愈ゆる能わずだの、龔雲林の所謂気虚卒倒中風等症、因に内傷者だのと云う處に着眼して用ゆべし、前に述る通り少陽柴胡の部位にありて、内傷を兼る者に與ぶれば間違いなき也、故婦人男子共に虚労雑症に拘らず、此方を長服し効を得ることあり、婦人には最も効あり、又諸痔脱肛の類、疲れ多き者に用ゆ、又此症にして煮たてたる熱物を好むは附子を加ふべし、何ほど渇すといえども附子苦しからず。」

保和丸（ほわがん）

【出典】 元《丹溪心法》巻三・積聚痞塊五十四

「保和丸　一切の食積を治す

　　山楂六両　神麴二両　半夏　茯苓各三両　陳皮　連翹　羅蔔子各一両

右末を為し、梧子大に餅を炊いて丸とし、毎服七八十丸を食に遠じて、白湯で下す。

　　又方　山楂四両　白朮四両　神麴二両

右末を為し、梧子大に餅を蒸し丸とし、七十丸を白湯で下し服す。」

― ま ―

麻黄杏仁甘草石膏湯（まおうきょうにんかんぞうせっこうとう）
別名：麻杏甘石湯

【出典】 後漢《傷寒湯》辨太陽病脉証并治中第六

「発汗後、更に桂枝湯行る可からず、汗出て喘し、大熱無き者、麻黄杏仁甘草石膏湯與うべし。

麻黄杏仁甘草石膏湯方

麻黄四両・去節　杏仁五十箇・去皮尖　甘草二兩・炙　石膏半斤・砕綿裏

右四味、水七升を以って、先ず麻黄を煮て、二升に減じ、上沫を去り、諸薬を内れ二升を煮取り、滓を去り温め一升を服す。」

【参考】 後漢《傷寒論》辨太陽病脉證并治下第七

「下後、更に桂枝湯を与う可からず。若し汗出でて喘し、大熱無き者は、麻黄杏子甘草石膏湯を与う可し。」

【参考】 明治《勿誤藥室方函口訣》巻下

「此方は麻黄湯の裏面の薬にて、汗出而喘と云ふか目的なり。熱肉裏に沈淪して上肺部に熏蒸するを麻石の力にて解するなり。故に此の方と越婢湯は無大熱と云ふ字を下してあり。」　　　　　　　　　　　　　　淪：沈む

麻黄湯（まおうとう）

【出典】 後漢《傷寒論》弁太陽病脉証并治中第六

「太陽病、頭痛発熱し、身疼き腰痛し、骨節疼痛し、悪風し汗無く喘する者、麻黄湯之を主どる、

麻黄湯方

麻黄三両・去節　桂枝二兩・去皮　甘草一両・炙　杏仁七十箇・湯炮去皮尖

右四味、水九升を以って、先に麻黄を煮て、二升を減じ、上沫を去り、諸薬を内れ、二升半を煮取り、滓を去り、温め八合を服す、覆いて微以汗を取り、粥を啜を須ず、餘は桂枝の法の如く將息す。」

【出典】 後漢《傷寒論》

方剤集　393

「太陽と陽明の合病、喘して胸満する者は、下すべからず、麻黄湯之を主る。」

「太陽病十日以去、脉浮細にして嗜臥者は、外已に解するなり。設し胸満脇痛すれば小柴胡湯を与う。脉但浮なれば麻黄湯を与う。」

「太陽病、脉浮緊、汗無く、発熱身疼し、八九日解せず、表證仍在り、此れ当に其の汗を発すべし。薬を服し已って微に除く、其の人、発煩目眩す、劇しき者は必ず衄す、衄すれば乃ち解す、然る所以の者は、陽気重きが故なり、麻黄湯之を主る。」

「脉浮にして数なる者は、発汗すべし。麻黄湯に宜し。」

「傷寒、脉浮緊、発汗せず、因って衄を致す者は、麻黄湯之を主る。」

「陽明病、脉浮、汗無くして喘する者は、発汗すれば則ち愈ゆ、麻黄湯に宜し。」

【参考】　明治《勿誤薬室方函口訣》巻下

「此の方は太陽傷寒無汗の症に用ゆ。桂麻の弁、仲景氏厳然たる規則あり。犯すべからず。又喘家、風寒に感して発する者、此方を用ゆれば速かに愈ゆ。朝川善庵終身此方の一方にて喘息を防ぐと云ふ。」

麻黄加朮湯（まおうかじゅつとう）

【出典】　後漢《金匱要略》痙湿暍病脉證治第二

「濕家、身煩疼し、麻黄加朮湯與う可し。其汗を撥すれば宜しと為す。慎んで火を以って之を攻む可からず。

　　麻黄加朮湯方

　　麻黄三両、去節　桂枝二兩、去皮　甘草一両、炙　杏仁七十箇、去皮尖　白朮四両

右五味、水九升を以って、先に麻黄を煮て、二升を減じ、上沫を去り、諸薬を内れ二升半を羹取り、滓を去り、温め八合を服す、覆いて微似汗を取る。」

【参考】　明治《勿誤薬室方函口訣》巻下

「此の方は風湿初起発表の薬なり。歴節の初起にも此の方にて發すべし。

此の症、脈は浮緩なれども身煩疼を目的とするなり。若し一等重き者は越
婢加朮湯に宜し。」

【参考】 明治《雑病論識》引《尚論篇》

「喩昌曰く、麻黄、朮を得れば、発汗すと雖も多汗に至らず、朮、麻黄を
得れば、裏濕を行らし、而して並びに表濕を行らし止むべし。此の一味の
加入は所謂方外の神方、法中の良方なり。」

【参考】 明治《雑病論識》引《三因極一病證方論》

「《三因》麻黄白朮湯と名付け、以って寒湿、身体煩疼、汗無く、悪寒発熱
する者を治す。能く其の方意を述ぶると謂うべし。」

【参考】 明治《先哲医話》

「水腫堅実、皮膚紫黒色の者は、実に属するなり、発汗に宜し。麻黄加朮
湯を与えて愈ゆ。」

麻黄杏仁薏苡甘草湯（まおうきょうにんよくいかんぞうとう）

別名：麻杏薏甘湯

【出典】 後漢《金匱要略》痙湿暍病脉證治第二

「病者、一身盡く疼み、發熱し、日晡所劇しき者、風湿と名づく、此病、
汗出で風に當るに傷られ、或いは久しく冷を取るに傷られて致す所也。麻
黄杏仁薏苡甘草湯を與う可し。

　　麻黄杏仁薏苡甘草湯方

　　麻黄去節、半両、湯泡　甘草一兩、炙　薏苡仁半両　杏仁十箇、去皮尖、炒

右剉麻豆大、毎服四錢匕、水盞半、煑八分、去滓温服、有微汗、避風。」

【参考】 明治《勿誤藥室方函口訣》巻下

「此方は風湿の流注して痛解せざる者を治す。蓋し此の症、風湿皮膚に有
りて未だ関節に至らざる故に、發熱身疼痛するのみ。此方にて強く發汗す
べし。若し其の証一等重き者は《名医指掌》薏苡仁湯とす。若し發汗後、
病瘥えず、関節に集まりて痛熱甚だしき者は、當歸拈痛湯に宜し。又一男
子、周身疣子数百を生じ走痛する者、此の方を与えて即治す。」

【参考】 明治《雑病翼方》

方剤集　395

「案ずるに本方の証は、之を麻黄加朮湯の証に比し、湿邪の滞著、較かり深し。故に薏苡仁を用いて其の湿を滲するなり。」

麻子仁丸 (ましにんがん)

【出典】後漢《傷寒論》辨陽明病脉証并治第八

「趺陽の脉浮にして濇、浮は則ち胃氣強く、濇は則ち小便数、浮濇相搏ち、大便則ち鞕し、其脾約と為す、麻子仁丸之を主る、

麻子仁二升　芍薬半斤　枳實半斤、炙　大黄一斤、去皮　厚朴一尺、炙、去皮　杏仁一升、去皮尖、熬、別作脂

右五味、蜜にて和し丸とし、梧桐子大の如くす、十丸を飲服し、日に三服す、漸く加えて、知るを以って度を為す。」

【出典】　後漢《金匱要略》巻中・五蔵風寒積聚病脈證并治第十一

「趺陽の脉浮にして濇、浮は則ち胃気強く、濇は則ち小便数、浮濇相搏ち、大便則ち硬し、其脾約と為す、麻子仁丸之を主どる。」

【出典】　宋《太平恵民和劑局方》

「脾約麻仁圓　腸胃燥渋し、津液耗少、大便堅硬、或秘して通ぜず、臍腹脹満、腰脊拘急、及び風を有する人にて、大便結燥するを治す。又小便利数、大便因つて硬く、而渇せざる者を治す、之を脾約と謂ふ、此の薬之を主る、

厚朴粗皮去り、薑汁にて炒る　枳實麩炒　芍薬各半斤　大黄蒸し焙る一斤　麻仁別に研る五両　杏仁皮・尖を去り、炒りて研る五両半

上の六味を細末と為し、蜜に和し圓とすること梧桐子の大の如くし、毎服二十圓、臨臥温水にて服す。大便通利するを以つて度と為す、未だ利せざれば再び服せ。」

― や ―

射干麻黄湯 (やかんまおうとう)

【出典】 後漢《金匱要略》肺痿肺癰欬嗽上氣病脉證治第七

「欬而して上氣、喉中に水鶏の聲するは、射干麻黄湯之を主る、

　射干麻黄湯之方

　　射干十三枚、一に三両と云う　麻黄四両　生薑四両　細辛三両　紫菀三両

　　款冬花三両　五味子半升　大棗七枚　半夏大者八枚、洗、一法に半斤とす

右九味、水一斗二升を以って、先に麻黄を煮て半沸し、上沫を去り、諸薬を内れ、三升を煮取り、分け温め三服す。」

【参考】 明《勿誤薬室方函口訣》巻下

「此方は後世の所謂哮喘に用ゆ、水鶏声は哮喘の呼吸を形容するなり、射干、紫菀、款冬は肺気を利し、麻黄、細辛、生薑の発散と半夏の降逆、五味子の収斂、大棗の安中を合して一方の妙用をなすこと、西洋の合錬の製薬より夐_{はるか}に勝れりとす」

約陰丸 (やくいんがん)

【出典】 明《景岳全書》卷之五十一徳集・新方八陣・寒陣

「約陰丸　婦人血海有熱を治す、経脉先来し或いは過多の者、或いは腎火を兼ね滞濁して止まらず、男婦大腸血熱便紅等の證に及ぶ、」

　當歸　白朮炒　芍薬酒炒　生地　茯苓　地楡　黄芩　白石脂醋煅焠

　北五味　丹参　川続斷各等分

右末を為し、煉蜜丸を服す、火甚だしい者、倍の黄芩を用い、兼ねて肝腎之火甚だしき者、仍_{なお}知母、黄柏を各等分加える、大腸血熱便紅の者、黄連、防風各等分を加う。」

養陰清燥湯 (よういんせいそうとう)

【出典】 清《重樓玉鑰續編》内服方

「養陰清燥湯　肺腎陰虚を治す、燥を感じ發し、咽痛し白腐、喉に纏_{まと}い、

方剤集　397

口舌白瘡に及び、口糜唇瘡等の症、方は平淡と雖ども無奇、而して神効し甚だしく捷い、誠に喉科之津を染む也、老子曰く、下士道を聞くと、之を大笑する、笑われなければ方として不足と為す、

　　大生地二錢　大麦門冬二錢　川貝母八分　粉丹皮八分　玄參一錢　薄荷葉
　　三分　生甘草五分

水一鍾半、五六分に煎じ至り、温服す、

發熱する者如きは、外感之有無に必ず拘わらず、只だ方に照らし之を投じ熱自から退ぞく、鼻塞音微の如く、暗気急の者、薄荷を去り玉竹二錢、北沙參二錢を加う、若し舌苔黄色で唇燥の者、眞釵斛一錢を加う、肺熱咳嗽は乾桑葉三片を加う、大便閉結し三四日、未だ更衣の者、呌噠杏仁皮を去り尖を研り末とし八分、黒芝麻三錢、或いは火麻仁二錢亦可べし、時行の燥疫の如きは、傳染易き者、陳人中黄三分を加え、陰火盛にて咽乾不潤の者は、大熟地三錢を加え、天門冬心を去り二錢、女貞子一錢、若し體質虚弱に属し、兩脉浮数無力、或いは潮熱不退の者、生地を去り、大熟地を重用し、而して熱は自から徐く、或いは白腐已に減じ、尚お于咽間に微滞有りて退浄得らざる者、亦た大熟地五六錢に至り重用す、其の白徐き、輕に属し効驗不爽は、足徴責は肺腎に在りと知る可し、喉白概已に退浄する如きは、炒白芍八分、甜百合二錢を用う可し、以肺気を固むを以って、淮山薬亦加入す可し。」

養陰清肺湯（よういんせいはいとう）

【出典】　清《重樓玉鑰》卷之二

「喉間に白い腐の如き一症が起り、其害は甚だしく速く、乾隆四十年前、是症は無く、即ち亦少し自ら廿年来患うこと有り、此症の者甚だしく多く、惟し小児尤も甚しい、且多く傳染し、一つ誤りて經を治し、遂に救ざるに至る、疫気に属すと雖も患うと為す、究醫の者之を過す也、白腐一證を按じ、即ち所謂白纏喉是也、諸書皆未だ論に及ばず、惟だ醫學心悟に言う也、論治之法に至り、亦た未だ詳備なく、肺腎に此症を發す縁、凡本質の不足の者、或いは燥気流行に遇い、或いは辛熱の物を多食し、感觸し發

し、初起者は発熱す、或いは發熱せず鼻乾唇燥し、或いは咳し或いは咳せ
ず、鼻通る者は輕く、鼻塞の者は重い、音聲清亮し、気息匀に調うは治し
易し、若し音啞気急すれば即ち不治に属す、近に好奇之輩有り、一つ比症
に遇い、即ち喉中に於いて象牙を用い片に手動し、其白妄りに刮り、益ま
す其喉を傷め、更に其死を速む、豈に哀れなき哉、余與既に均しく三弟を
療治して以来、未だ嘗て一人も誤に及ばず生者は甚しく眾、之法にて經を
治し、肺腎の外でなく、總じて養陰清肺を要て、兼せて辛涼にて散ずを主
と為す、

　　養陰清肺湯

　　大生地黄二錢　麦冬一錢二分　生甘草五分　丹皮八分　玄參一錢五分　貝
　　母八分、去心　薄荷五分　炒白芍八分　不用引、
質虚は、大熟地黄を加え、或いは生熟地黄を並用し、熱甚しきは、連翹を
加え白芍を去り、燥甚しきは、天冬茯苓を加え、有内熱の有る如き及び發
熱するは、必ず表薬を投じず、方に照らし服し去る、其熱は自から徐る。」

養心湯（ようしんとう）

【出典】　明《古今醫統大全》卷之七十・不寐候・補虚諸劑

「養心湯　體質素弱或いは兼病後思慮過多、而して不寐の者を治す、

　　當歸身　生地黄　熟地黄　茯神各一錢　人参　麦門冬各一錢半　五味子

　　十五粒　柏子仁　酸棗仁各八分　甘草炙、四分

水一盞半、燈心、蓮子を加え、八分に煎じ、食遠に服す」

養心湯（ようしんとう）

【出典】　宋《仁齋直指附遺方論》卷之十一・驚悸證治。

「養心湯　心虚血少、驚悸不寧を治す、

　　黄耆炙　白茯苓　茯神　半夏麴　當歸　川芎各壹錢半　遠志去心薑汁淹培

　　辣桂　柏子仁　酸棗仁浸去皮膈紙炒香　北五味子　人参各壹分　甘草炙、

　　四錢

右麁末、毎服参錢薑五片棗貳枚、煎じ食前に服す、檳榔赤茯苓を加え停水

方剤集　399

怔悸を治す。」

【参考】 明《雑病證治準繩・雑病證治類方》巻之五・驚

「養心湯 心虚血少、驚惕不寧を治す、

黄耆炙 茯神去木 白茯苓去皮 半夏麹 當歸 川芎各壹錢半 遠志去

心薑汁淹培 酸棗仁浸去皮膈紙炒香 辣桂 柏子仁 五味子 人参各壹錢

甘草炙、半錢

右貳錘、生薑伍片、紅棗貳枚、煎し壹錘とし、食前に服す、檳榔、赤茯苓

を加え、停水怔悸を治す。」

養精種玉湯（ようせいしゅぎょくとう）

【出典】 清《傳青主女科》上巻・種子・身痩不孕

「身痩不孕二十九

婦人身躯に痩怯有り、久しく孕育せず、男子と一交じわり、卽ち臥し病

朝終わる、人は気虚之故と為すを以って、誰も血虚之故なりと知らず、或

いは血藏は肝と謂い、精は腎に於いて涵し、交感し乃ち腎之精を洩し、血

虚の與うは何を與う、殊肝気開かずを知らず、則ち精は洩す能わず、腎精

卽ち洩れ、則ち肝気亦舒能わず、腎は肝之母と為すを以って、母卽ち精

洩す、其子を養うを以って分潤する能わず、則ち木燥し水乏する、而して

火且鑠精を以って暗動し、則ち腎愈よ虚となす、況痩人火多し、而して

又其精を洩し、則ち水益す少し、而して火益して熾ん、水は火を制し難し、

而して陰精空乏し、濟を以って無力、火は水上之卦に在りを成し、倦怠し

て臥の所以也、此等之婦、動火に偏り易やすく、然るに此火貧慾に因りて、

肝木之中に於いて出ずる、又是虚燥之火、眞火非ざるに絶える也、且交合

せず已わり、交合又偏り易く走洩す、此陰虚火旺、受孕能わず、卽ち偶に

爾受孕し、必ず男子之精乾き逼致り、随ち種而して随いて之を消者有り、

治法は大補腎水にして平肝木を必須とす、水旺則ち血旺し、血旺則ち火を

消す、水は火上之卦に在り便を成す、方は養精種玉湯を用ゆ、

大熟地一両、九蒸 当帰五錢、酒洗 白芍五錢、酒炒 山茱萸五錢、蒸熟

水で煎じ、三月服し可身健やかに受孕するに便わる、種子を斷つ可し。」

抑肝散（よっかんさん）

【出典】 明《保嬰撮要》巻一・肝臓

「抑肝散　肝経の虚熱発搐、或いは痰熱咬牙、或いは驚悸寒熱、或木乗土して嘔吐痰涎、腹脹少食、睡臥不安を治す、

　　　軟柴胡　甘草　川芎　当帰　白朮　茯苓　釣藤鈎

上水で煎じ、子母同服す。蜜丸如く、抑青丸と名づく。」

【参考】 明治《勿誤藥室方函口訣》巻上

「此方は四逆散の変方にて、凡て肝部に属し、筋脉強急する者を治す。四逆散は、腹中任脉通り拘急して胸脇の下に衝く者を主とす。此方は左腹拘急よりして四肢筋脉に攣急する者を主とす。此方を大人半身不遂に用ゆるは東郭の経験なり。半身不遂并びに不寐の証に此方を用ゆれば、心下より任脉通り攣急動悸あり、心下に気聚りて痞する気味あり、醫、手を以って按ぜば左のみ見えねども、病人に問えば必ず痞と云ふ。又左脇下柔なれども少筋急ある症ならば怒気はなしやと問ふべし。若し怒気あらば此方効なしと云うことなし。又逍遙散と此方とは二味を異にして其の効同じからず。此処に着目して用ゆべし。」

―ら―

理中湯（りちゅうとう）

別名：人参湯

【出典】 後漢《傷寒論》霍亂

「霍亂、頭痛発熱、身疼痛し、熱多、水を飲まんと欲する者、五苓散主之。寒多く水を持ちざる者は、理中丸之を主どる、

　　理中丸

　　人参　乾姜　甘草炙　白朮各三両

右四味、搗きて篩い、蜜と和し丸となし、鶏子黄許りの如くする。沸湯數合を以って一丸を和し、研砕して、之を温服すること、日に三、四、夜二

服す。腹中未だ熟せざれば、益して三、四丸に至る。然れども湯に及ばず、湯方は四物を以って兩數に依りて切り、水八升を用い、煮て三升を取り、滓を去り、一升を温服し、日に三服す。若し臍上築する者は、腎気の動なり。朮を去り桂四両を加う。

吐多き者は、朮を去り生薑三両を加う。

下多き者は、還た朮を用ゆ。

悸する者は、茯苓二両を加う。

渇して水を得んと欲する者は、朮を加え、前に足して四両半と成す。

腹中痛む者は、人参を加え、前に足して四両半と成す。

寒の者、乾姜を加え、前に足して四両半と成す。

腹満の者は、朮を去り、附子一枚を加う。

湯を服して後、食頃の如きに、熱粥一升許りを飲み、微しく自ら温め、衣被を発掲すること勿れ。」

【出典】 後漢《傷寒論》陰陽易瘥後癆復篇

「大病瘥後、喜唾し、久しく了了たらざるは、胸上に寒あるなり。当に丸剤を以って之を温むべし。理中丸に宜し。」

【参考】 明治《勿誤藥室方函》

「飲食過度、胃を傷め、或胃虚、消化し能わず、反って嘔吐逆を致す、物と気と上衝し、胃口に蹙（せま）り、決裂して傷む所、吐血出て、其の色鮮紅、心腹絞痛し、自汗自ら流る。名付けて傷胃吐血と曰う。即ち《金匱》人参湯。」

【参考】 明治《勿誤藥室方函口訣》巻上

「此の方は理中丸を湯にする者にして、理は治なり、中は中焦、胃の気を指す。乃ち胃中虚冷し、水穀化せず、繚乱（りょうらん）吐下して、譬えば線の乱るるが如きを治する故に、後世、中寒及び霍亂の套藥（とう）とす。余が門にて、太陰正治の方として、中焦虚寒より生ずる諸症に活用するなり。吐血、下血、崩漏、吐逆等を治す。皆此の意なり。」

【参考】 方讀便覧

「理中湯、久下血を治す。其の急なるは牛肉を加う。又崩漏を治す。」

【参考】 先哲医話

「崩漏、軽き者は当帰煎に宜し、重き者は理中湯なり。其の重く劇しき者は附子を加え、兼ねて牛肉を食せば更に佳なり。」

【参考】 後芻言

「鮮血を下奔す。若し口中和し、脉細、小便長く、手足冷者は、虚寒に属すこと疑いなし。理中湯加黄土、下血多き者は黄土湯を服すべし。」

六君子湯（りっくんしとう）

【出典】 明《醫學正傳》巻之三・呃逆引《局方》

「六君子湯《局方》 痰を挾み気虚し呃を發す、

　　陳皮一錢　半夏一錢五分　茯苓一錢　甘草一錢　人参一錢　白朮一錢五分

右細く切り、一服を作す、大棗二枚、生薑三片を加え、新しく水を汲煎じ服す。」

【参考】 元《世医得効方》巻第五・大方脉雑醫科・脾胃・虚證

「四君子湯　脾胃調わず、飲食を思わずを治す、

　　人参去蘆　甘草炙　白茯苓去皮　白朮去蘆各等分

右剉散、毎服三錢を、水一盞、煎じ七分に至り、時に拘らず服す、一方に、橘紅を加え、異功散と名づく、又方に、陳皮、半夏を加え、六君子湯と名づく、嘔吐には、藿香、縮砂を加え、泄瀉には、木香、肉蓯蓉を加う。」

【参考】 明《内科摘要》巻之上・各症方藥

「六君子湯　即ち四君子湯に半夏、陳皮を加う、脾胃虚弱し、飲食少思するを治す、或いは瘧痢を久しく患い、若しくは内熱を見せ、或いは飲食化し難く酸を作し、乃ち虚火に属すは、須からく炮薑を加え、其功は甚だしく速い。」

【参考】 明治《勿誤藥室方函》巻之上引《局方》

「六君子湯局方　脾胃虚弱、飲食少思を治す、或いは瘧痢を久しく患らい、若し内熱を覺え、或いは飲食化し難く酸を作し、虚火に属す者を治す

　　人参　蒼朮　茯苓　甘草　半夏　橘皮

右六味、一方に旋覆花を加え、隔証飲粒全く口に入らざるを治す、又赤石脂を加え、清水を吐す者を治す、気虚に多し。」

【参考】 明治《勿誤藥室方函口訣》巻上

「六君子湯　此方は理中湯の變方にして、中気を扶け胃を開くの効あり、
故に老人脾胃虚弱にして痰あり、飲食を思わず、或いは大病後脾胃虚し、
食味なき者に用ゆ、陳皮、半夏、胸中胃口の停飲を推し開く事一層力あり
て、四君子湯に比すれば最も活用有り、《千金方》半夏湯の類数方あれど
も、此方の平穏に如かず。」

龍胆瀉肝湯（りゅうたんしゃかんとう）

【出典】　清《醫方集解》瀉火之剤引《局方》

「龍胆瀉肝湯肝膽火《局方》　肝膽經の実火湿熱、脇痛耳聾、膽盆口苦、筋
痿陰汗、陰腫陰痛、白濁溲血を治す、

　　龍胆草酒炒　黄芩炒　梔子酒炒　澤瀉　木通　車前子　当帰酒洗　生地黄
　　酒炒　柴胡　甘草生用」

【参考】　清《醫宗金鑑》巻二十九・刪補名醫方論四

「龍胆瀉肝湯　脇痛口苦、耳聾耳腫、筋萎陰湿、熱痒陰腫、白濁溲血を治す、

　　龍胆草酒炒　黄芩炒　梔子酒炒　澤瀉　木通　車前子　当帰酒洗　柴胡
　　甘草　生地黄酒炒」

龍胆瀉肝湯（りゅうたんしゃかんとう）

【出典】　明《保嬰撮要》巻之九・疝気

「龍胆瀉肝湯　肝経湿熱、兩拘腫痛、或腹中作痛、或小便澀滯等症を治す、

　　龍胆酒拌炒黄　澤瀉各二両　車前子炒　木通　生地黄酒拌　当帰酒拌　山
　　梔子炒　黄芩炒　甘草各二分

右水煎し服す。」

【参考】　明治《勿誤藥室方函》巻之上引薛氏方

「龍胆瀉肝湯　肝経湿熱、玉莖、瘡を患い、或いは便毒、下疳、懸癰の腫痛、
小便赤く渋滯し、陰嚢の腫痛するを治す。

　　龍胆一錢半　黄芩五分　澤瀉一錢半　梔子五分　車前子五分　木通五分
　　甘草五分　地黄五分

右九味、此の方は本《蘭室》及び《理例》に出ず。黄芩、梔子、甘草無く、柴胡あり。今通用に従う。」

【参考】　明治《勿誤薬室方函口訣》巻上

「此方は肝経湿熱と云うが目的なれども、湿熱の治療に三等あり。湿熱上行して頭痛甚だしく、或いは目赤耳鳴者は、小柴胡加龍胆黄連に宜し。若し湿熱表に薫蒸して諸瘡を生ずる者は九味柴胡湯に宜し。若し下部に流注して下疳、毒淋、陰蝕瘡を生ずる者は此方の主なり。又主治に据りて嚢癰、便毒、懸癰及び婦人陰瘤痒痛に用ゆ、皆熱に属する者に宜し。臭気者は奇良を加うべし。」

【主治】　肝胆実火上逆、脇痛口苦、目赤、耳聾、耳腫及頭痛等。肝経湿熱下注、小便淋濁、陰腫、陰痒、嚢痛、婦女帯下等症。

凉膈散（りょうかくさん）

【出典】　宋《太平恵民和剤局方》巻之六・治積熱

「凉膈散　大人、小児の腑臓積熱にて、煩躁し多く渇き、面熱頭昏し、唇焦咽燥し、舌腫喉閉、目赤鼻衄し、頷頬（かんきょう）結硬、口舌生瘡し、痰實して利せず、涕唾稠粘、睡臥不寧し、譫語狂妄、腸胃燥渋し、便溺秘訣するを治す、一切の風壅、幷びに宜しく之を服すべし、

川大黄　朴硝　甘草爁各貳拾両　山梔子仁　薄荷葉去梗　黄芩各壹拾量　連翹貳斤半

右粗末にし、毎貳錢、水壹盞、竹葉柒片、蜜を少し許り入れ、煎し柒分に至り、滓を去り、食後に温服す、小児半錢を服す可し、更に歳數に随いて加減して之を服す、利下を得れば服すことを住む。」

苓甘五味加姜辛半夏杏仁湯（りょうかんごみかきょうしんはんげきょうにんとう）

【出典】　後漢《金匱要略》巻中・痰飲咳嗽病脈証并治第十二

「水去り嘔止み、其の人形腫する者は、加杏仁之を主る、其證應に麻黄を内れ、其人遂に痹（まさ）するを以って故に之を内れず、若し逆して之を内れる者

必ず厥す、然る所以の者は、其人血虚するを以って、麻黄其の陽を發す故
也、

　　茯苓四両　甘草　乾姜　細辛各三両　五味　半夏　杏仁各半升
右七味、水一斗を以って、三升を黄取り、滓を去り、半升を温服し、日に
三服す。」

【参考】　明治《勿誤藥室方函口訣》巻上
「此方は小青龍湯の心下有水気と云處より變方したる者にて、支飲の咳嗽
に用ゆ、若し胃熱ありて上逆する者は後方を用ゆべし。」

苓桂四七湯（りょうけいししちとう）

【出典】　平成《中医方剤輯要》
「苓桂四七湯　痰飲、頭暈目眩、頭昏重痛、目花耳鳴、食少便溏、心悸不寧、
多痰嗜臥、面目浮腫、四肢不温、面紅目赤、小便不利を治す、幷びに車船
暈を療す

　　茯苓　白朮　半夏　炙甘草　肉桂　厚朴　生薑　紫蘇葉
水で煎じ服す」

良附丸（りょうぶがん）

【出典】　清《良方集腋》巻之上・気痞門
「良附丸　心口一點痛、なお胃痛無滯、或いは蟲有り、多くの因は惱怒及
び受寒により起こる、遂に終身瘥えずに致る、俗に云う心頭痛者非ざる也、
　　高良姜酒洗七次、焙研　香附子醋洗七次、焙研
右二味、各焙を要須、各研り、各貯め、則ち無効を否む、病因が寒を得た
者の如くは、高良薑二錢、香附末一錢を用い、病因が寒怒兼ねて有る者、
高良薑一錢五分、香附末一錢五分、米飲湯に生薑汁一匙を加え入れ、鹽一
撮みで丸と為し、之を服し止立す。」

両地黄湯（りょうじおうとう）

【出典】　清《傳靑主女科》上巻・調經・経水先期

「又経来して先期有り、只だ一二點の者、人に血熱の極みと為すを以って也、誰も腎中の火旺にて陰水虧（か）けるを知らず、夫れ先期の来と同じくして、何を以って虚実の異を分ける、蓋し婦人の経、最も調うに難し、苟も細微（いやしく）を分別せず、有効克つ鮮ない薬を用ゆ、先期の者、冲の火気、多くは寡ない者、水気の験（しるし）にて、故に先期し来多の者、火熱して水餘り有る也、先期して来少なき者、火熱して水不足するなり、倘一見して先期の來は、餘りの熱が有ると為すを以ってに似て、但火を泄らし水を補わず、或いは水火両じて之を泄らし、其の病の者増えて更えず有り、治の法は泄火を必ずせず、只だ専ら水を補い、水既に足りて、火自ら消える、亦既に濟之道也、方は両地黄湯を用ゆ。

大地黄一両、酒炒　元参一両　白芍薬五錢、酒炒　麦門五錢　地骨皮三錢　阿膠三錢

水にて煎じ服す、四剤にて経は調う。」

羚角鈎藤湯 (れいかくこうとうとう)

【出典】　清《重訂通俗傷寒論》

「羚角鈎藤湯方

羚羊角　桑葉　貝母　生地黄　鈎藤　菊花　茯神　白芍　生甘草　淡竹笳

肝は血を蔵して筋を主る。およそ肝風上翔すれば、証は必ず頭暈頭痛し、耳鳴り心悸し、手足は躁擾し、甚だしければすなわち瘈瘲し、狂乱痙厥す、それと孕婦子癇、産後驚風は、病みな危険なり、故に羚・藤・桑・菊をもって熄風定痙し君となす。川貝をもって臣とし、よく風痙を治す。茯神木は専ら（もっぱ）肝風を平す、ただし火旺すれば風生じ、風は火勢を助け、最も血液を劫傷しやすし、ことに必ず芍・甘・鮮地をもって佐とし、酸甘化陰し、血液を滋してもって肝急を緩む。竹茹をもって使とするは、竹の脈絡をもって、人の脈絡を通ずるにすぎず、これ涼肝熄風、増液舒筋の良方たり、然るに（しか）ただ通便する者、ただ甘鹹清鎮、酸泄清通を用いて、始めてよく奏効す、もし便閉すれば、必ず犀連承気を須い（もち）、急ぎ肝火を瀉するを

もって熄風し、庶の俄傾に危うきを救うべし。」

六一散（ろくいちさん）

【出典】 金《傷寒標本》巻下

「益元散　即ち天水散

滑石六両　甘草一両

右末と為し、水にて調え或いは蜜、或いは葱豉湯にて調え一名を天水散、
又の名を六一散」

【参考】 明《萬病囘春》

「中暑にて熱渇し、小便赤渋する者は宜しく三焦を清利すべし、

益元散　中暑にて身熱し、小便不利する者を治す、此の薬は性凉にして胃
腕の積熱を除く、又淡は能く湿を滲みる、故に小便を利し、湿熱を散ずな
り、

白滑石六銭　甘草微炒一銭

左を末となし、毎服二三銭、蜜少し許を加え、熱湯、冷水任せて服す、如
し汗を発せんと欲すれば葱白、豆豉湯を用いて調え下す」

鹿茸大補湯（ろくじょうだいほとう）

【出典】 宋《太平恵民和劑局方》巻之五・治痼冷・淳祐新添方

「鹿茸大補湯　男子婦人諸虚不足、産後血気耗傷、一切の虚損を治す、

鹿茸製　黄耆蜜炙　當歸酒浸　白茯苓去皮　蓯蓉酒浸　杜仲炒去絲、各貳兩

人参　白芍薬　肉桂　石斛酒浸蒸焙　附子炮　五味子　半夏　白朮煨、各
壹兩半　甘草半兩　熟干地黄酒蒸焙、参兩

右咬咀し、毎服肆銭、薑参片、棗壹個、水壹盞、柒分に煎じ、空心に熟服
す。」

六味地黄丸加黄柏知母方（ろくみぢおうがんかおうばくちもほう）

別名：知柏地黄丸

【出典】 明《醫方考》巻之五・痿痹門

408

「六味地黄丸加黄柏知母方

　熟地黄八両　山茱萸去核　山薬各四両　牡丹皮　白茯苓　澤瀉各三両　黄
　柏　知母各二両

腎気熱し、則ち腰脊擧らず、骨枯れ髓減り、骨痿を発すとなす、此方宜し
く之を主る、腎者は水臟なり、水無くば則ち火独治む、故に腎熱せしむ、
腎は督脈を主り、督脈者、脊裏に於いて行る、腎壊れれば則ち督脈は虚す、
故に腰脊不擧せしむ、骨枯れ髓減る者、枯涸之極也、腎は骨を主り、故に
骨痿と曰う、是方也、熟地黄、山茱萸、味厚は能く陰を生じ、黄柏、知母、
苦寒は能く瀉火し、澤瀉、丹皮、能く坎中之熱を去き、茯苓、山薬、能く
腎間之邪を制し、王冰曰く、壯水之を主り、以って陽光を制し、此方有之
矣。」

【参考】　明《症因脉治》巻一・内傷腰痛

「内傷腰痛之症　日軽く夜加重す、痛定は一處、轉側する能わず、此瘀血
停蓄之症、脇肋気脹し、遇怒ば 愈 甚だし、此怒気鬱結之症、腰間重滯し、
一片の氷の如く、熱を得れば寒減り、寒を得れば 愈 甚だし、此痰注ぎ作
痛之症、時常怕冷し、手足暖らず、凡そ寒氣の遇えば、腰背卽ち痛む、此
眞火不足、陽虚之症也、五心煩熱、足心は火の如く、痛は錐刺の如く、此
陰虚火旺之症也、内傷腰痛の因は、挫閃跌撲し、勞動損傷し、則ち腰腹作
痛す、七情惱怒し、擾思鬱結し、則ち腰脇疼痛し、脾湿運ばず、水飲凝結
者、則ち痰注ぎ腰痛す、先天不足し、眞陽虧損は、則ち陽虚腰痛を為す、
眞水不足し、復た陰精を損じ、則ち腎虚火旺で腰痛す、内傷腰痛は脈尺脈
芤澁、瘀血の診は尺脈沉結、怒気所傷は尺滑尺伏、皆痰澁を主とし、空大
微遅は眞陽不足、細数は躁疾、火旺は水を乾し、内傷腰痛之を治す、瘀血
停滯之者、調榮活絡飲、四物桃仁湯、紅花桃仁湯、血虚之者、四物羌活湯、
怒気鬱結の者、柴胡疎肝飲加木香、独活、痰澁停注の者、南星二陳湯加海
石香附、眞陽不足之者、金匱眞言論腎気丸、河車膏合青娥丸、陰虚火旺の
者、知柏天地煎、知柏地黄丸、加玄武膠為丸、

　知柏地黄丸

卽ち六味地黄丸に知母黄柏各二両を加え、練蜜にて丸を為す、胃寒者、鹿

角膠為丸、気滞の者、沈香、砂仁を加う。」

【参考】　明治《勿誤薬室方函口訣》

「此方は滋陰の剤にて虚熱に用ゆ、又腰以下血燥して煩熱酸疼する者にも
用ゆ、先哲の説に、腎虚を治すに二つの心得あり、所謂腎には水火の二つ
有りて、其の中に人の性により水虧けて火盛んなる者あり、軽きときは此
の方、重きときは滋陰降火湯の類を用ゆ、又火衰へて水泛濫する証あり、
是を八味丸とす、此の両途を弁じて、此の方の之處は眞水が乏しくして命
門の火の亢る症と心得べし。」

年 表 と 出 典 一 覧

縄文・弥生	春秋時代	紀元前475年～221年	《黄帝内經》
	漢	206年	張仲景《傷寒雑病論》
古墳・飛鳥	南北朝	580年	姚僧垣《集驗方》
	唐	652年	孫思邈《備急千金要方》
奈良		752年	王燾《外臺秘要》
		762年	王冰、《素問》を注解し《補注黄帝内經》を著わす
平安	宋	1068年～1077年	校正医書局、《素問》《傷寒論》《金匱要略》《金匱玉函經》《脈經》《難經》《鍼灸甲乙経》《千金要方》《千金翼方》《諸病源候論》《外臺秘要》などを刊行。
		1075年	沉括、蘇軾《蘇沉内翰良方》
		1082年	唐愼微《經史證類大觀本草》
		1107年頃	朱肱《傷寒類證活人書》
		1107年	裴宗元・陳師文等《和劑局方》編成
		1117年	曹孝忠等《聖濟總録》
		1116年	寇宗奭《本草衍義》
		1119年	銭乙の弟子閻孝忠、《小兒藥證直訣》整理編纂
		1150年	劉昉《幼幼新書》
		1151年	宋政府、《和劑局方》を許洪に校訂させ《太平恵民和劑局方》と改称。
		1170年	洪遵《洪氏集驗方》
		1174年	陳言《三因極一病證方論》
		1178年	楊倓《楊氏家藏方》
		1180年	呉彦夔《傳信適用方》
鎌倉		1186年	張元素《醫學啓源》、《臓腑虚実標本用藥式》《素問病機氣宜保命集》（著者不詳）、劉完素《傷寒標本心法類萃》
		1191年	王碩《易簡方》
		1234年	王好古《伊尹湯液仲景廣爲大法》
		1241年～1252年	《太平恵民和劑局方》、この定本が今日まで伝えられる。
		1231年	孝杲《内外傷辨惑論》
		1249年	李杲《脾胃論》
		1251年	李杲《醫學發明》
		1253年	陳文中《小兒痘疹方論》 巖用和《巖氏濟生方》（現存するのは輯逸本《重訂巖氏濟生方》）
		1264年	楊士瀛《仁齋直指附遺方論》
		1276年	李杲《蘭室秘蔵》

年表と出典一覧　411

室町	元	1343 年	危亦林《世醫得效方》
		1347 年	朱丹溪《丹溪心法》
		1364 年	滑壽《麻疹全書》
		1445 年	朝鮮、金礼蒙《遺方類聚》
		1470 年	董宿《奇效良方》
		1515 年	虞摶《醫學正傳》
		1529 年	薛已《内科摘要》《正體類要》《口齒類要》
		1547 年	薛已《校註婦人良方》
安土桃山		1555 年	薛已《保嬰撮要》
		1569 年	王三歳《醫便》
		1573 年	周愼齋《愼齋醫書》
		1579 年	萬全《萬氏傳片王痘疹》
		1599 年	劉浴德《增補内經拾遺方論》
		1575 年	龔信《古今醫鑑》
江戸	明	1584 年	呉崑《醫方考》
		1587 年	龔廷賢《萬病囘春》
		1601 年	王肯堂・呉勉學《古今醫統正脈全書》
		1602 年	王肯堂《證治準繩》
		1611 年	朝鮮、許浚《東醫寶鑑》
		1615 年	龔廷賢《壽世保元》
		1617 年	陳実功《外科正宗》
		1620 年	武之望《濟陰綱目》
		1637 年	李中梓《醫宗必讀》
		1638 年	洪基《攝生秘剖》
		1640 年	張介賓《景岳全書》
		1641 年	秦景明《病因脉治》
		1642 年	呉有性《温疫論》
		1644 年	傅仁守《審視瑶函》
		1548 年	薛已《女科撮要》
	清	1644 年	傅仁字《審視艦函》
		1682 年	汪昂《醫方集解》
		1684 年	傅山《傅青主女科》
		1694 年	汪昂《本草備要》
		1695 年	張璐《張氏醫通》
		1701 年	兪根初《通俗傷寒論》後に《重訂通俗傷寒論》と改名。
		1714 年	泰之禎《傷寒大白》
		1723 年	蔣廷錫《古今圖書集成》なる、《醫学全録》五百二十巻を含む。
		1732 年	程鐘齡《醫学心悟》
		1742 年	呉謙等《醫宗金鑑》
		1764 年	江戸、吉益東洞《類聚方》
		1770 年	魏之琇《續名醫類案》
		1773 年	沈金鰲《雜病源流犀燭》 呉本立《女科切要》
		1777 年	董西圓《醫級》
		1795 年	鄭梅澗《重樓玉鑰》

	1798 年	呉鞠通《温病條辨》
	1830 年	王清任《醫林改錯》
	1842 年	謝元慶《良方集腋》
	1861 年	石壽堂《醫原》
明治	1868 年	陸子賢《六因條辨》
	1877 年	明治、安井玄叔・三浦宗春《勿誤藥室方函》
	1878 年	明治、神林寛《勿誤藥室方函口訣》
	1884 年	唐容川《血證論》
	1904 年	張秉成《成方便讀》
	1909 年	張錫純《醫學衷中參西錄》
大正	1912 年〜1926 年	
昭和	1933 年	張山雷《沈氏女科輯要箋正》
	1958 年	胡光慈《雜病證治新義》

中華民国

[主編者略歴]

吉富 博樹（よしとみ・ひろき）

1967年　熊本県水俣市生まれ
1989年　薬剤師免許取得
1992年　水俣市に吉富薬局を開局
1998年　中医学を菅野宏信先生に師事
2006年　国際中医師取得
2005年　上海中医薬大学付属曙光医院にて臨床研修を開始、
　　　　現在に至る。
主な所属：水俣芦北薬剤師会会長
　　　　　水俣芦北中醫學研究會主宰
　　　　　春林軒中醫學研究會主宰
特　　許：ドライアイ治療生薬組成物　特許第5045968号
　　　　　共同発明者 緒方真治
著　　書：『自然治癒力とは、』（青山ライフ出版）
　　　　　『読んで好きになる 漢方薬の話』（たにぐち書店）
連絡先：吉富薬局　熊本県水俣市陣内1－4－8
でんわ：0966－62－0948

中医診断学基礎

2018年4月1日　第1刷発行

主　編　吉富 博樹
発行者　谷口 直良
発行所　㈱たにぐち書店

　　　　〒171-0014　東京都豊島区池袋2－68－10
　　　　TEL. 03－3980－5536　FAX. 03－3590－3630

落丁・乱丁本はお取替えいたします。